体の痛み・
不調が消える!

「呼吸」力学

井本整体主宰 医学博士
井本邦昭

主婦と生活社

呼吸とは「息《いき》る」こと

私たちは、普段息を「吸おう」「吐こう」と意識して呼吸をすることはありません。しかし、確かに呼吸をしています。この世へ生まれ出るずっと前から。胎児のときには、へその緒《お》を通して酸素と栄養をもらい、かわりに不要なガスや老廃物を母親へ託す。これも呼吸。

さらに、胎児の形になる前にも呼吸をしています。精子と卵子が出会い、受精卵となったのち、細胞はクルクルと動きながら2つ、4つ、8つ、16個…と分裂していきます。そのときすでに、細胞膜を通して成長に必要な酸素や栄養素が出入りしています。これも呼吸です。

そうして生まれ、成長して大人になって、やがて死が訪れます。最後は苦しかった呼吸が徐々にゆるやかになり、ついに止まる。立ち会う人は「息をしていない」「呼吸が止まった」と感じます。そこで改めて、呼吸が生と死を分かつものであることを再認識するのです。

呼吸をしているから動き、成長して、年を重ねることができる。すなわち、呼吸とは「息（いき）ること」そのものなのです。

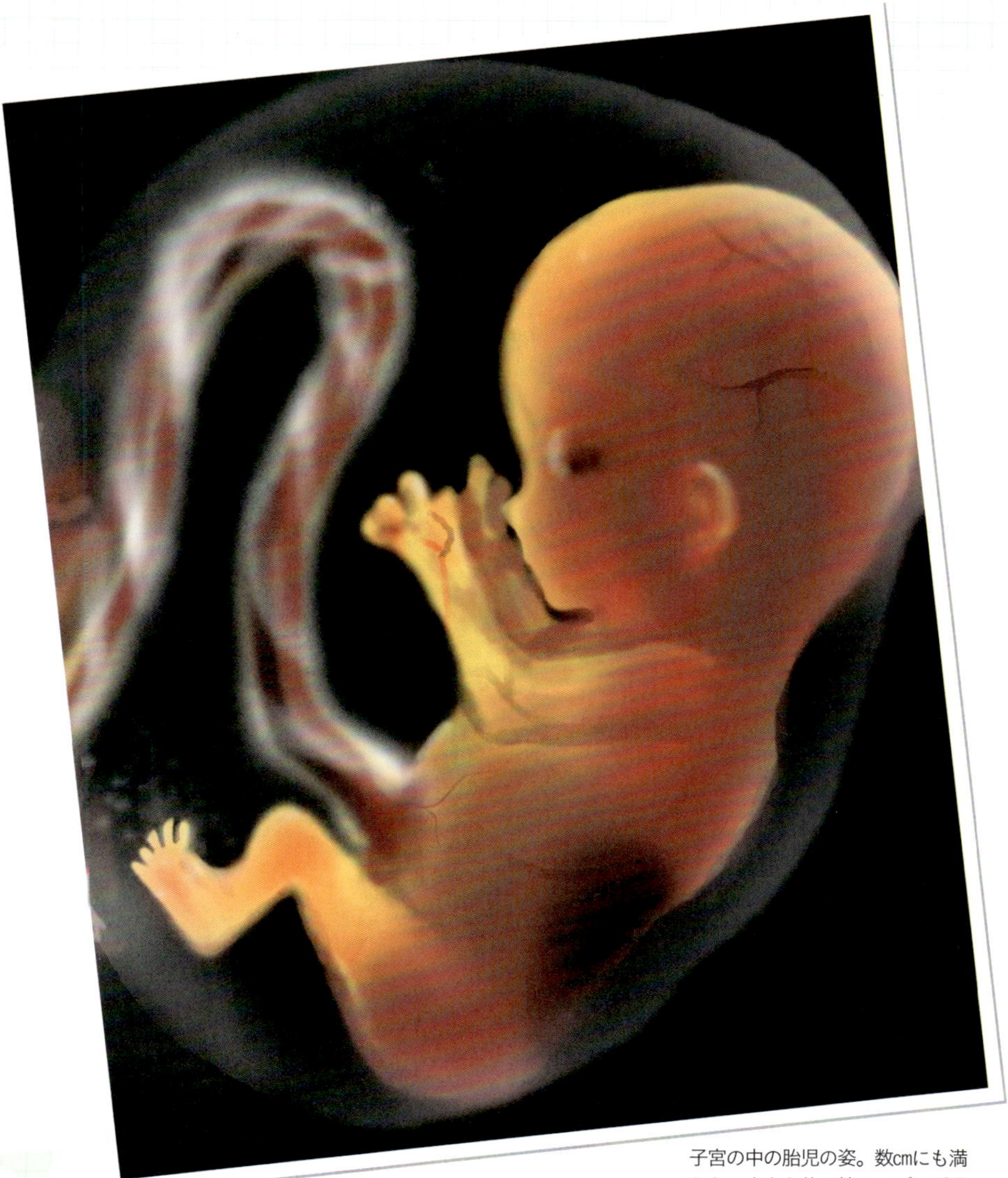

子宮の中の胎児の姿。数㎝にも満たない小さな体で精いっぱい呼吸をし、活発に動いている。呼吸とは、生きている証なのだ。

すべての不調のカギは呼吸が握っている

肩こりがひどいので、マッサージに行ったが治らない。疲れが抜けないからと、長時間の睡眠をとっても体がまだダルい。何週間も風邪気味だから、栄養剤や薬を飲んでみたが効かない…。こうした不調と再発の繰り返しは、誰もが経験しているでしょう。それはまさに脱出することができない「不健康の迷宮」をさまよい続けている状態と

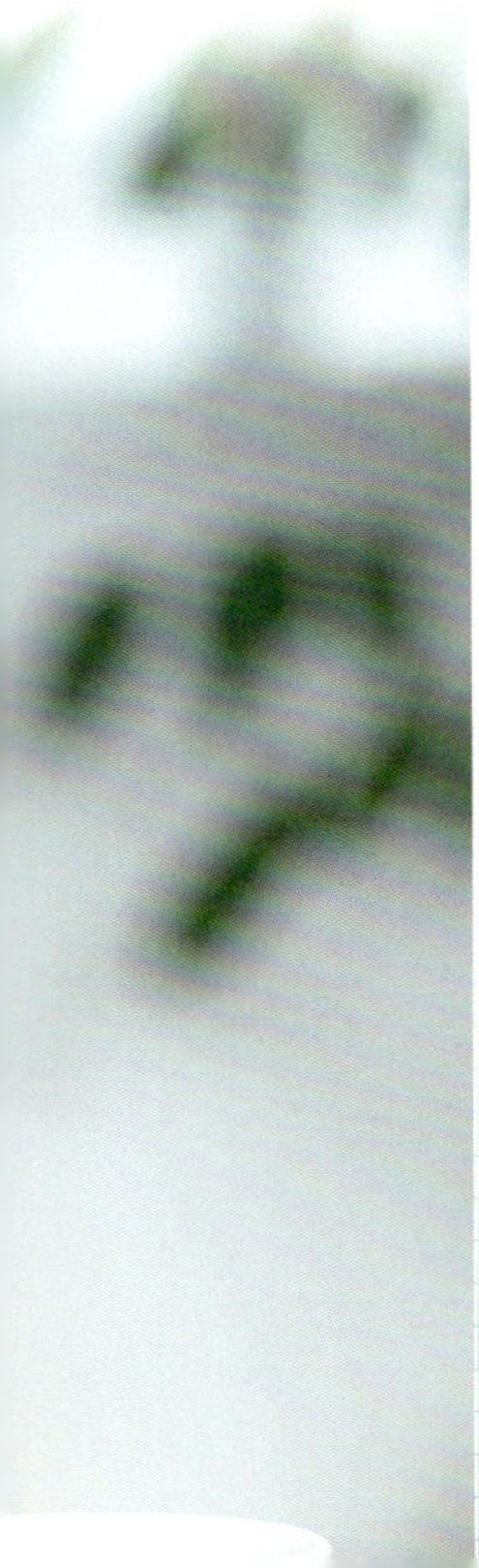

いえます。

　痛みや発熱、疲労など、出ている症状に合わせて治療するだけでは、こうした不調は決して治りません。不調の根本原因を見つけ出して、そこへ働きかけない限り、いくら治療を施しても完治するわけがないのです。

　本来、私たちの体には自然治癒力が備わっています。疲労はもちろん、ちょっとした病気やケガでも自然治癒力がきちんと働けば、十分回復できるのです。

　そのために必要なのは、体に備わった治癒力を今以上に活性化させて、根本原因の部位へと働きかけること。体を内部から変えて回復できる環境を作り出すことが重要です。その環境とは、回復に必要な酸素と栄養が十分に供給される状態。つまり特定の部位へ確実に酸素が行き届く呼吸をすることが大切なのです。それさえできれば、硬直した部位がほぐれ、ゆるんだ部位はよみがえり、回復へと向かうはずです。

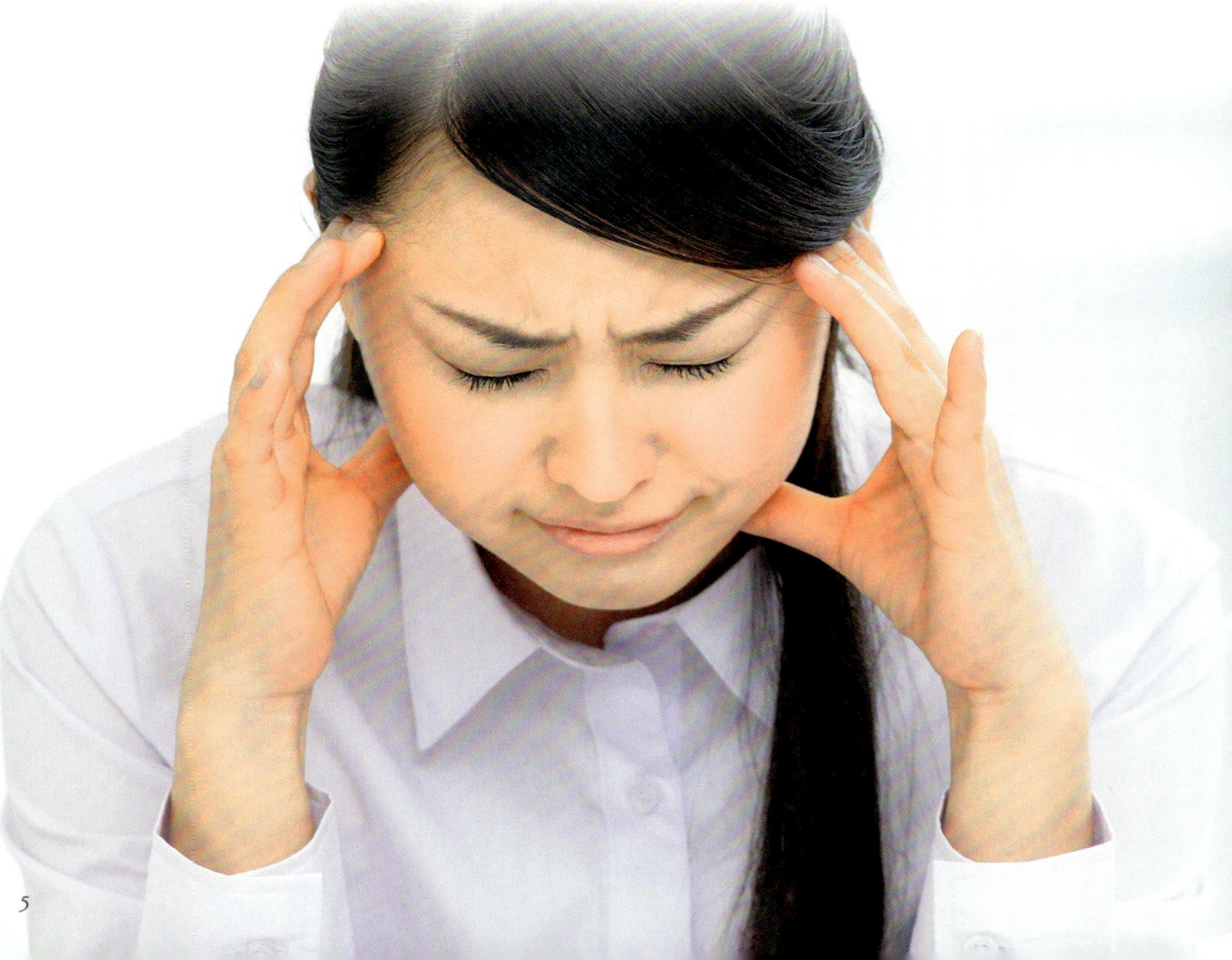

体は常に呼吸を求めている

冠婚葬祭や仕事中、学校での授業中にあくびをして怒られた経験のある人は少なくないでしょう。「気を抜いている」「幸せが逃げてしまう」など、〝あくび＝悪いこと〟と思われていますが、それは間違いです。

〝あくび〟は普通の呼吸と違い、大きく口を開けてできるだけ酸素を取り込もうとする正常な反応。

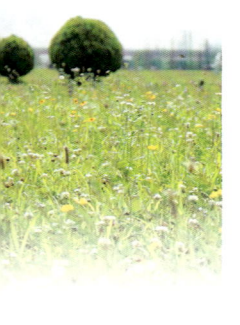

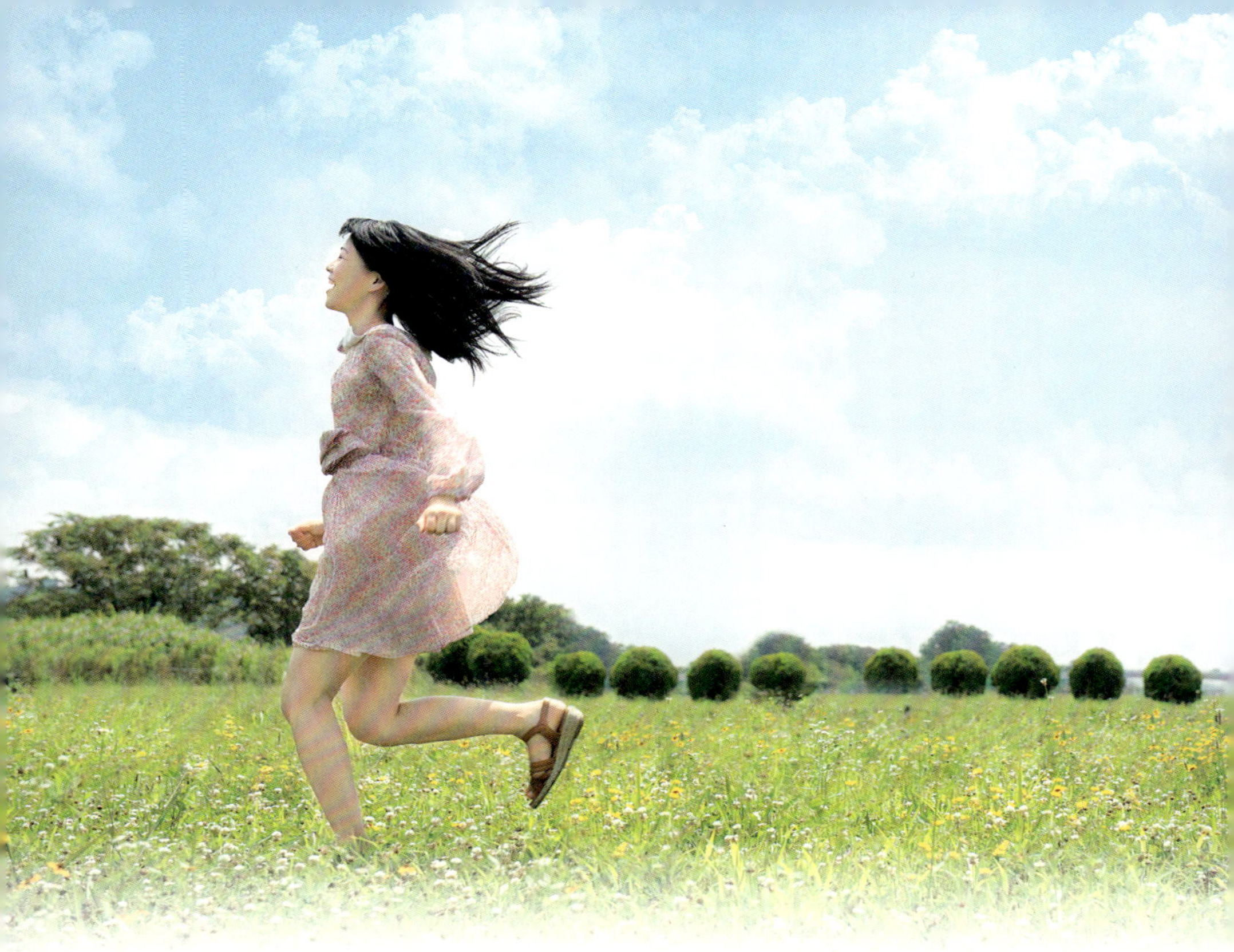

脳が疲れて「休みたい。でももっと頑張らないといけない!」という状況になったときに、意志とは関係なく出るものです。それは脳が十分に機能するために率先して酸素補給へと乗り出しているから。〝あくび〟をしていても、頭ごなしに「たるんでいる!」と否定できないのです。

〝ため息〟も同じ。悩んでいるとき、疲れているときには、体が前屈して呼吸が浅くなり、酸素不足の状態になるため、〝ため息〟が出ます。

走った後にゼイゼイと息が切れるのも、高熱が出たときにハアハアと息が荒くなるのも、体が今以上に酸素を必要としているから起こる自然な反応です。体は私たちの意志に関係なく、常に新鮮な酸素を求めるために呼吸しているのです。

だからこそ、日頃から呼吸に気を配ることが大切。体内に酸素が満ちる呼吸をすれば、頭がスッキリし、体の不調は解消され心が軽くなります。健康への近道に他ならないのです。

「なぜその痛み・不調が起こるのか」それを知ることで、呼吸法の効果がより高まる！

1 痛み・不調の根本原因を知る

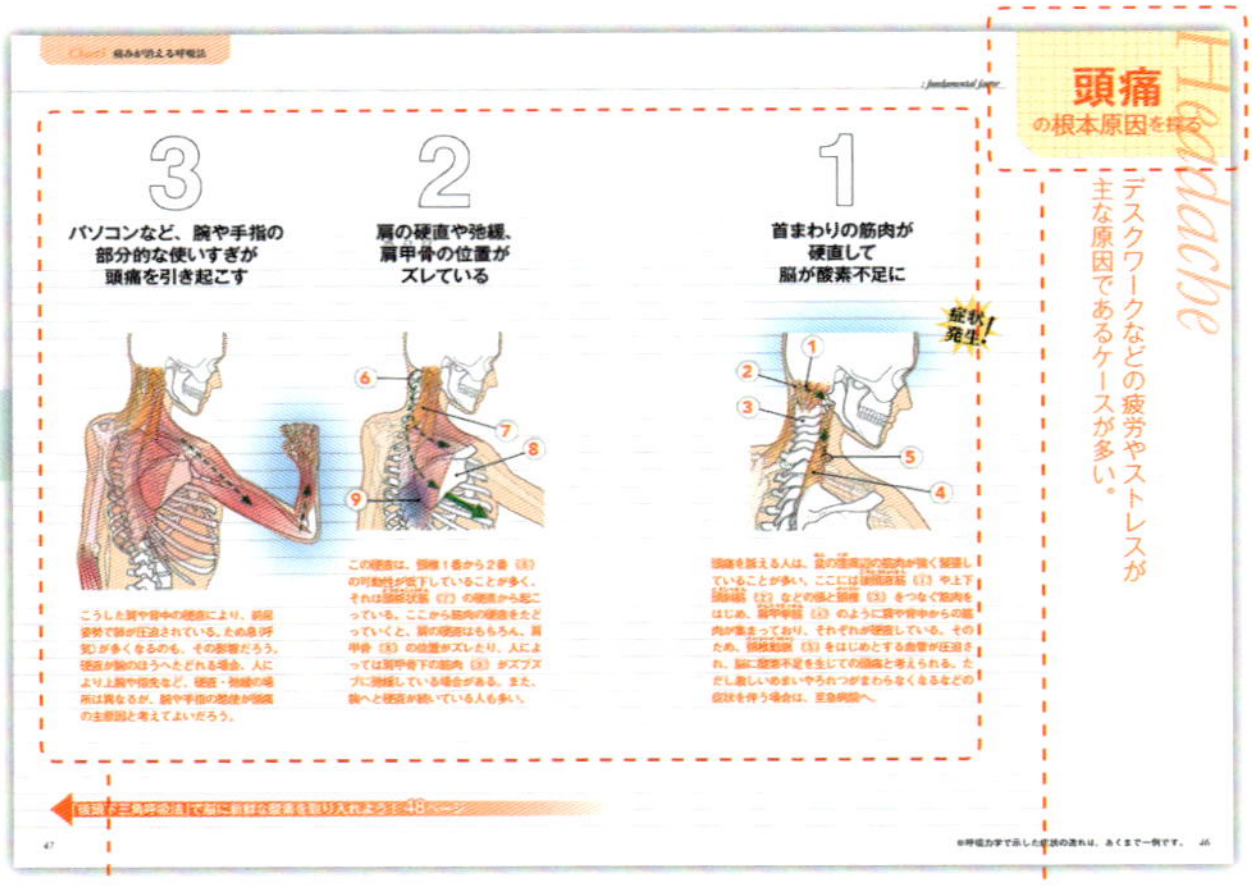

自分の抱えている悩みを見つける

さまざまな要因に触れながら根本原因を解説

本書は「頭痛」「肩こり」など体の痛み・不調別に、〝その根本原因〟と〝解消する呼吸法〟の2つで構成されています。

たとえば、「頭痛」。〝根本原因〟は、首まわりの筋肉が硬直して、頸動脈などの血管を圧迫しているから。そこで〝解消する呼吸法〟として、首から頭部の硬直をゆるめる後頭《こうとう》下《か》三角呼吸法が紹介されています。

不具合のモトを知ってから呼吸法を行うと、より意識が高まり、患部をゆるめる効果がアップするのです。

また「呼吸を通す」という表現や馴染みがない骨・筋

Check!

パッと見でわかるように
「呼吸」をマークで表現

吸う　吐く　吸って吐く

2 不具合のモトである患部に呼吸法で酸素を送り込む！

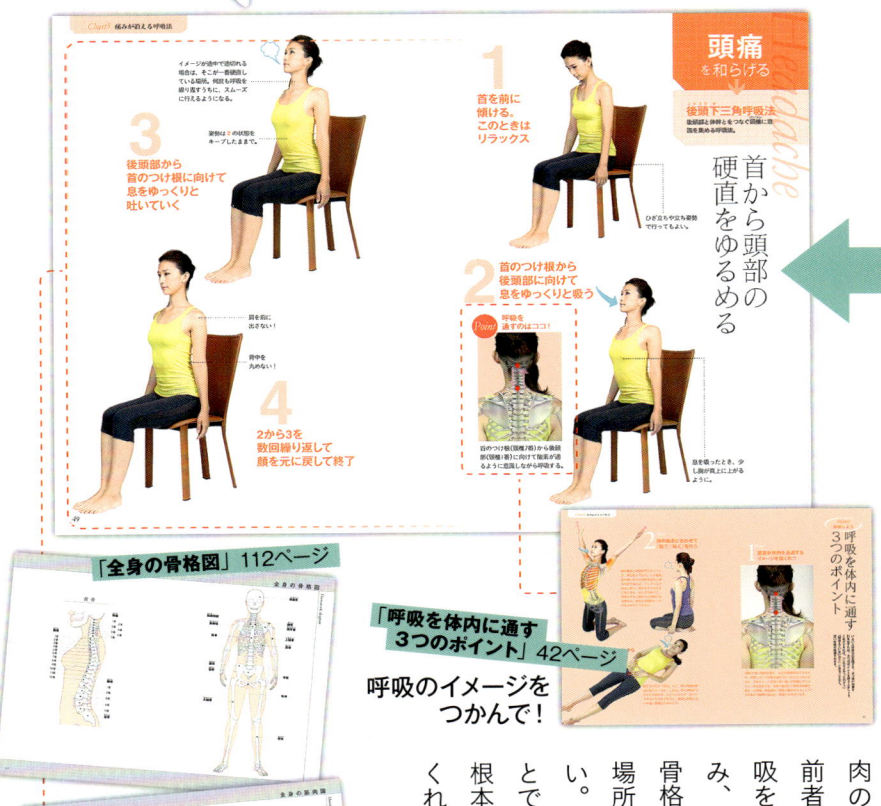

「全身の骨格図」112ページ

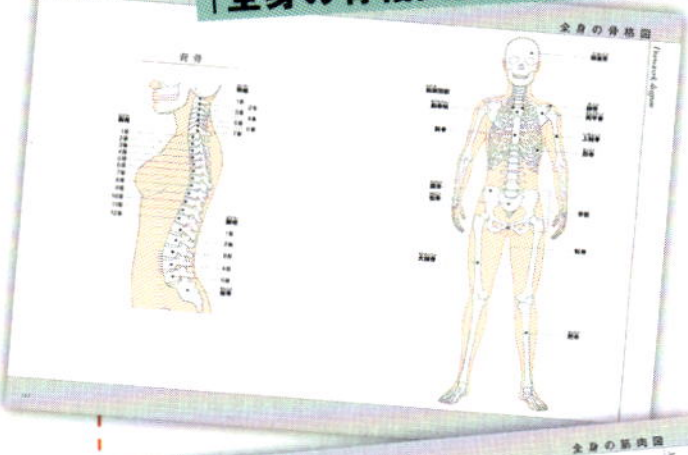

「呼吸を体内に通す3つのポイント」42ページ

呼吸のイメージをつかんで！

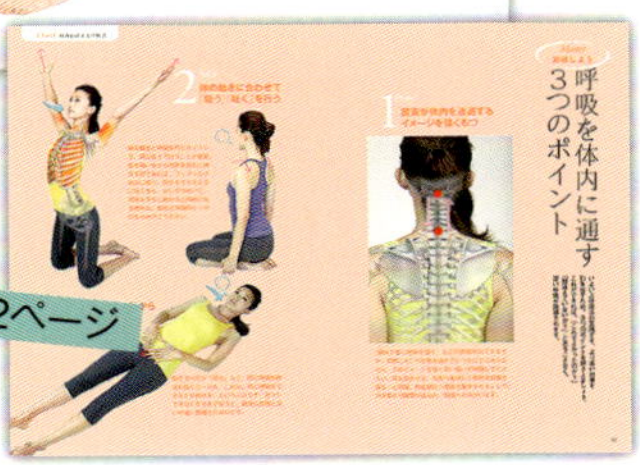

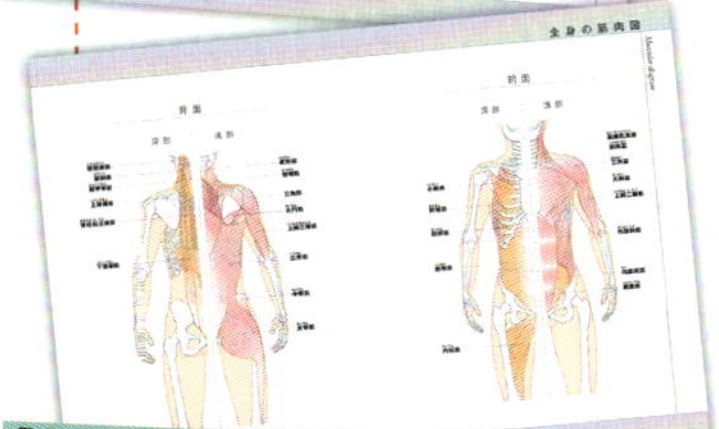

「全身の筋肉図」114ページ

部位の場所をチェック！

肉の部位名が出てきます。前者は42ページを読んで呼吸を体内で通すコツをつかみ、後者は巻末の「全身の骨格図」「全身の筋肉図」で場所をチェックしてください。呼吸の理解を深めることで、今悩んでいる症状の根本原因を改善へと導いてくれるでしょう。

呼吸力学
Contents

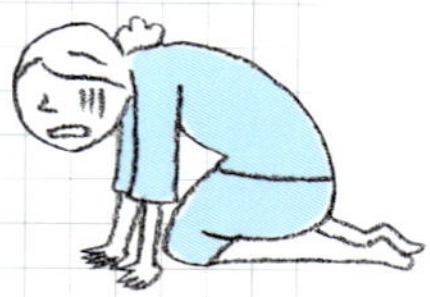

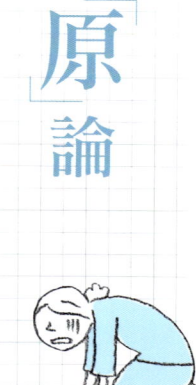

Chart 3

痛みが消える呼吸法

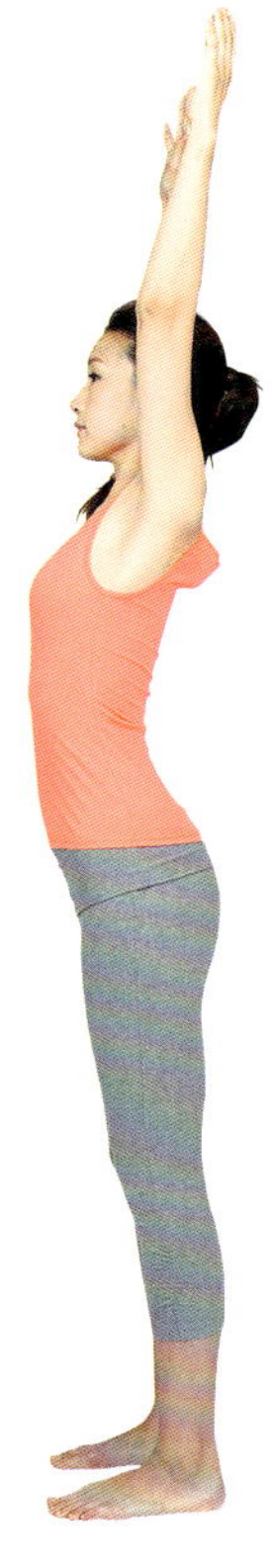

Chart 4

不調が消える呼吸法

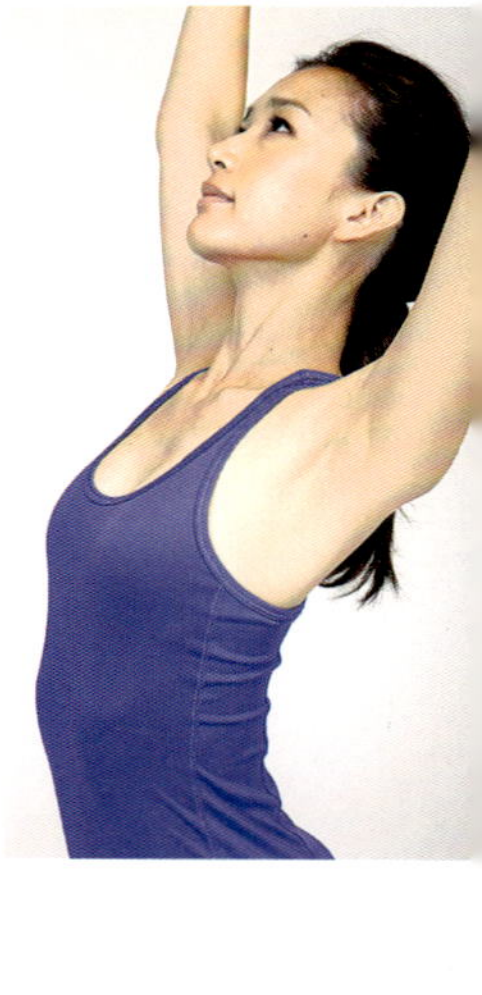

Staff

撮影
田口陽介

モデル
奥川めぐみ

衣装スタイリング
山本あきこ

ヘアメイク
上杉範明（ヴィルトゥ）

画像提供
PIXTA

Chart 1

呼吸は
体調のバロメーター

呼吸＝肺呼吸ではない

「呼吸とはどういうものですか?」。この質問に、ほとんどの人が「空気を吸って吐く」と答えます。少し詳しい人であれば、「空気を吸い込んで肺で酸素を取り込み、かわりに二酸化炭素を血中から取り出して吐き出す」と答えるでしょう。しかし、これでは呼吸の半分しか表していません。呼吸はもっと体の隅々へと浸透していくものなのです。

　口から吸った酸素は肺へと入り、肺で毛細血管から心臓へ送られます。ここまでが〝肺呼吸〟です。酸素はそこから、動脈を通って脳や内臓、腕や足など、体の隅々へと送られます。その先で血管はどんどん細くなり、ついに酸素は細胞のすき間へ、そして細胞内へと入ります。これが〝細胞呼吸〟。細胞ひとつひとつが呼吸をしているのです。

　細胞内へ入った酸素は、胃腸で吸収された栄養とともにエネルギーを生み出す原料になったり、脂肪やたんぱく質の分解を助けたりします。その副産物として出てきた二酸

肺呼吸とは？

肺を広げると、その表面積は60m^{2}にもなる。その中に小さな袋状の肺胞がたくさんあり、毛細血管が縦横に走っている。だから、効率的に毛細血管へ酸素を取り込むことができ、いっぽうで二酸化炭素を排出できる。

化炭素が、再び毛細血管から肺へ戻り、血管から放出されて、呼気として体外へと出されるわけです。ここまでの一連の流れが、本来の意味での〝呼吸〟。

　こうした細胞の隅々まで酸素を届ける呼吸は本来なら自然にできるはずです。しかし、現代人のほとんどが酸素不足の浅い呼吸しかできず、それが習慣化してしまった、というのが現状です。

「約60兆個の細胞すべてが呼吸している」

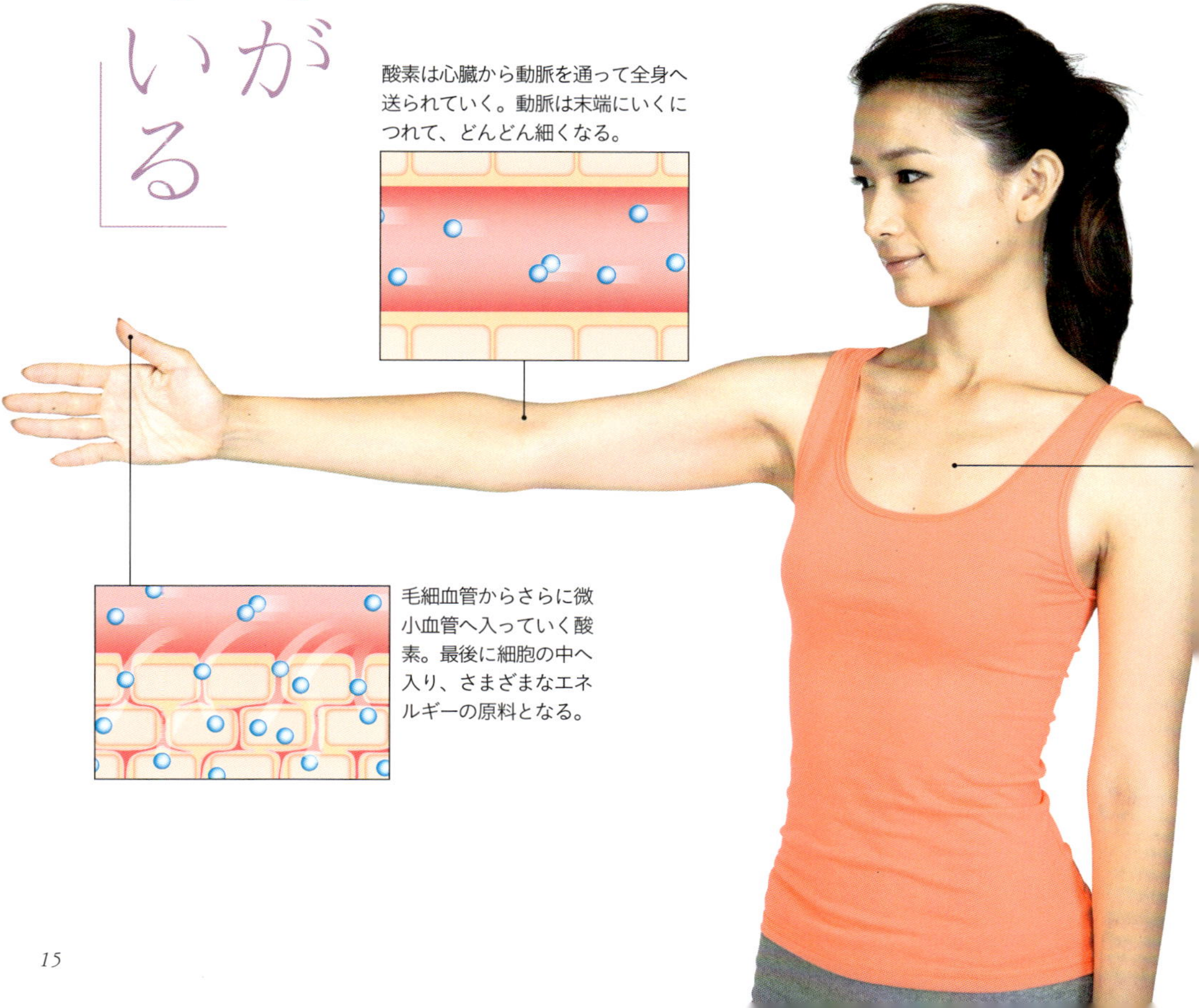

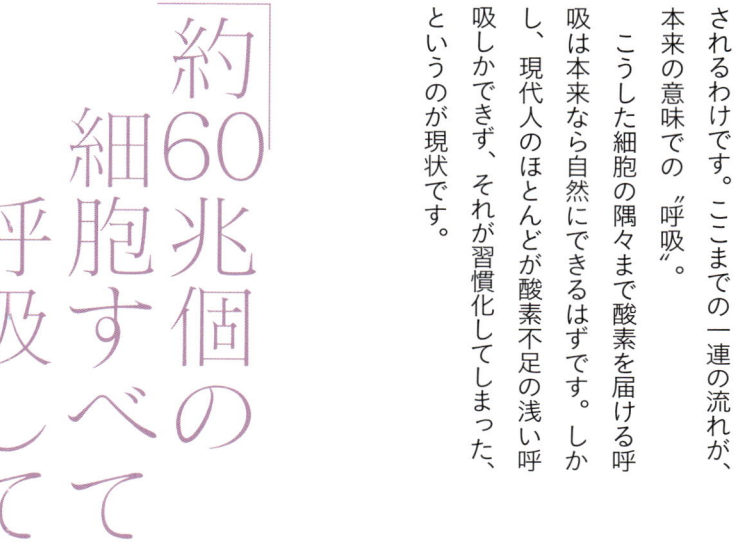

酸素は心臓から動脈を通って全身へ送られていく。動脈は末端にいくにつれて、どんどん細くなる。

毛細血管からさらに微小血管へ入っていく酸素。最後に細胞の中へ入り、さまざまなエネルギーの原料となる。

体が必要とするのは深い呼吸

普段、私たちは呼吸に対して無意識です。肺が自律的に拡大と収縮を繰り返して空気を吸い込み、吐き出しています。この呼吸は、息苦しくならない程度に必要最低限の酸素を取り込むためのもの。いわば、余計なエネルギーを使わない省エネモードの呼吸です。そのため運動する、高熱が出るなど、体の状態が少しでも変わるとすぐに酸素不足となって、ハアハアと呼吸が荒くなります。できるだけ酸素を取り込もうとするからです。しかし、こうした普段の呼吸で不調が出ているのだから、もっと改善する必要があります。

疲れたときや朝起きたとき、両手を開いて胸を広げ、背

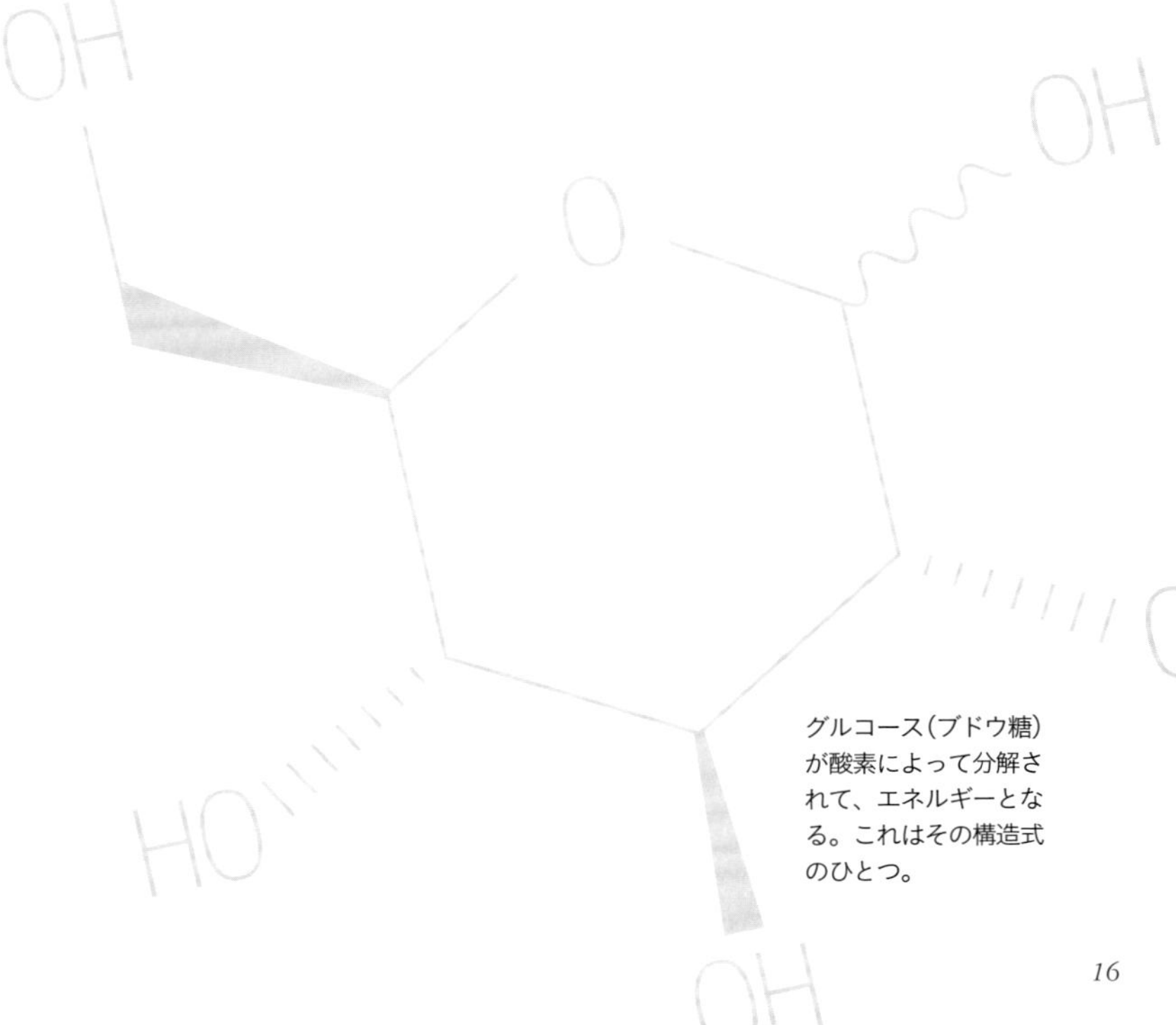

グルコース（ブドウ糖）が酸素によって分解されて、エネルギーとなる。これはその構造式のひとつ。

伸びをするように大きく息を吸い込む深呼吸。普段より酸素を多く取り入れることができ、体も気持ちもリラックスできます。しかしこの深呼吸でさえも、手足の指一本一本にまで酸素が行き渡る呼吸とはいえません。

次ページでは、深呼吸ではない〝深い呼吸〟の仕方をご紹介いたします。

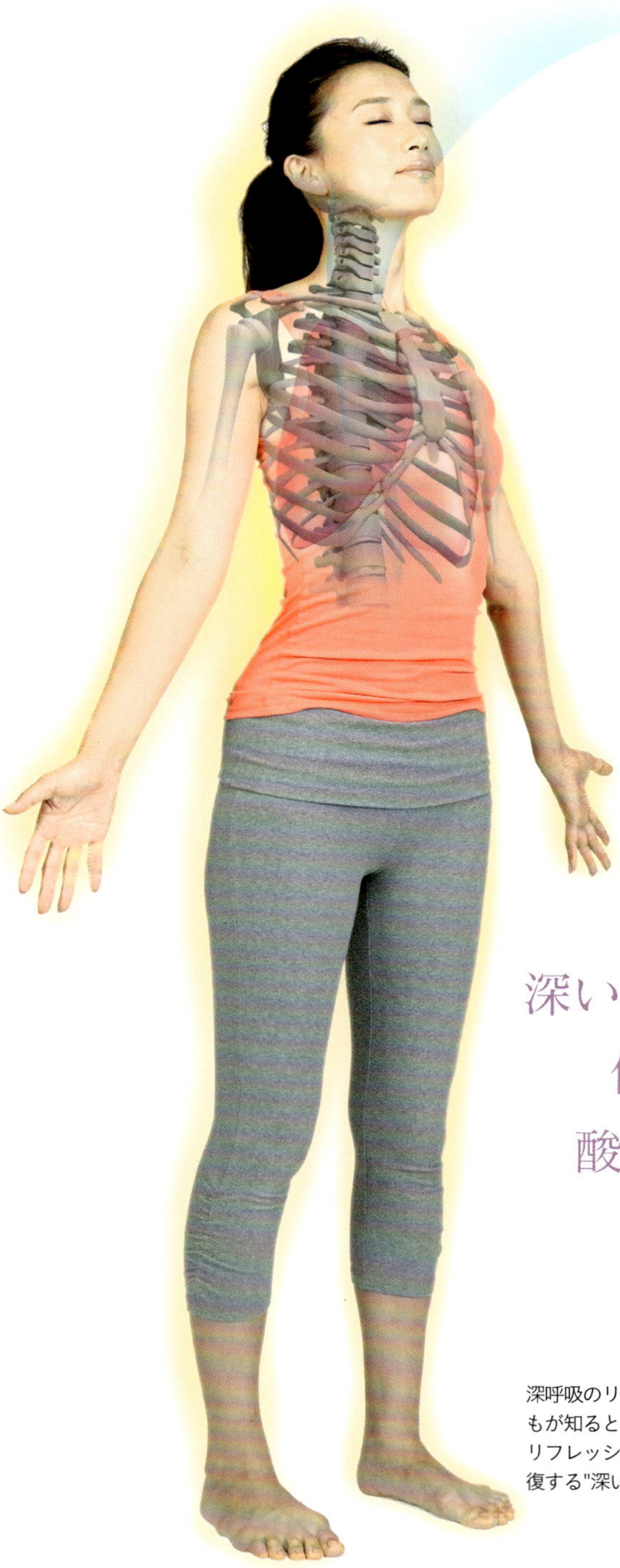

深い呼吸が体の末端まで酸素を届ける

深呼吸のリフレッシュ感覚は誰もが知るところ。だが、さらにリフレッシュでき、不調まで回復する"深い呼吸"がある。

Practice
実践してみよう

立って行う深い呼吸

この深い呼吸は、『深息法《しんそくほう》』と呼ばれる呼吸法を立って行うものです。体操や他の呼吸法に比べて大きな動作を必要としないため、どこでも行えるのが最大のメリット。心の安定や気力の充実といった精神面・心理面への効果はもちろん、血圧を調整して血流を整える、足腰の冷えを解消する、疲労感を回復させるなどの効

1 背すじを伸ばして立ち 両手を下腹部にあてる

最初は下丹田を意識するために、軽く下を向く。意識できたら正面に。

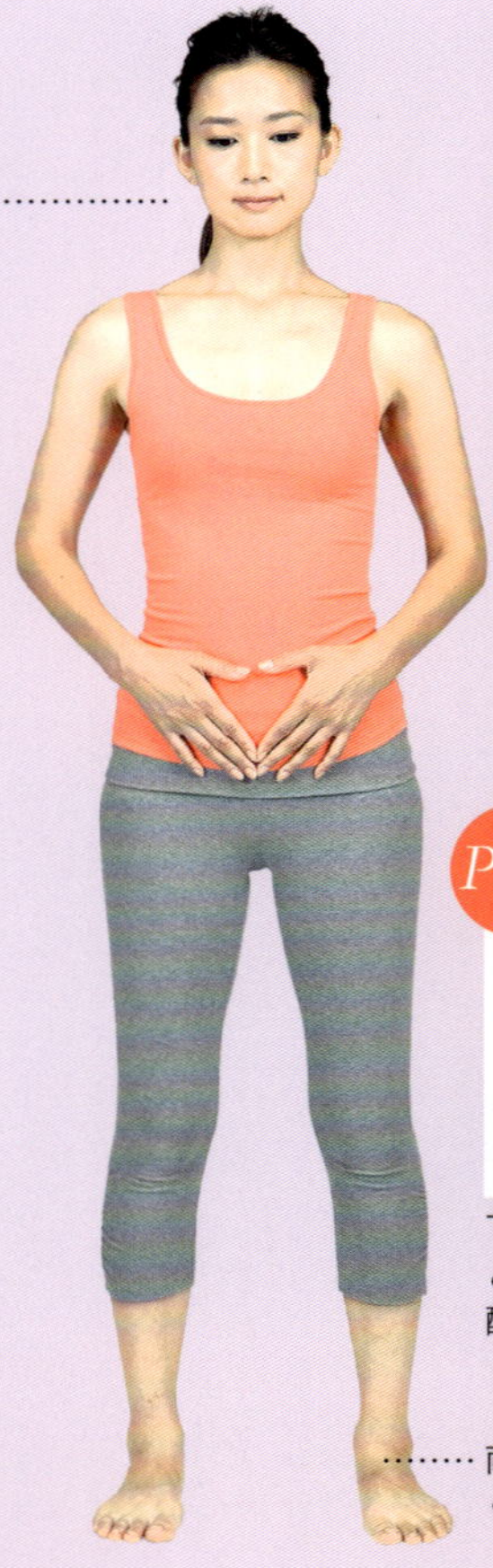

両足は肩幅くらいに開く。

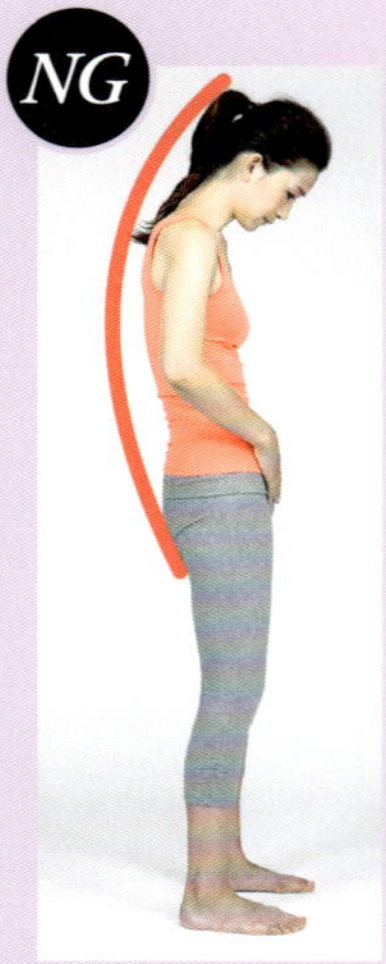

動作中、下腹部が気になってうつむきがちに。顔は正面をキープし、下腹部の状態は両手のひらで感じよう。

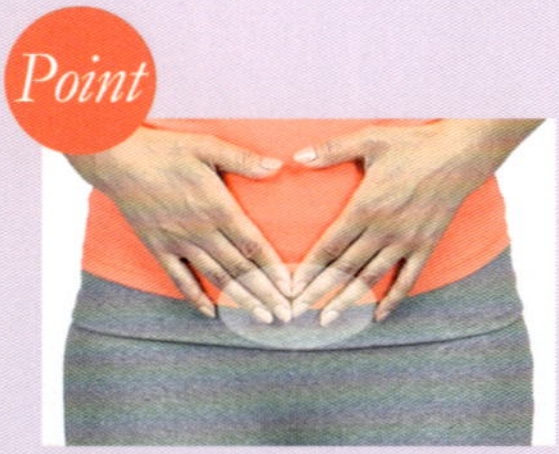

下腹部は、下丹田（37ページ）という気力の集まる場所。ここへ酸素を集めるイメージで行う。

果が期待できます。

深呼吸のように「胸いっぱいに吸い込む」のではなく、腹式呼吸のように「おなかを使って呼吸する」でもありません。無理なく全身に空気が行き渡るのが深い呼吸なのです。

ここでは、腹部にある〝下《しも》丹田《たんでん》〟と呼ばれる部位まで酸素を引き込む深い呼吸を実践してみましょう。

2 息を入れず下腹部を8割程度膨らませて浅い呼吸を繰り返す

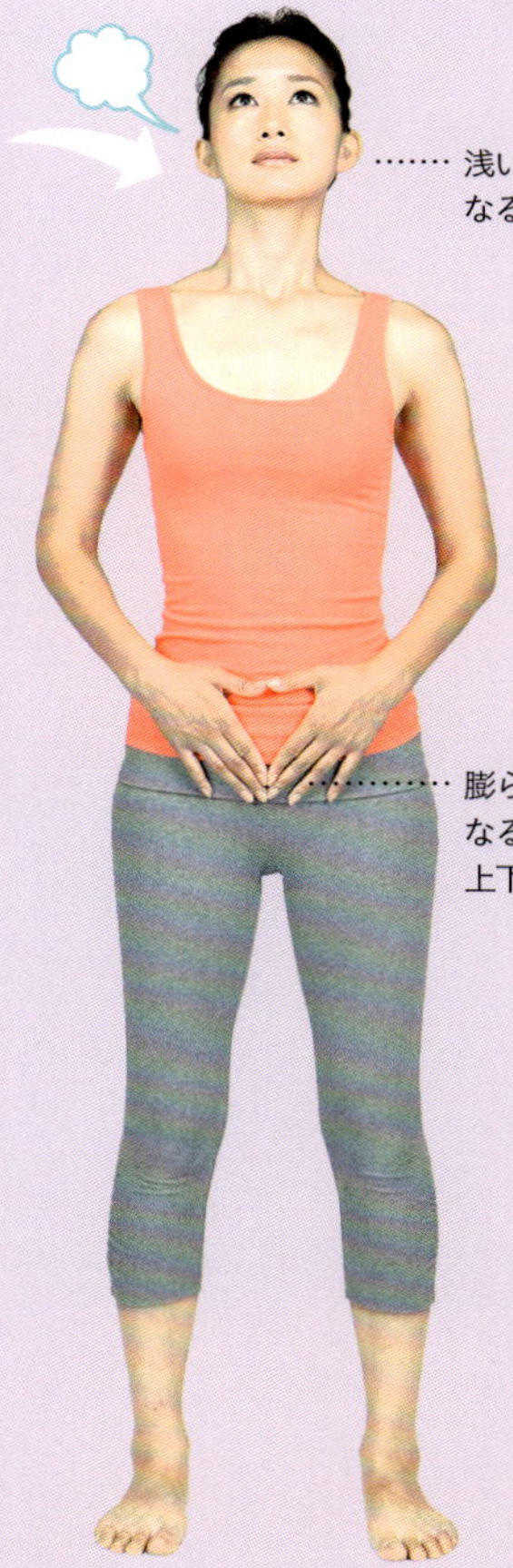
浅い呼吸は苦しくなるまで繰り返す。
膨らみをキープ。なるべく下腹部を上下させない。

3 苦しくなったら最後に大きく吸い込みゆっくり吐き出して終了

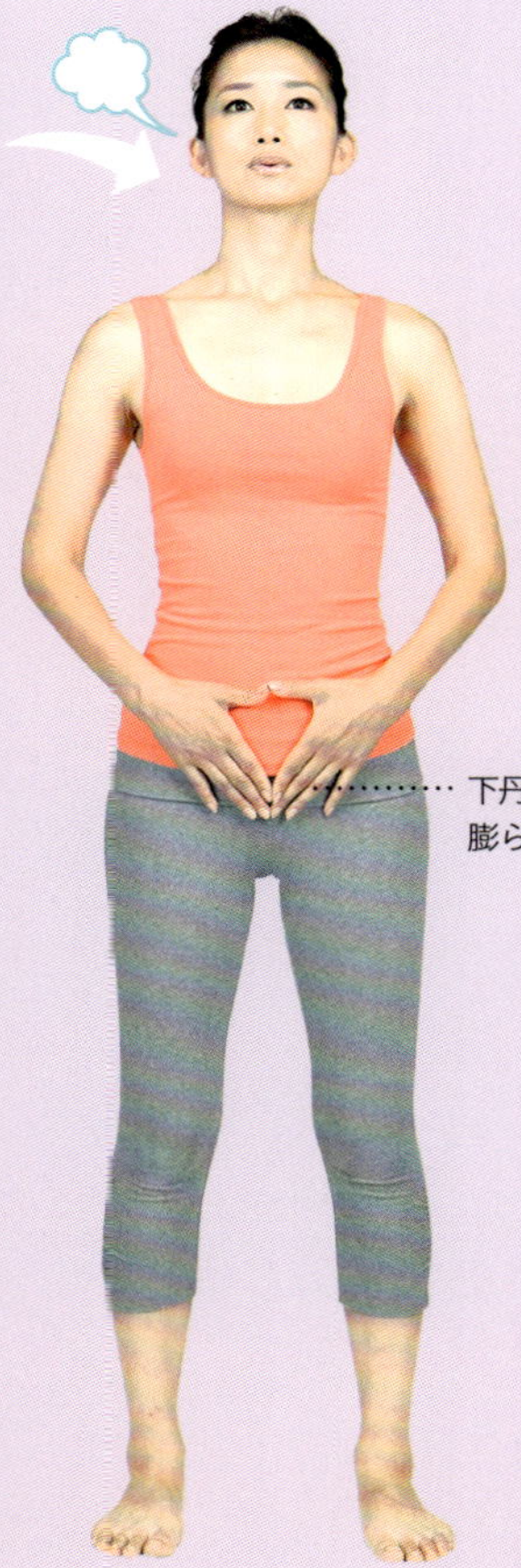
下丹田がしっかり膨らんでいるか確認。

Practice
実践してみよう

座って行う深い呼吸

イスに座って行うこの呼吸法では下丹田《しもたんでん》ではなく、背中の中心付近にある「胸《きょう》椎《つい》8番」という場所を意識して呼吸します。詳しくは96ページで解説しますが、肩甲骨の下のラインを結んだ背骨あたりだと考えればよいでしょう。

この胸椎8番周辺には内臓やリンパ系と深く関わりのある神経が密集していま

1 イスに座って目を閉じて胸椎8番に意識を集中する

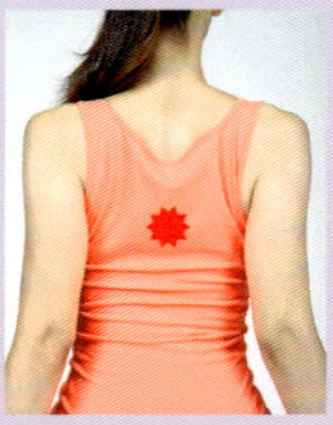

胸椎８番は左右の肩甲骨の一番下を結んだラインの少し下。女性ならブラジャーのベルトの位置とほぼ同じところをイメージして。

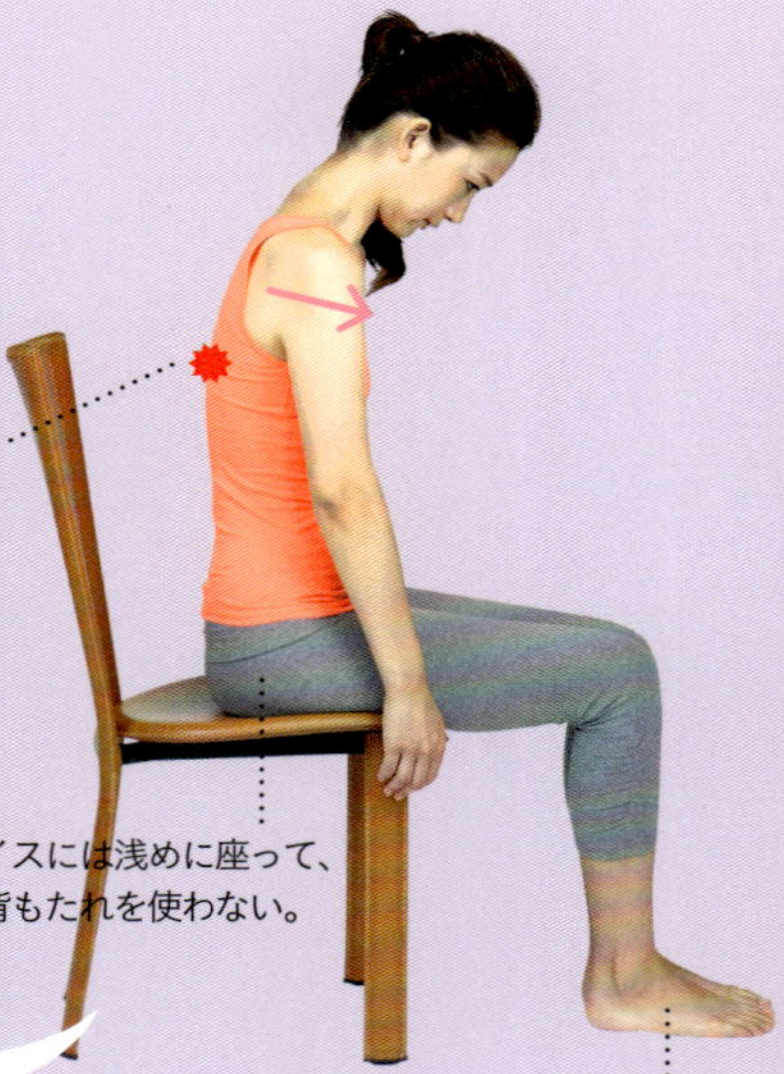

イスには浅めに座って、背もたれを使わない。

両足は軽くそろえ両手は自然に横へ下ろす。

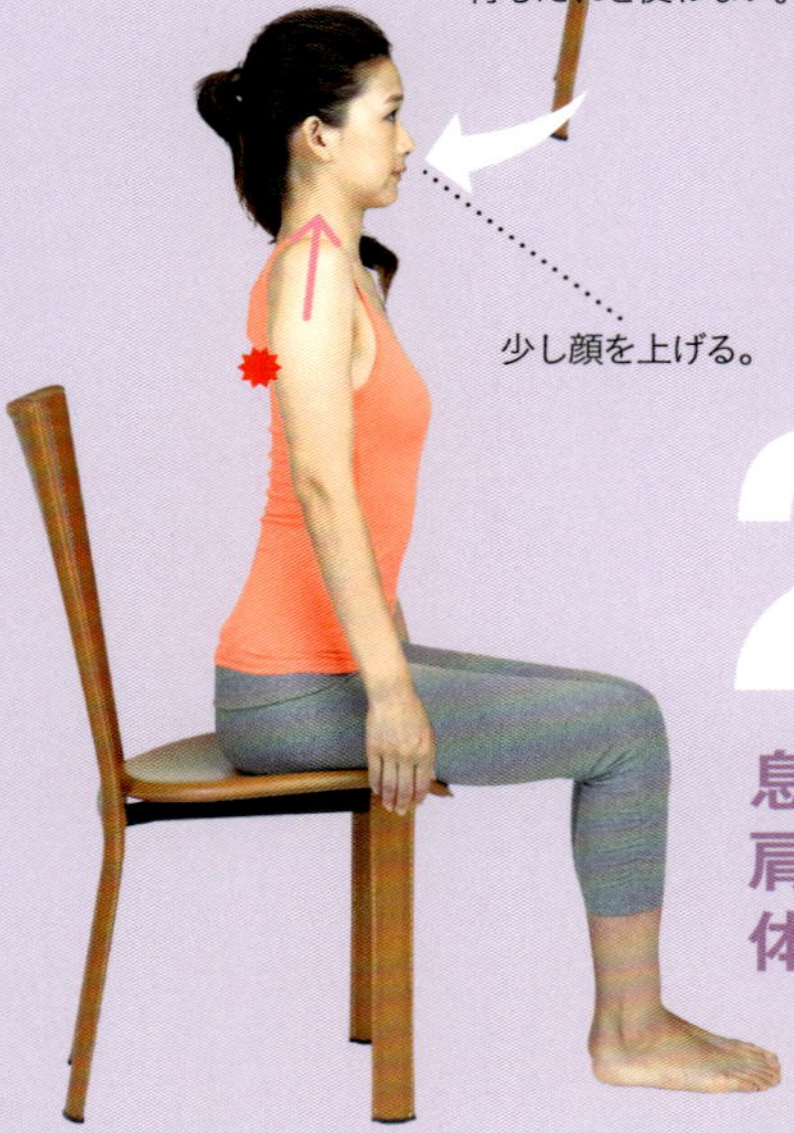

少し顔を上げる。

2 息を吸いながら肩を持ち上げるように体を起こす

す。上手に「深い呼吸」ができれば、不安感や緊張感、イライラといった精神面の改善とともに、動悸や息切れ、喘《ぜん》息《そく》といった循環器系・呼吸器系の症状の回復が期待されます。

たとえばこの胸椎8番の呼吸法は、誰でも無理なくできるベーシックな呼吸法といえるでしょう。ぜひマスターしてください。

3 息を吐きながら両肩を胸椎8番にのせるように下ろす

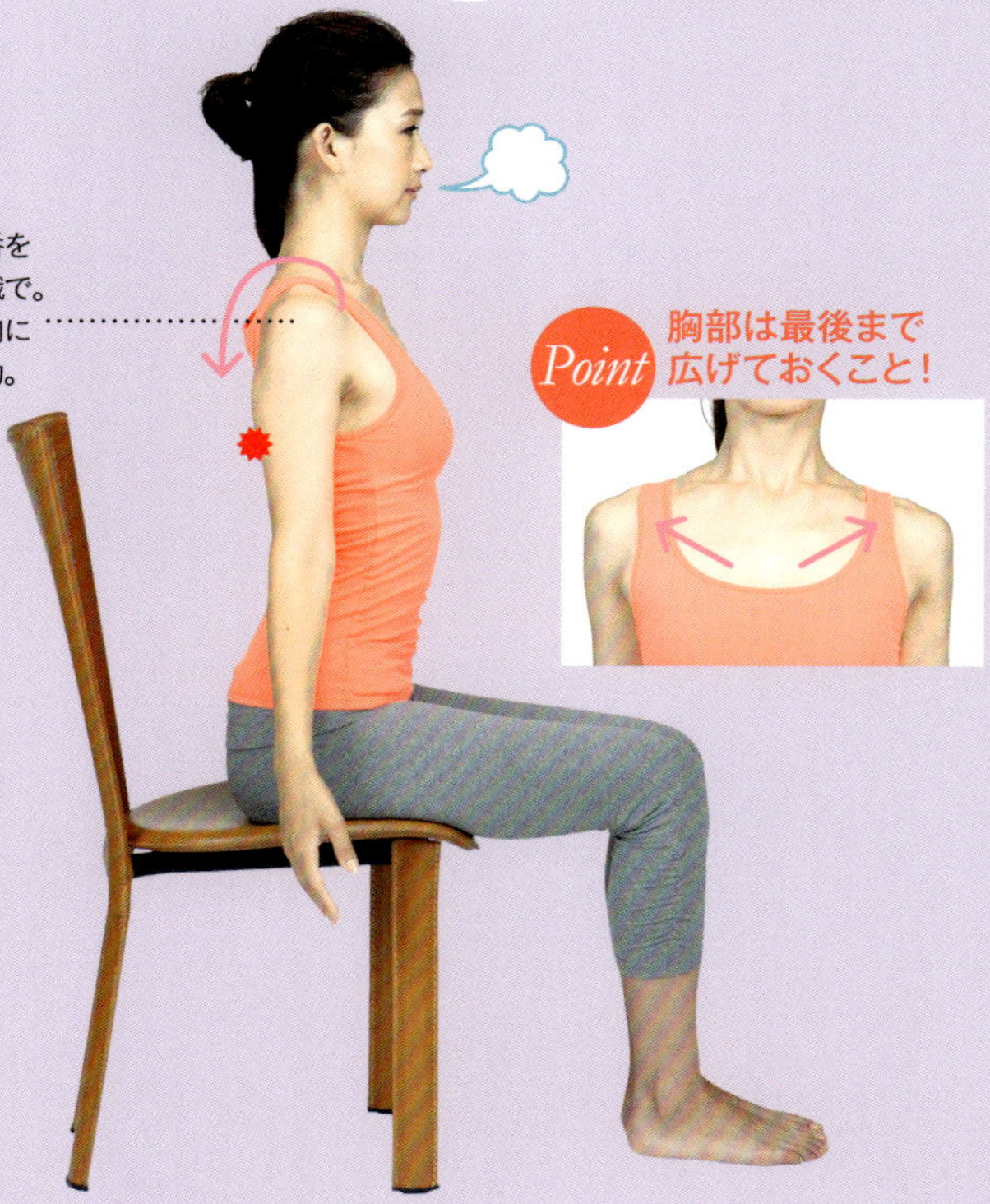

吐くときも胸椎8番を空気が通過する意識で。胸椎8番周辺の筋肉に力が集まったら成功。

Point 胸部は最後まで広げておくこと！

4 2と3を数回繰り返して終了

「呼吸」の効果を科学的に検証する

体温の変化を検証

指先の温度が最大5度も上昇！

Aさん

「呼吸」後

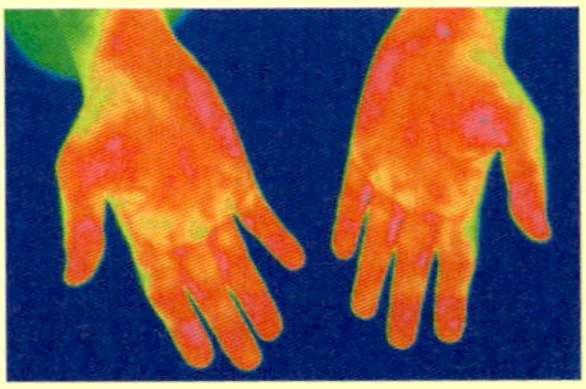

「呼吸」前と比べると、32度の赤い領域が拡大している。ところどころ、34度を示すピンクも見える。

「呼吸」前

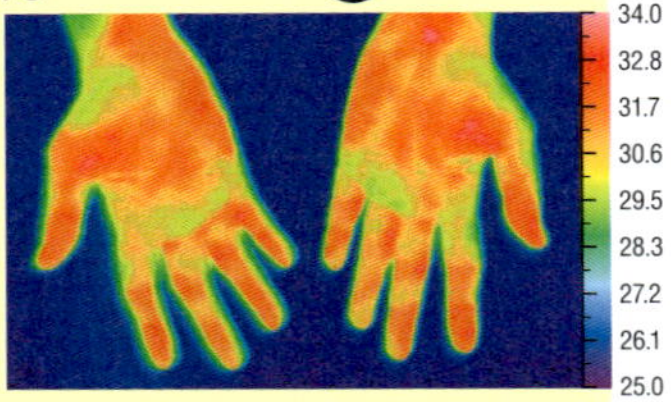

Aさんの指先は、30度（黄）〜32度（赤）。体温よりやや低いため、握ってもあたたかさは感じにくい。

Bさん

「呼吸」後

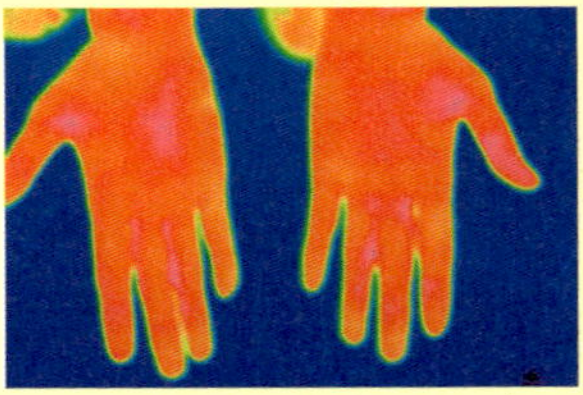

手のひら全体が31度（オレンジ）〜32度（赤）に変わった。指先まで血流が届いたことがわかる。

「呼吸」前

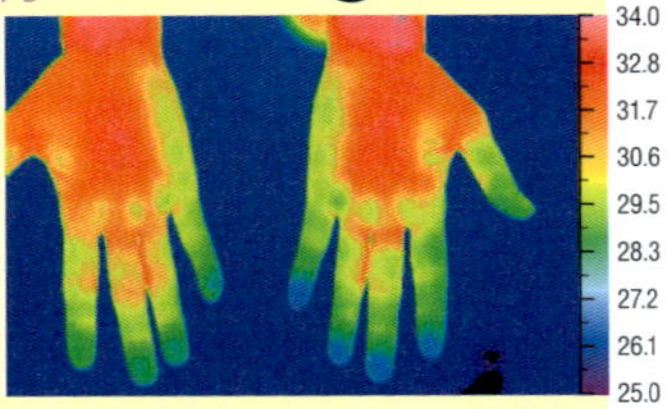

手のひらの中心はあたたかいが、指先は27度前後（青）。手首から先へ血流が行き届かず、末端は冷えを感じる。

検証に協力してくれたのは、井本整体プロ講座に通う生徒の方々。

まずはサーモグラフィによる体表面の温度計測。最初に平常時の表面温度を計測し、呼吸法終了後3分ほどで再計測したものが上の画像です。

注目してほしいのは指先です。2人とも呼吸法を行う前より後のほうが、高い温度を示す赤が強く出ています。Aさんは深息法（66ページ）を、Bさんは骨盤呼吸法（78ページ）をそれぞれ行ったのですが、呼吸法の種類にかかわらず、体の末端まで体温が上昇。呼吸によって、指

血圧の変化を検証

理想的な数値に近づいていく！

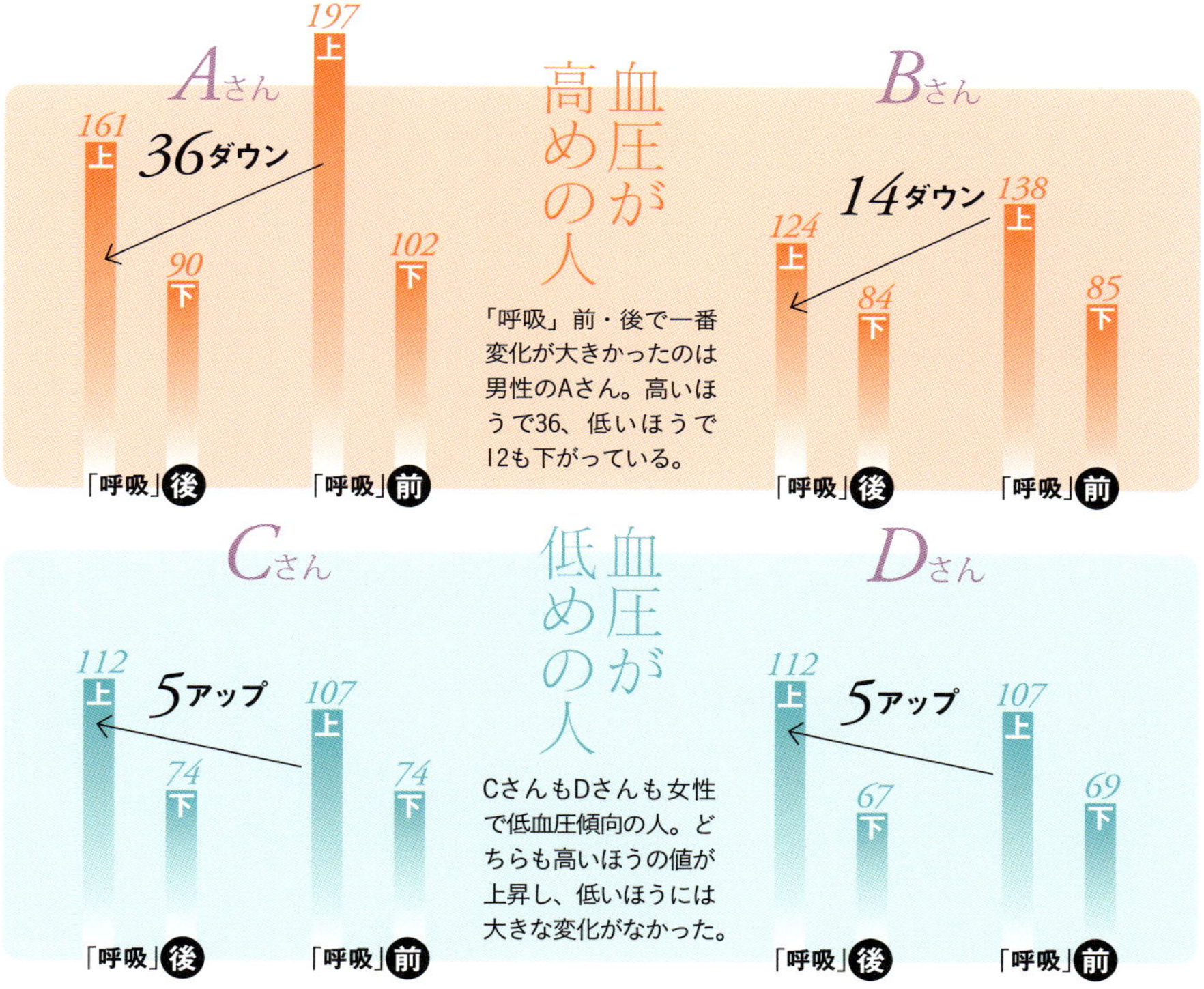
Aさん
197 上
161 上
36ダウン
90 下
102 下
「呼吸」後
「呼吸」前
血圧が高めの人
「呼吸」前・後で一番変化が大きかったのは男性のAさん。高いほうで36、低いほうで12も下がっている。
Bさん
14ダウン
138 上
124 上
84 下
85 下
「呼吸」後
「呼吸」前
Cさん
112 上
5アップ
107 上
74 下
74 下
「呼吸」後
「呼吸」前
血圧が低めの人
CさんもDさんも女性で低血圧傾向の人。どちらも高いほうの値が上昇し、低いほうには大きな変化がなかった。
Dさん
112 上
5アップ
107 上
67 下
69 下
「呼吸」後
「呼吸」前

先まで細胞呼吸し始めたことを証明しています。

次に呼吸法による血圧の変化を計測しました。

最初に平常時の血圧を測り、胸椎《きょうつい》8番の呼吸法（96ページ）、もしくは胸椎8番の開閉呼吸法（110ページ）を実践。終了後、10分程度で再計測しました。

上の2つのグラフを見ると、呼吸法の前と後では、血圧の高い人なら低く、低い人なら高く変化しています。呼吸法を行うことで、その人にとって理想的な数値へと調整されていることがわかります。なお、これらの検証により、呼吸法直後よりも十数分後のほうがよい値を示すことがわかりました。

呼吸の大切さは江戸時代の禅師も知っていた

人間が一生のうちにどのくらい呼吸を繰り返すのか、ご存じでしょうか。安静時は1分間におよそ12回、1時間で720回、1日で1万7280回、1年で630万7200回もの呼吸をしています。年間の数字とご自身の年齢を掛ければ、生まれてから何回呼吸してきたか、大まかな数字がわかるはずです。これほどたくさん呼吸をしているのですから、一回一回の呼吸を意味のあるものに変えていくことが、健康への第一歩であることは間違いありません。

昨今、呼吸の大切さを〝再確認〟する動きが活発になりつつあります。〝再確認〟としたのは、実は昔から呼吸の大

1分間で
12回

1時間で
720回

1日で
1万
7280回

1年で
630万
7200回

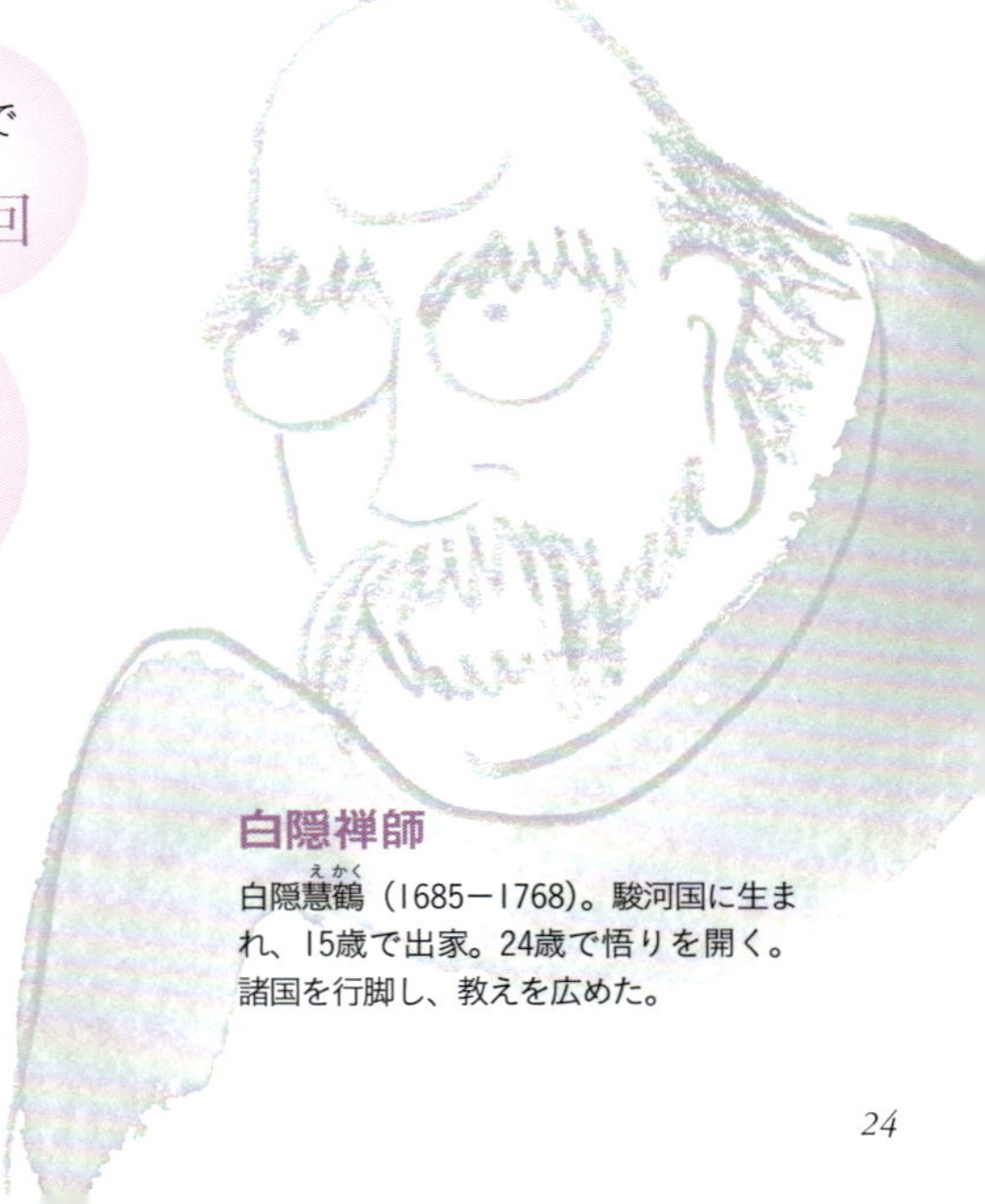

白隠禅師

白隠慧鶴《えかく》（1685－1768）。駿河国に生まれ、15歳で出家。24歳で悟りを開く。諸国を行脚し、教えを広めた。

『夜船閑話』

修行中に病となった白隠が、京都の白《はく》幽子《ゆうし》から内観の法を授かり、病を治したことを記した書物。

切さに気づき、書き残している人がいるからです。そのひとりが、仏教・臨済宗の中興の祖といわれる白隠《はくいん》禅師です。白隠禅師は、著書『夜船閑話《やせんかんな》』の中で「内観《ないかん》の法」というものを紹介しています。これは丹田《たんでん》を中心とした呼吸法にイメージ療法を加えたようなもので、これにより心身がリラックスし、病が回復したそうです。

このように、古来より呼吸を重視し、実践しているケースはたくさんあります。もちろん、西洋医学でも酸素吸入は、回復を助ける大きな手段です。私たちは、そのことを忘れているだけなのです。

「これが乱れたら体はどうなるのか？」

10年で
6307万2000回

一生で
5億3611万2000回以上

※寿命85年として、安静時の1分間の平均呼吸数から算出したもの（病気や運動による呼吸の増減は含まない）。

Column 1

紫外線が呼吸器を弱くする?

昔も今もこんがり焼けた小麦色の肌は健康の象徴ですが、なぜ紫外線に当たると肌は黒くなるのでしょう。それは「紫外線から身を守る防御反応」と言えます。紫外線は皮膚におけるビタミンDの生成を行うので、一概に悪いと片づけられるものではありません。しかし、同時にタンパク質を変性させるため、皮膚に紫外線が当たるとコラーゲンやエラスチン線維が破壊され、皮膚組織にダメージを与えます。つまり、日焼けによる水ぶくれなどは、紫外線を浴び続けることにより皮膚にダメージを与えた結果なのです。

紫外線を浴びると、皮膚は身を守るために、メラノサイトという細胞からメラニン色素という黒い色素を産生します。そのため小麦色の肌になり、紫外線を遮るわけです。そこで暑い国の人の服装や日傘、サングラスも紫外線を遮るための黒が使われるのでしょう。(日本人は黒目ですから、サングラスがそれほど必要ないでしょう)

しかし、何事にも適度というものがあります。ビタミンDの生成のためとはいえ、紫外線を浴び続けて水ぶくれを起こし、皮膚に過度のダメージを与えてしまうのは考えものです。皮膚は、体温調節や汗による排泄、皮膚呼吸などの大切な役割を担っているからです。つまり、大切なのは適度を感じられる体です。自然と上手に向き合え、感受性が高く弾力があり、順応性に満ちた体作り。それが、これからの時代には一層必要と感じるのです。

Chart 2

呼吸「原」論

細胞の酸素不足が体を硬直させ不具合のモトになる

育児で腕が異常にだるい。立ち仕事で足がパンパンになる。手足に限らず疲れている部分では、筋肉が緊張して膨《ふく》らんでいます。そのため血管が圧迫されて血流が滞《とどこお》り、栄養や酸素がその先へと行き渡らなくなっています。翌日になっても疲れが回復しないまま働き始め、どんどんたまるいっぽう。すると、疲れた部分、たとえば腕ならば肩がその機能をフォローし、足ならば太ももや腰がその動きをフォロー。さらにそこにも疲労が累積し…。これがさまざまな不調を引き起こす『負の疲労スパイラル』、その入り口になっているのです。

「逆に酸素と栄養さえあれば回復は早まる」

免疫系も同じです。リンパ液が疲れた部分へ行き届きにくくなった結果、風邪が治りにくかったり、これまで感染しなかったインフルエンザなどを発症したりするのです。

しかし、逆にいえば、酸素や栄養を疲労した部分へ送ることができれば、疲労回復を早め、負の疲労スパイラルに陥ることを防げるわけです。

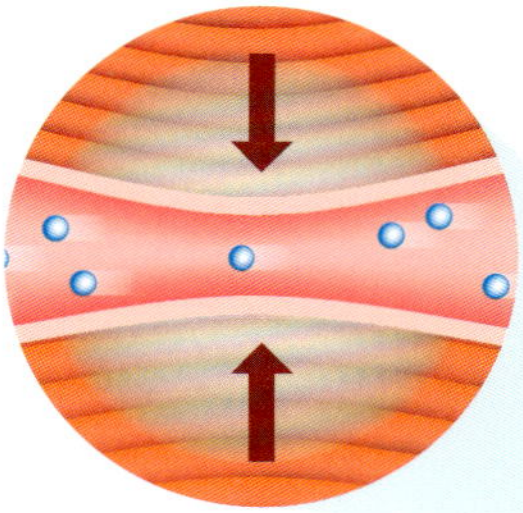

腕の動きをフォローした肩が硬直し、肩こりに。筋肉が緊張して膨らみ、血管を圧迫して血流を滞らせる。

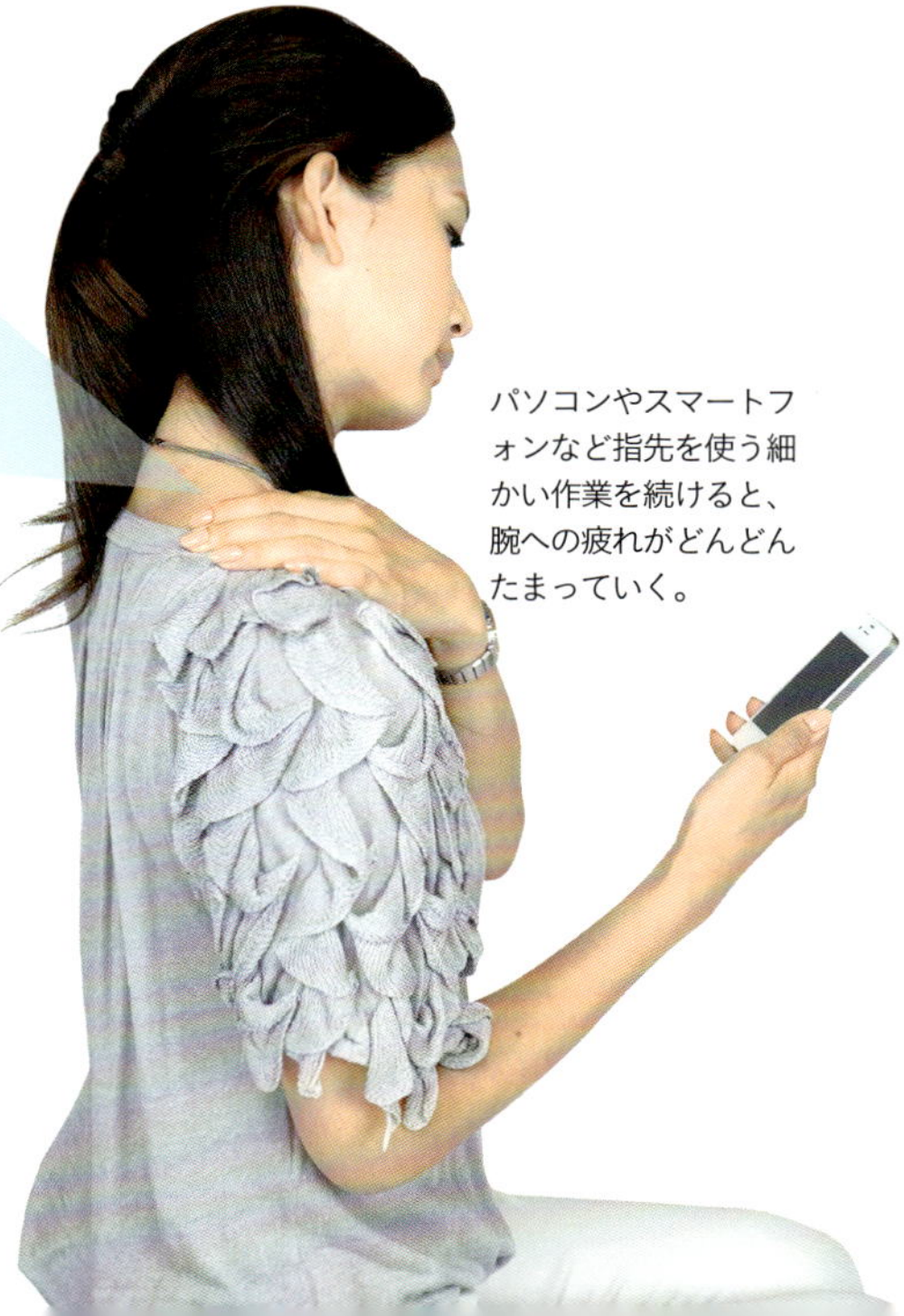

パソコンやスマートフォンなど指先を使う細かい作業を続けると、腕への疲れがどんどんたまっていく。

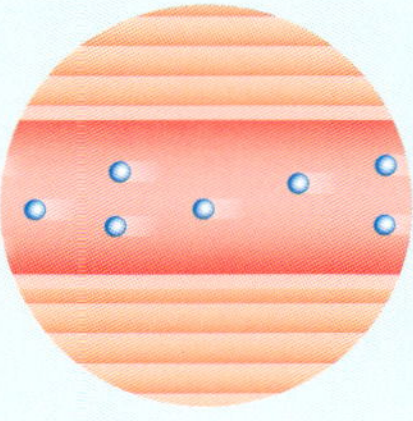

正常の血流

周囲の筋肉とともに、血管自体も弾力性に富む。分岐などがあるまで一定の太さで進み、大量の酸素を運ぶ。

四季のリズムの乱れが体内に爆弾を作り出す！

疲れだけが不調の原因というわけではありません。気温や湿度など、季節の変化にも大きく影響されます。

私たちの体は春夏秋冬、四季に合わせて微妙に変化をしています。冬は寒さに備えて脂肪を蓄えやすくなり、春にはその脂肪を捨てて軽くなる。そこから新陳代謝が活発化して汗をかきやすくなり、夏を迎えて…といった四季のリズムがあります。季節の変わり目に風邪をひきやすいのは、体の変化の時期にあたるからです。風邪によって、体が次の季節へ適応するよう再構築されます。

しかし、近年は猛暑で四季のリズムが崩れてきました。延々と続く夏の暑さに体が十分適応できず、全身が硬直を起こしてしまうのです。すると体は汗をかけなくなり、体温も外気温も正確に判断できなくなります。実際、真夏に

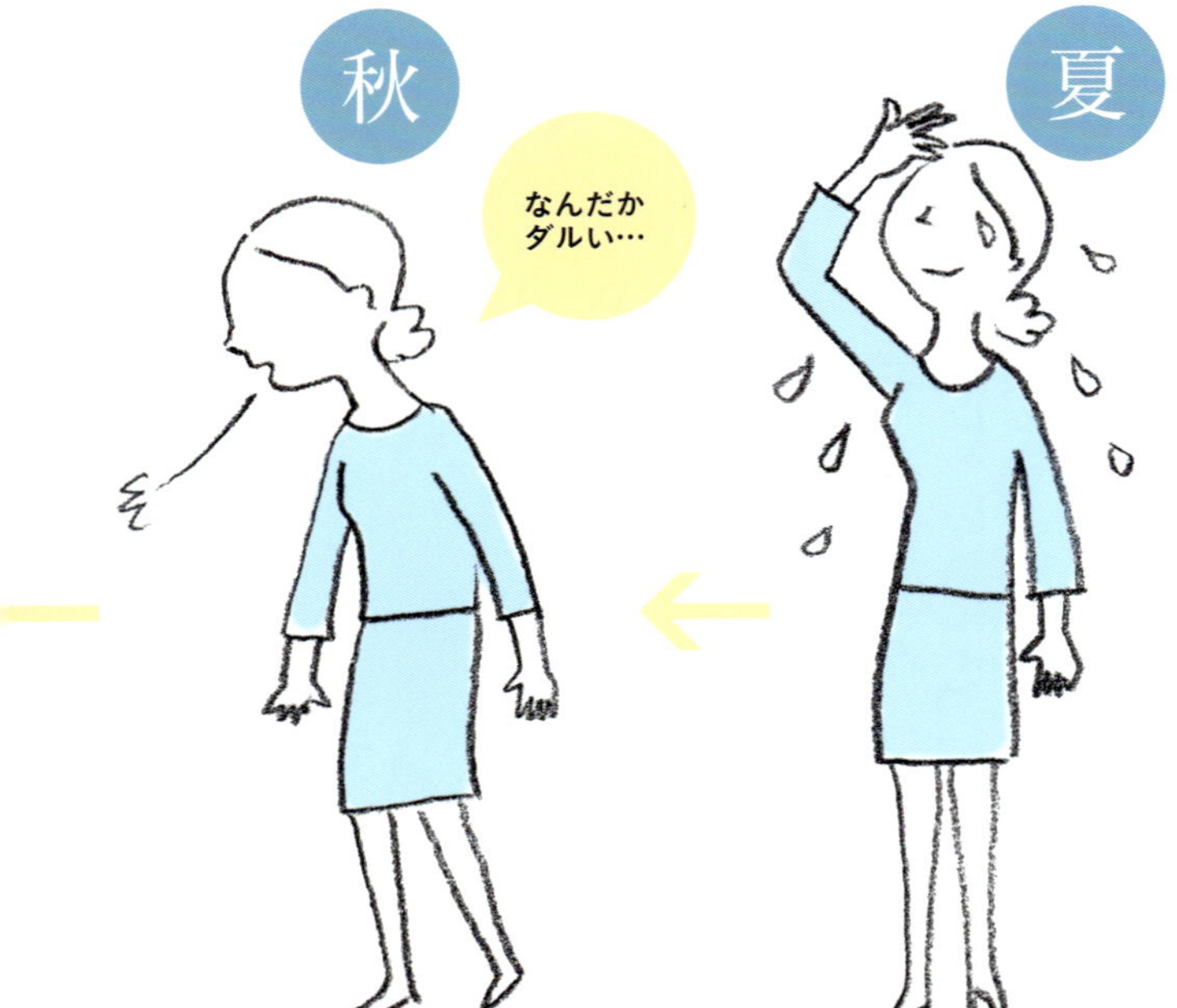

「寒いから」とストーブをつけた人もいるくらいです。ほとんど梅雨のない状態から急に暑くなると、体はまったく反応できずに熱中症で倒れる人が続出。たとえ猛暑をなんとか乗り切ったとしても、夏の暑さによるダメージは確実に体に蓄積していることを忘れてはなりません。

硬直を引きずって内臓への負担が増える

夏を乗り越えた体は、秋に回復し、次の冬への準備に入るのが正しいリズム。しかし、今は過ごしやすい秋が短く、硬直を残したまま冬へ突入します。通常なら、寒い冬には体温を高めて体をあたためなければいけないのですが、硬直しているためにそれができません。その結果、心臓や肺、腎臓、肝臓などへの負担が格段に増えて、脳卒中や心筋梗塞などを引き起こすこともあるのです。

それらも乗り越えて、ようやく春になるころには、もはや体は疲れ果て、何かの拍子に大病として一気に出てくる。あるいは、そうなる寸前という爆弾を抱えたまま、また厳しい夏を迎えてしまうのです。

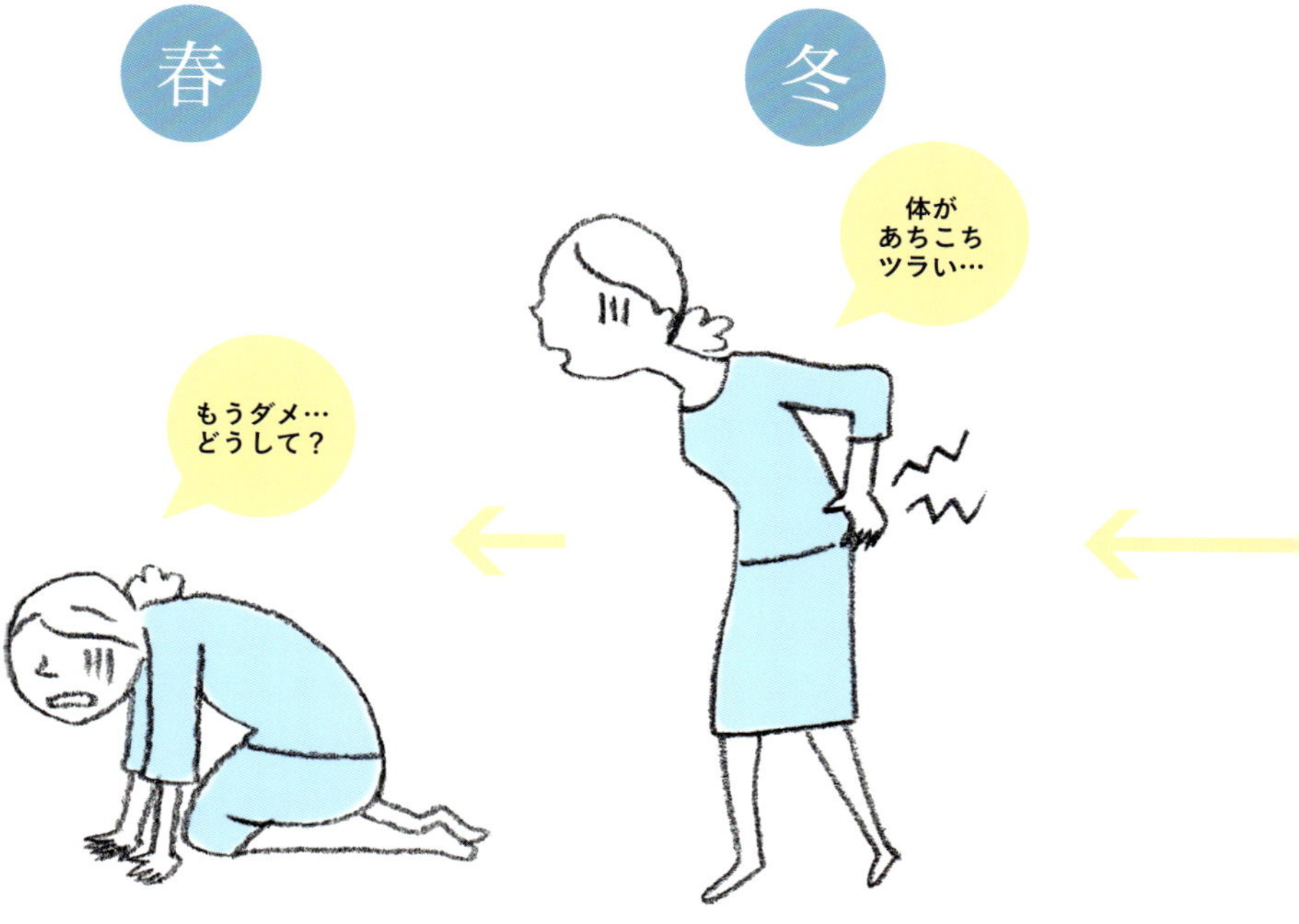

呼吸の役割1

呼吸が硬直をゆるめて体への負担を調節する

体の硬直は、疲れでも四季のリズムの乱れでも起こります。改善するためには、体そのものが自然と回復できるよう、栄養と酸素を十分に取り込んであげることが大切です。それに最も適した方法こそ、深い呼吸なのです。

呼吸がもつ効果のひとつに、体の各部位が受ける負担や力のバランスを調整する働きがあります。たとえば、ガチガチに緊張したときに深呼吸すると、肩などから余分な力だけが抜けてリラックスします。一方で下腹が充実し、「よし、やるぞ！」と覚悟が決まります。つまり私たちが考え、指示を出さなくても、体が自動的に力を抜くべき部位からは力を抜き、ゆるんではいけない部位ではその力を保持してくれるのです。

さらに本書で紹介している呼吸法であれば、硬直の要《かなめ》となる部位に呼吸を誘導し、十分な酸素を届けることで体のバランスを整えられます。

そのポイントとなるのが、力を集める場所であり、呼吸を送り届けるべき部位です。症状や根本原因に合わせて、最適な場所へと働きかけられれば、たいていの不調・痛みは改善されていくのです。

「腰痛の場合、痛みの中心を改善して周囲の筋肉の硬直を解く」

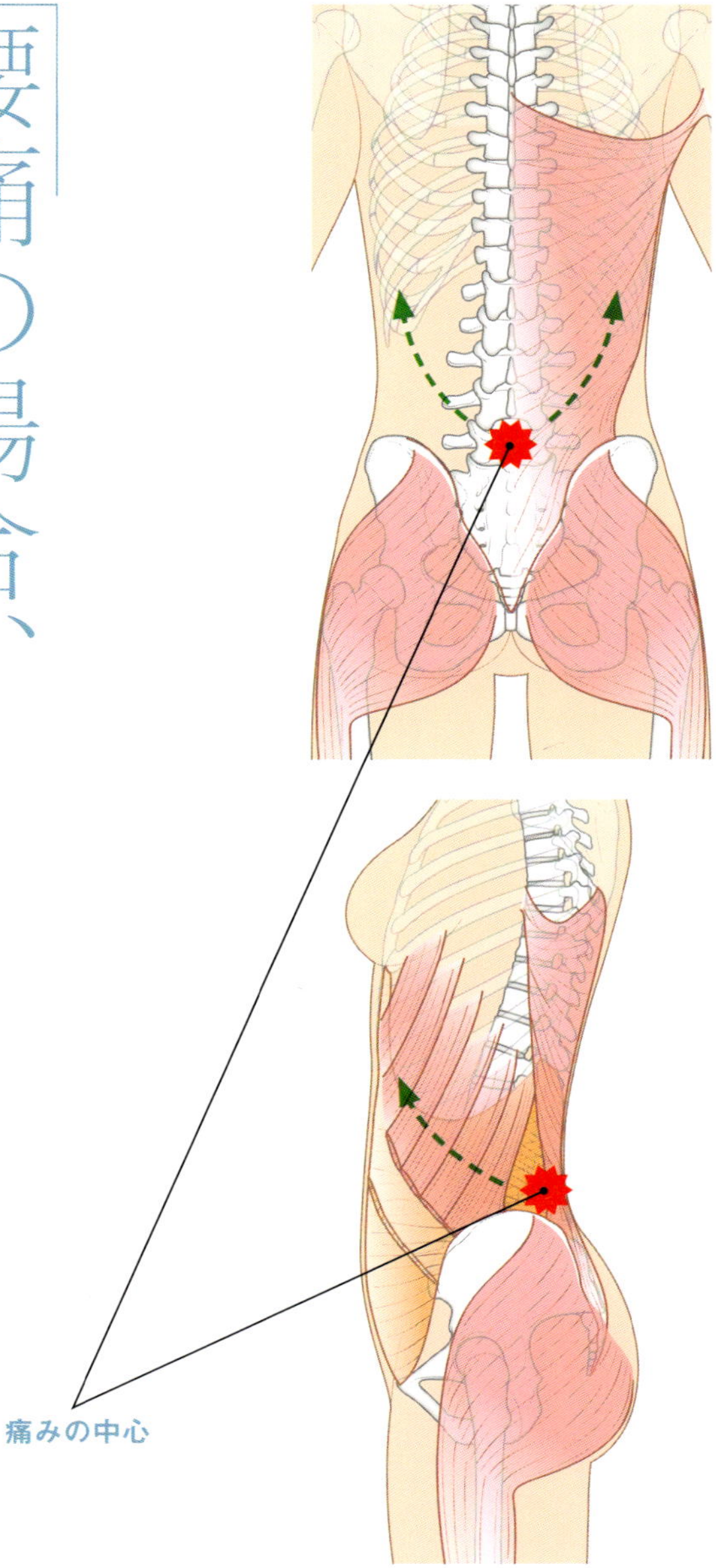

腰椎への負担が大きすぎる腰痛。腰椎の機能をフォローしようと周囲の筋肉が働くが、フォローしきれず腹部まで硬直が広がる。呼吸法によって腰痛を改善することで、腰から遠いほうから硬直がほぐれていく。一方で腰は正常な状態へと戻り始め、安定してくる。

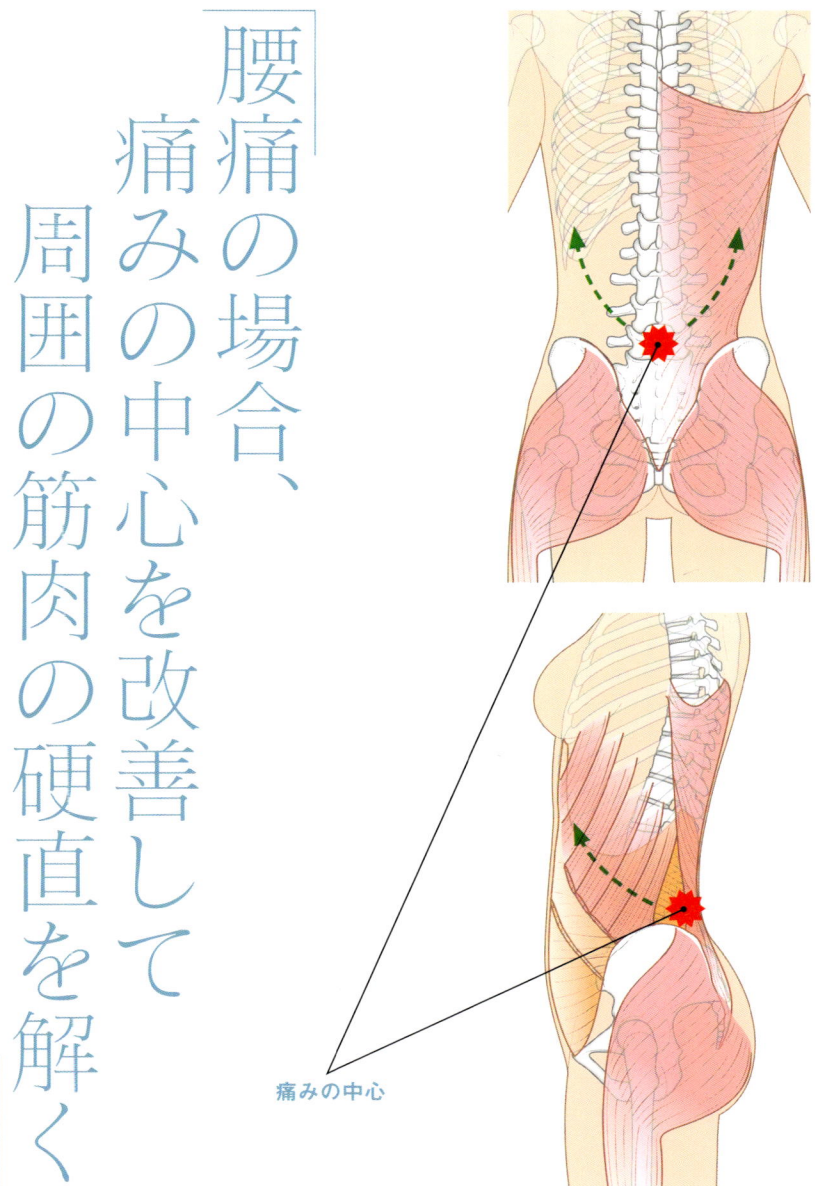

患部を活性化させて機能回復を早める

体には硬直していないのに不調と密接に関連する部位もあります。その部位を指先で押すと、弾力がなくてズブズブとめり込むように入ってしまいます。筋肉や組織が正常に機能しておらず、ゆるみきった状態なのです。そのため、体がバランスを調整しようとしてもまったく機能せず、快方へと向かっていきません。

たとえば、肩こり。左図のように肩はガチガチですが、その下にはゆるみきった部位があります。ここを正常に動くようにしなければ、肩への負担が大きすぎてすぐに肩こりが再発してしまうのです。

ゆるみきった部位を正常に機能させて生き返らせるためには、呼吸によってたっぷりの酸素と栄養を患部へ送り届けて、活性化させるしかありません。呼吸を繰り返すことで、徐々に回復を促していきます。

ただし体の状態を見極め、呼吸法を本格的に使い分けるには、それなりの知識と経験が必要。読者のみなさんは「呼吸には力をゆるめたり集めたりして、回復を促す効果がある」と理解していただければ十分です。

「呼吸で、ゆるみきって機能しない場所を生き返らせる」

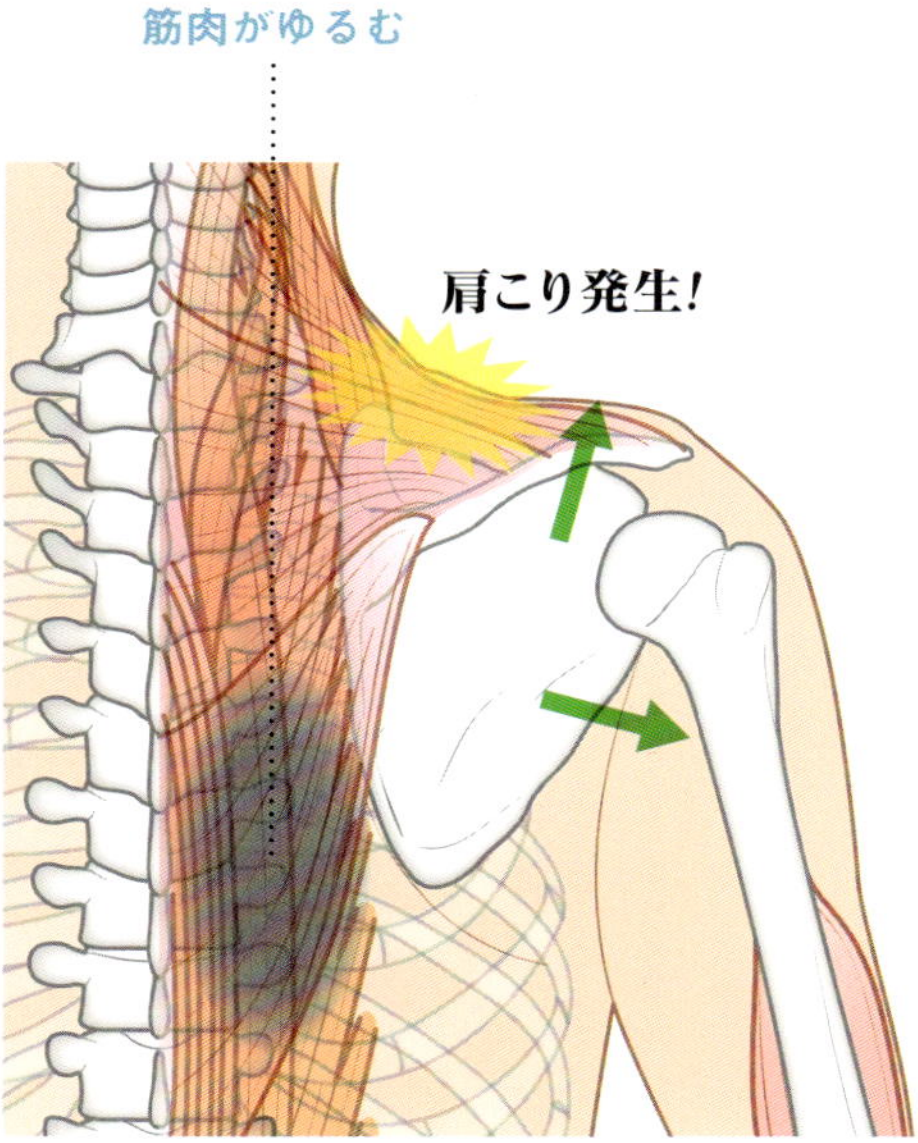
筋肉がゆるむ
肩こり発生！

肩甲骨の下側にある筋肉が極端にゆるんでいると、肩こりは再発しやすい。この筋肉に本来もっている機能を取り戻させることが解消の第一歩。呼吸法で力を集めて働きかけるとともに、たっぷりと酸素と栄養を送り届けて活性化させる。回復してくれば、周辺部位とのバランスがとれ始めて肩まわりのストレスから解放されていく。

Practice
実践してみよう

正しい姿勢でいれば深い呼吸ができる

体の隅々にまで届く〝深い呼吸〟を目指すためには、第一に姿勢を正すことが重要になります。

現代人は仕事などの疲れやストレスから、多くの人が前屈姿勢や巻き肩、猫背などに…。これでは胸部が広がらず、浅い呼吸しかで

正しい姿勢のとり方

1 両手を真上に上げる。両手が耳の横にあるとよい

2 ひじが肩よりも後ろを通るように曲げながらゆっくりと下ろす

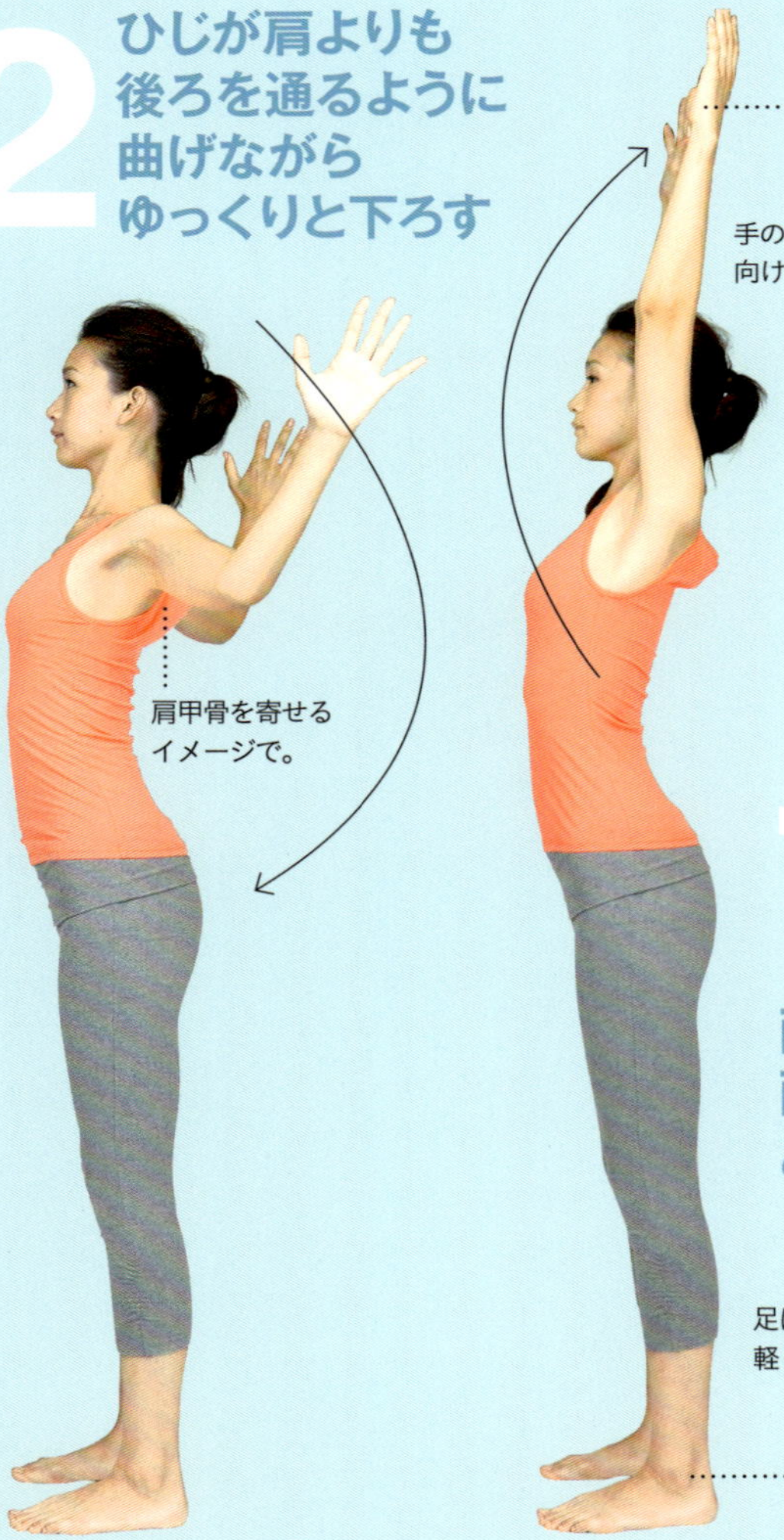
手のひらは正面を向ける。
足は肩幅程度に軽く開く。
肩甲骨を寄せるイメージで。

きません。

そこで、ここでは深い呼吸に適した姿勢のとり方をご紹介します。

不調が改善される、精神が安定する効果はもちろん、〝肝《きも》が据わった〟見た目にも自信を感じさせる落ち着いた印象に変わります。

このように姿勢を正してから、立って行う深い呼吸（18ページ）を実践するとより成功しやすくなります。

3 ゆっくりと最後まで下ろして姿勢をキープ

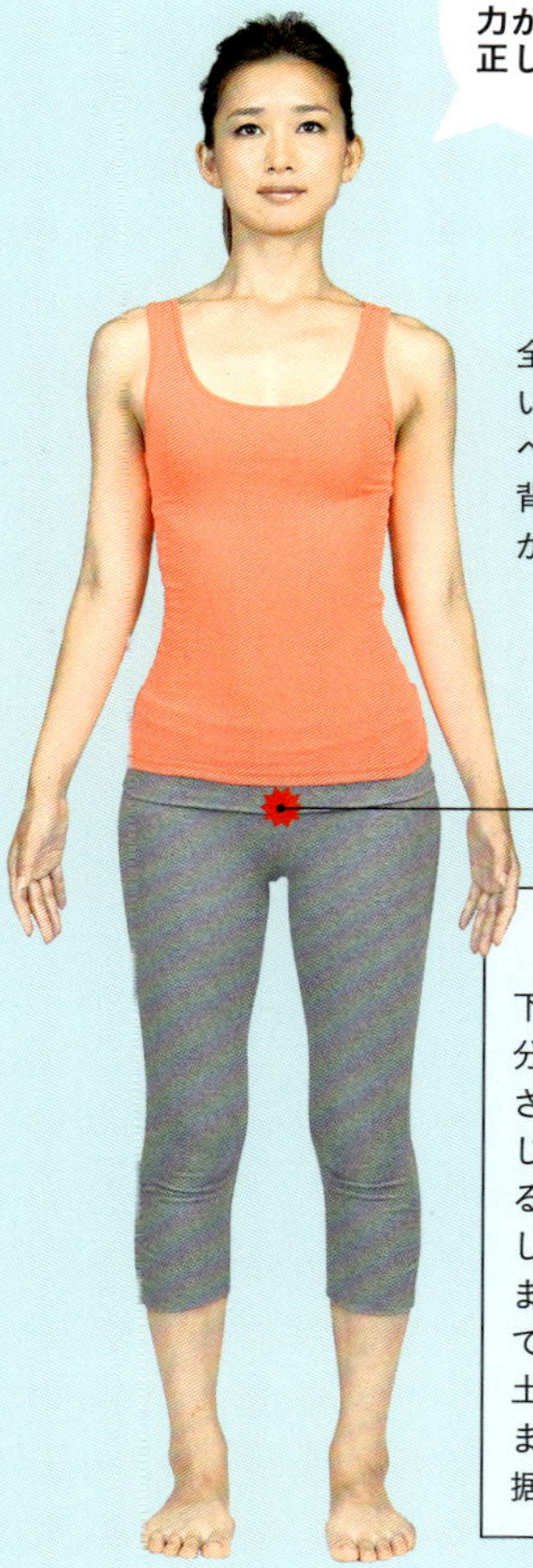
下丹田《しもたんでん》に力が入った正しい姿勢
全身のバランスが整い、安定した腰の上へ上体がのっている。背すじも伸び、胸郭が上がっている。

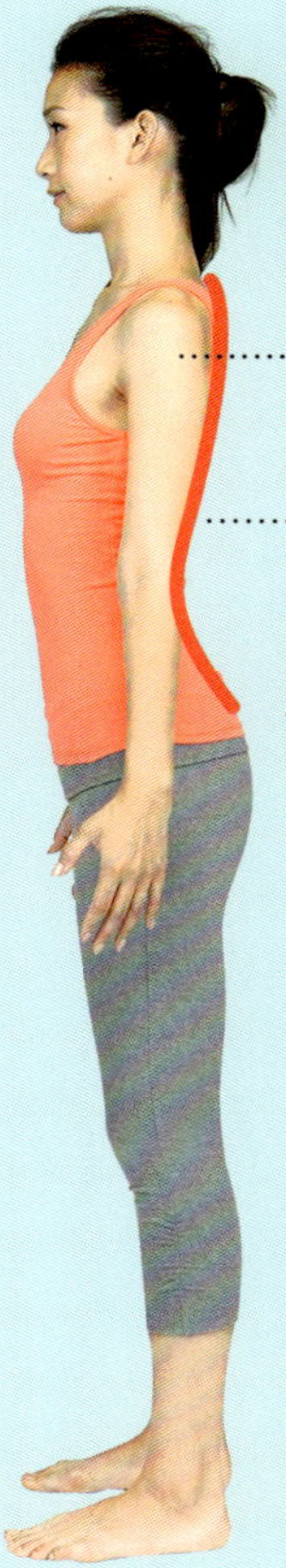
肩の力が抜けて腰の上にのっかるような状態になればOK。
背骨のS字がラクにきれいに保たれている。

下丹田とは？

下丹田とは、恥骨《ちこつ》から指３本分上の位置にあります。さまざまな健康法や中国拳法をはじめとする格闘技でも出てくるので、ご存じの方もいるでしょう。この下丹田が引き締まっているほど気力が充実して心が落ち着き、腰が堅固な土台となって上体を支えます。まさに「腹が据わる」「肝が据わる」といわれる状態です。

生活の中に人体力学「呼吸法」を取り入れよう

しつこい頭痛や重い生理痛、長い付き合いの腰痛など、今悩んでいる症状を根本的に改善し、再発を防ぎたい。これから紹介する呼吸法はその思いを実現するためのものです。しかし調子が悪いときだけ試すというやり方では、一時的な効果しか得られません。それは、換気の悪い部屋の窓を開け、一度空気を入れ替えたようなもの。やがて部屋の空気がよどむように体内にもよどみが生じ、元に戻ってしまいます。毎日窓を開けて部屋の空気を入れ替えるように、体の中にも常に新鮮な空気を送ってあげることが大切なのです。

心身ともに充実する呼吸法LIFE

呼吸法は不調の改善だけでなく、緊張をほぐしたり集中力を向上させたりと、精神面への効果も高い。気づいたときに積極的に試すところからスタートしてみよう。

AM 6:00

寝起きに伸びと一緒に、症状に合わせた呼吸法を実践。「胸鎖《きょうさ》関節をゆるめる呼吸法」（52ページ）や「胸椎《きょうつい》５番の呼吸法」（100ページ）を行えば、胸郭《きょうかく》が広がって快活な一日をスタートできる。

AM 11:00

外出先で寝転んだり、大きな動きをするのは難しい。そんなときは「立って行う深い呼吸」（18ページ）や「胸椎《きょうつい》８番の呼吸法」（96ページ）を。気持ちがリフレッシュされて、あと半日頑張れる！

そのためには上手に生活リズムへ取り込むのが理想です。最初は、症状がつらいときや思い出したときに試してみるのもOK。必要なときやすき間時間に実践することから始めてください。一度でも効果が実感できれば、自然と、率先して実践するようになります。「やらなければ…」と半強制的に実践すると、それがストレスとなり、新たな不調を引き起こす根本原因となってしまいます。気負わず、簡単なストレッチを行う気分で人体力学「呼吸法」のある生活を送ってください。

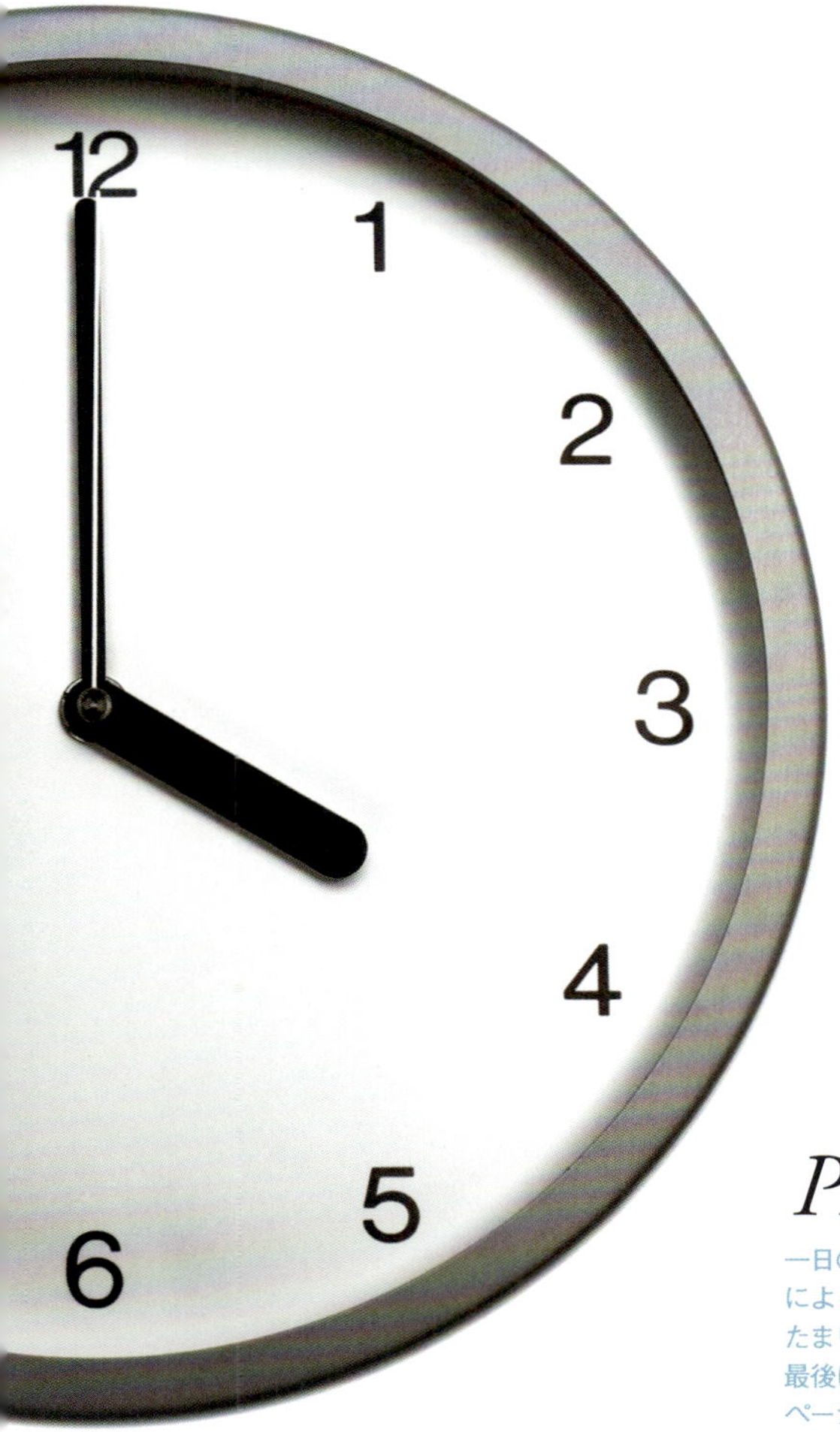

PM 4:00

仕事や家事、育児のストレスでイライラしてきたら、「脱力の呼吸法からの合掌《がっしょう》行《ぎょう》気《き》法《ほう》」（92ページ）を実践。頭痛があるなら「後頭《こうとう》下《か》三角呼吸法」（48ページ）を試して、気持ちを落ち着かせよう。

PM 10:30

一日の最後には、入浴後に「椎骨《ついこつ》体操による呼吸法」（60ページ）で疲れがたまりやすい背骨をリフレッシュ！最後に、寝転んで行う「深息法《しんそくほう》」（66ページ）で安らかな気持ちで就寝。

Column 2

呼吸が深い人ほど安心感を与える?

私は山口と東京の往復のため飛行機をよく利用しますが、ここ10年ほど前から、隣に座る人が気になりだしたのです。「それはなぜだろう」「年をとったからだろうか」「それとも疲れているからか」と思っていたのですが、実は原因は私ではなく隣に座った人たちの体にあったのです。その人たちの体の特徴は、腰が落ち肺も疲れて呼吸がとても浅く、その人たちがじっとしていても、私の呼吸は落ち着かないのです。そのために感受性の高い私は時には体を狂わせ、体調を崩すこともありました。しかしある時、座っていて安心感といいますか、とても楽なことがありました。ふと隣の方を見ると老婦人だったのですが、面接に来た学生のように姿勢正しくきちっと座られ、普通これほど姿勢を正していたらすぐに疲れてしまうはずが、目的地に着くまで乱すことなくその姿勢のままでした。そこでさりげなく「とても姿勢がよく、深い呼吸をされていますが、いつも気をつけられているのですか?」と尋ねると、その方は「昔、大きな手術をして、それ以降、前かがみになるとお腹がとても痛むので、意識して背すじを伸ばすようにしていましたら、お腹に深い呼吸が入ってとても楽なことに気がつき、その姿勢がくせになり、今ではこの姿勢でないと逆につらいのです」と言われたのです。そこで「失礼ですがおいくつですか?」とお聞きすると「90歳です」と答えられました。しかし姿だけでなく表情もとても若々しくまた優しさもあり、しかもその中には引き締まりもあるよいお顔をされていて、とても90歳には見えなかったのです。その方は最後に「姿勢のことはもちろん、呼吸のことを褒められたのは初めてです」と言われ席を立たれました。

私はこの時に「自分が教えている人体力学や呼吸法は間違っていなかった」と思いながら飛行機を降りたのでした。

Chart 3

痛みが消える呼吸法

Master
習得しよう

呼吸を体内に通す 3つのポイント

いよいよ呼吸法の実践です。より高い効果を引き出すため、3つのポイントを押さえましょう。これができれば、「これでよかったのか？」「間違えていないか？」と迷うことなく、深い呼吸が誘導されます。

1 *Point* 酸素が体内を通過するイメージを強くもつ

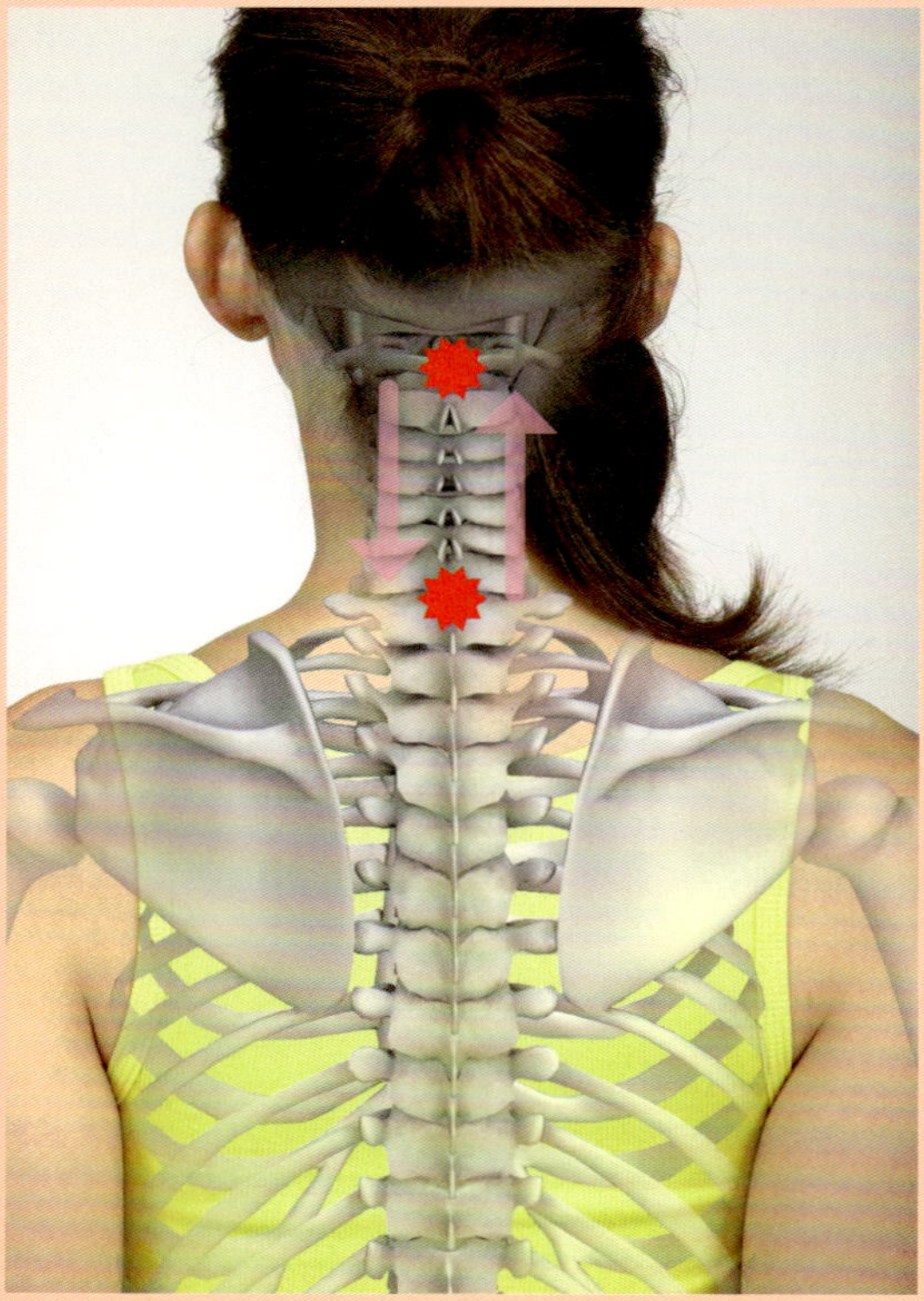

「頸椎《けいつい》７番に呼吸を通す」などの表現が出てきますが、実際にそこへ空気を通せというわけではありません。そのイメージを強く思い描いて呼吸してください。耳を澄ませる、指先へ集中して微妙な感覚を得る…と同様、特定部位へ意識を集中させることで、力が集まり酸素が送られ、回復へと向かいます。

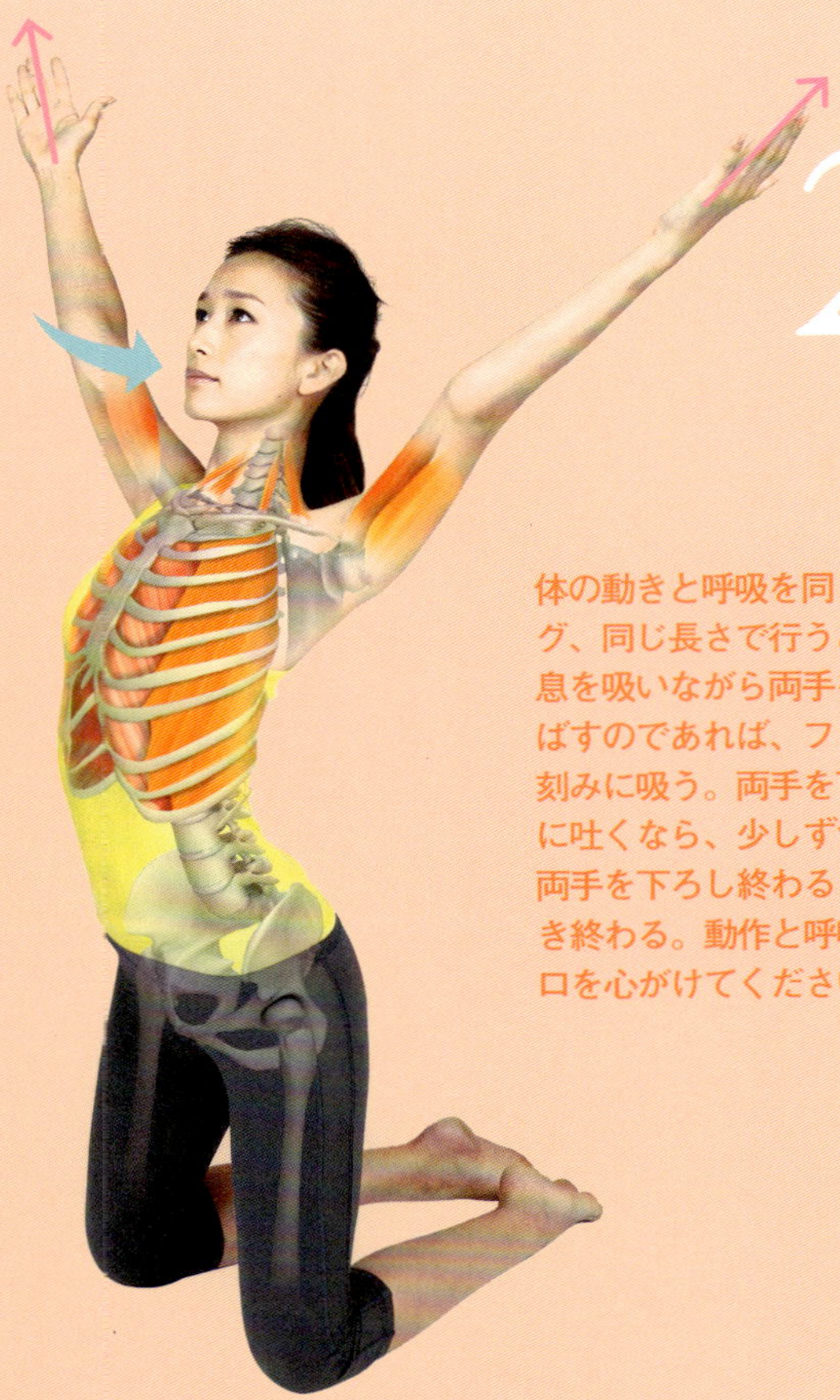

Point 2 体の動きに合わせて「吸う」「吐く」を行う

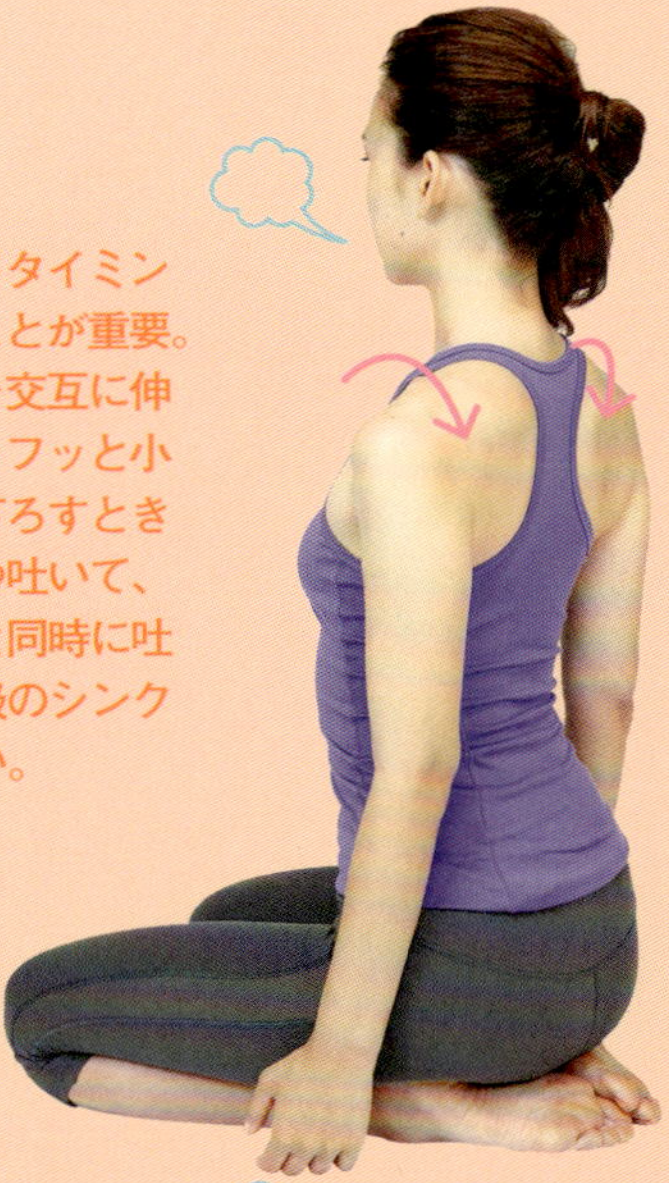

体の動きと呼吸を同じタイミング、同じ長さで行うことが重要。息を吸いながら両手を交互に伸ばすのであれば、フッフッと小刻みに吸う。両手を下ろすときに吐くなら、少しずつ吐いて、両手を下ろし終わると同時に吐き終わる。動作と呼吸のシンクロを心がけてください。

Point 3 息苦しくなるから深い呼吸が誘導される

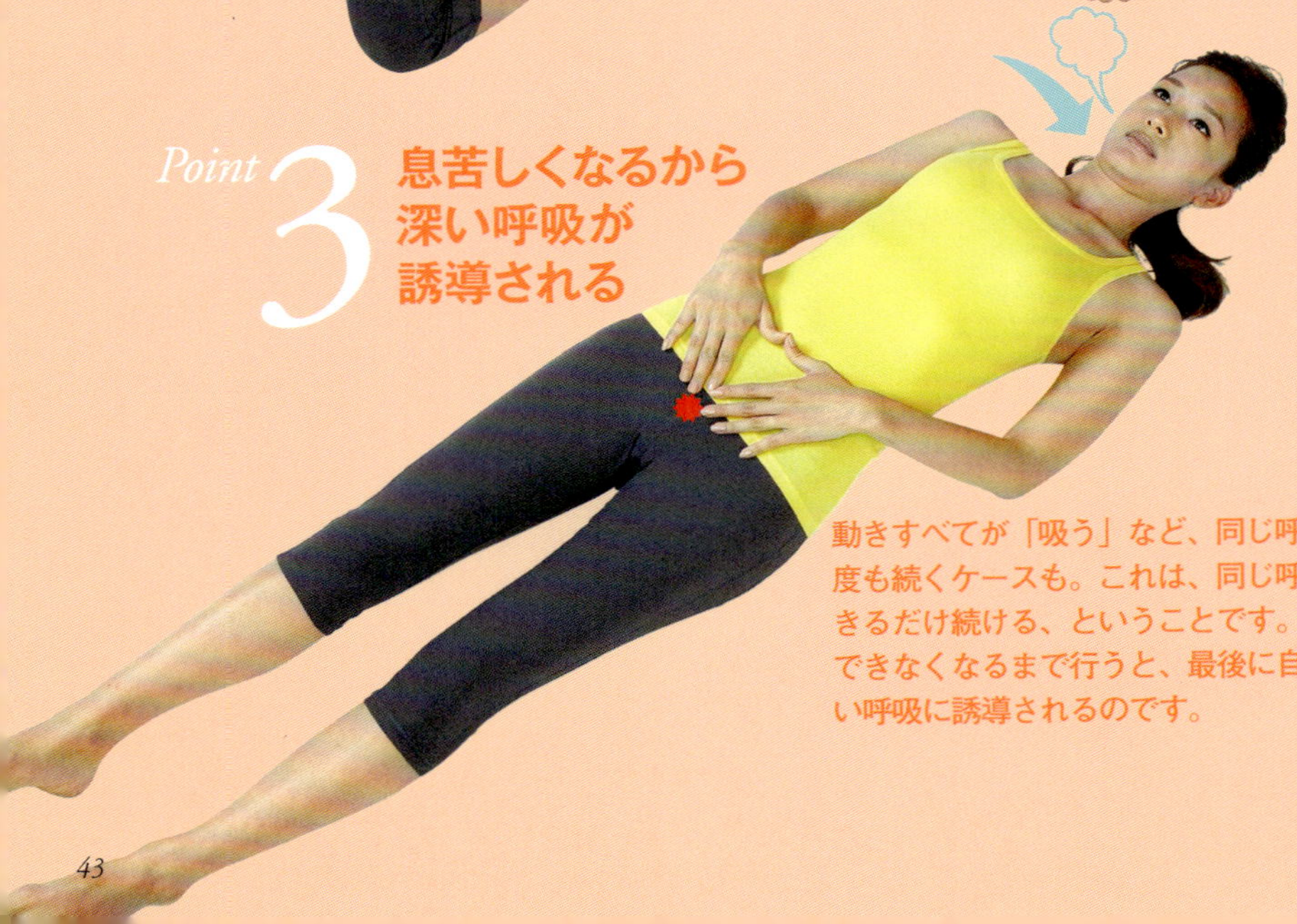

動きすべてが「吸う」など、同じ呼吸が何度も続くケースも。これは、同じ呼吸をできるだけ続ける、ということです。ガマンできなくなるまで行うと、最後に自然と深い呼吸に誘導されるのです。

呼吸筋が衰えると不調の連鎖に陥る！

呼吸には、大小さまざまなたくさんの筋肉が関連しています。そのほとんどが〝不《ふ》随《ずい》意《い》筋《きん》〟と呼ばれる意識的に動かすことができない筋肉で、筋トレなどで鍛えることもできません。そのため一度衰えて硬直すると、体が前屈して呼吸が浅くなり、肺や心臓への負担が増すという負のスパイラルへ落ち込んでしまいます。それを防ぐには、日頃から呼吸を意識し、呼吸筋がきちんと機能することが大切です。本章で紹介する呼吸法では、こうした呼吸筋がいくつも使われています。ポイントには透過図を用い、意識してほしい呼吸筋を表示しているので、イメージを描き、意識して行ってみてください。

吸うときの筋肉

1 胸鎖乳突筋《きょうさにゅうとつきん》
頭蓋骨の下側面から鎖骨、胸骨《きょうこつ》を結ぶ筋肉。吸気を補助する役割がある。

2 前斜《ぜんしゃ》・中斜《ちゅうしゃ》・後斜角筋《こうしゃかくきん》
頸椎《けいつい》と第1、2肋骨《ろっこつ》を結ぶ筋肉。首の屈伸や横に曲げる際に使われ、吸気を補助する。

3 外肋間筋《がいろっかんきん》
肋骨の骨と骨とを結ぶ筋肉。外肋間筋は息を吸う際に、内肋間筋は息を吐く際に使われる。

4 横隔膜《おうかくまく》
胸郭《きょうかく》と腹腔《ふくこう》とのあいだにある大きな筋肉で、呼吸の際の主力となる。

5 上後鋸筋《じょうこうきょきん》
肋骨の上部と頸椎６番～胸椎《きょうつい》２番を結ぶ筋肉。肋骨を挙上する役割を担い、吸気を補助する。

6 外腹斜筋《がいふくしゃきん》
7 内腹斜筋《ないふくしゃきん》
体を横に曲げたり、ひねるときに働く筋肉。正しい姿勢維持にも関連し、呼気を補助する。

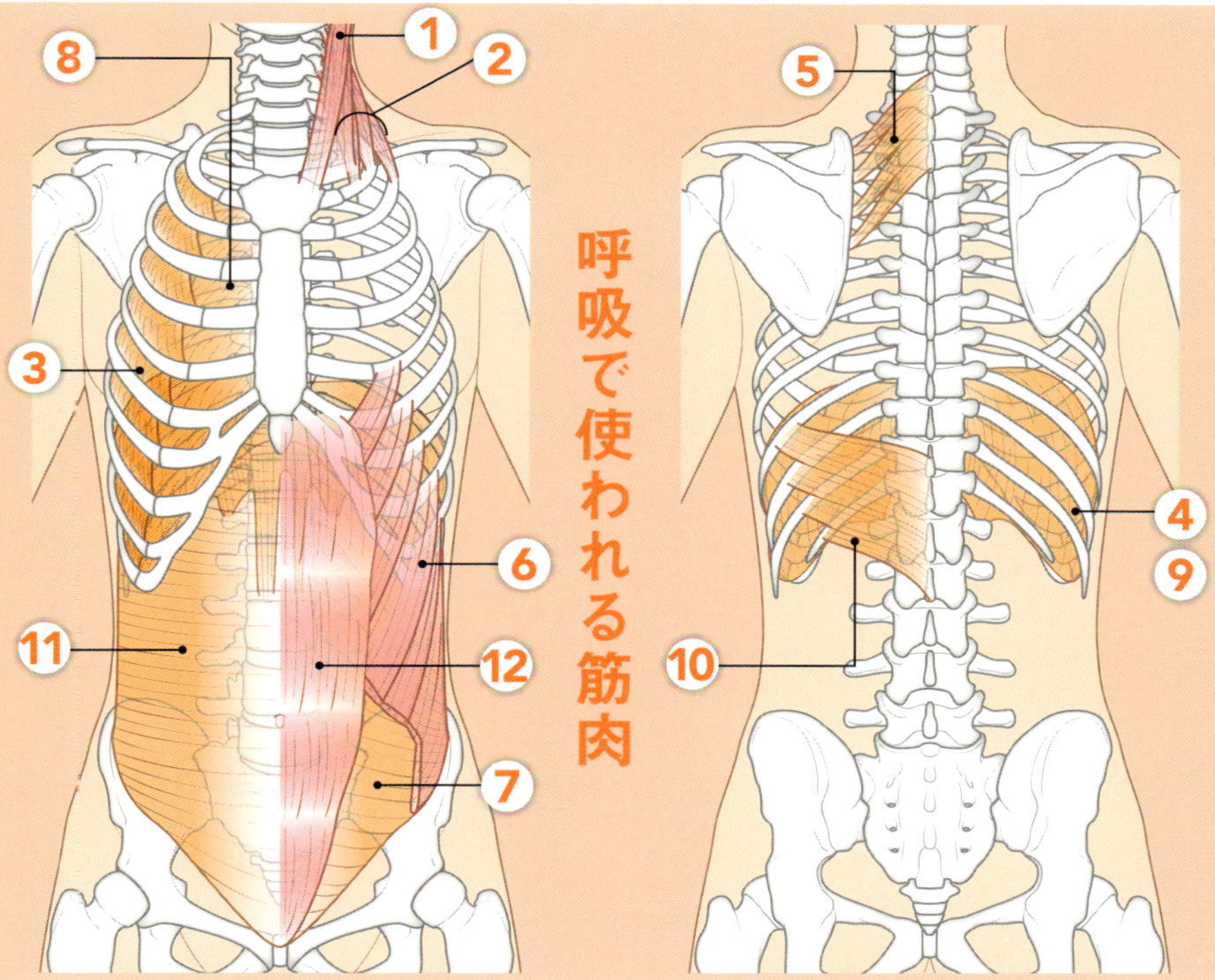

吐くときの筋肉

8 内肋間筋《ないろっかんきん》
肋骨の骨と骨とを結ぶ筋肉。外肋間筋は息を吸う際に、内肋間筋は息を吐く際に使われる。

9 横隔膜
胸郭と腹腔とのあいだにある大きな筋肉で、呼吸の際の主力となる。

10 下後鋸筋《かこうきょきん》
肋骨の下部と胸椎12番～腰椎２番を結ぶ筋肉。息を吐く際に使われる。

11 腹横筋《ふくおうきん》
腹を凹ませる筋肉。横隔膜とは拮抗する筋肉で、呼気を補助する。

12 腹直筋《ふくちょくきん》
体を前屈させる筋肉。息を吐く際に使われるほか、姿勢維持にも貢献している。

頭痛の根本原因を探る

Headache

デスクワークなどの疲労やストレスが主な原因であるケースが多い。

1

首まわりの筋肉が硬直して脳が酸素不足に

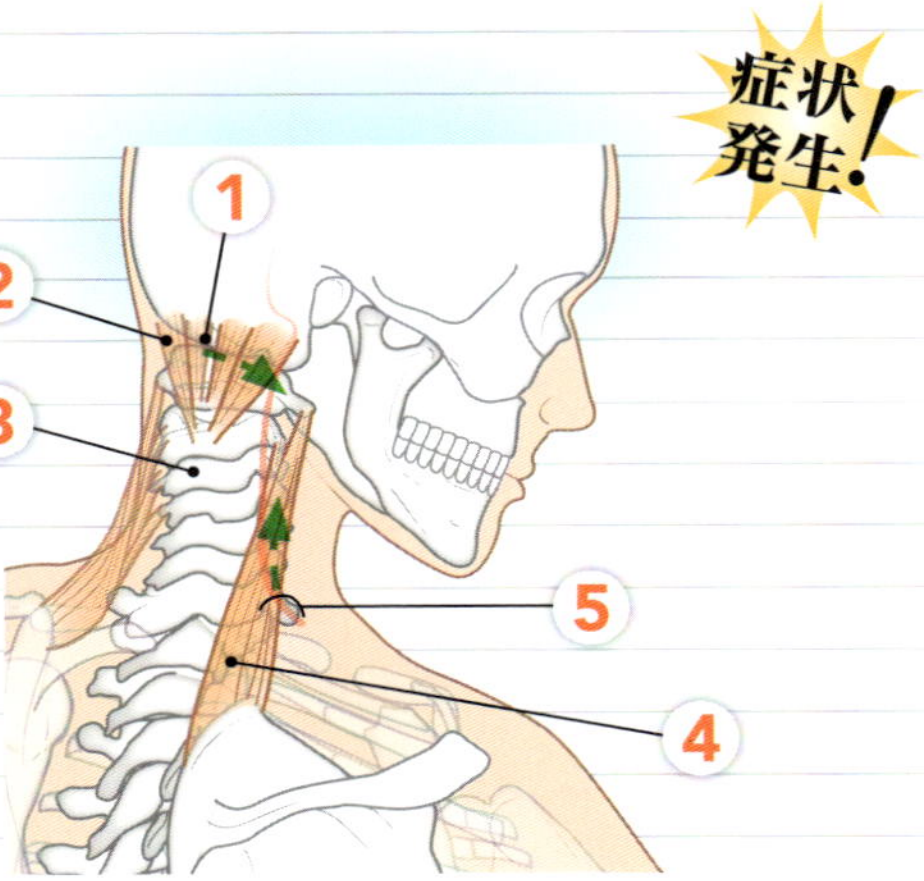

頭痛を訴える人は、盆《ぼん》の窪《くぼ》周辺の筋肉が強く緊張していることが多い。ここには後頭直筋《こうとうちょくきん》（①）や上下頭斜筋《とうしゃきん》（②）などの頭と頸椎《けいつい》（③）をつなぐ筋肉をはじめ、肩甲挙筋《けんこうきょきん》（④）のように肩や背中からの筋肉が集まっており、それぞれが硬直している。そのため、頸椎動脈《けいついどうみゃく》（⑤）をはじめとする血管が圧迫され、脳に酸素不足を生じての頭痛と考えられる。ただし激しいめまいやろれつがまわらなくなるなどの症状を伴う場合は、至急病院へ。

※呼吸力学で示した症状の流れは、あくまで一例です。

2

肩の硬直や弛緩、肩《けん》甲《こう》骨《こつ》の位置がズレている

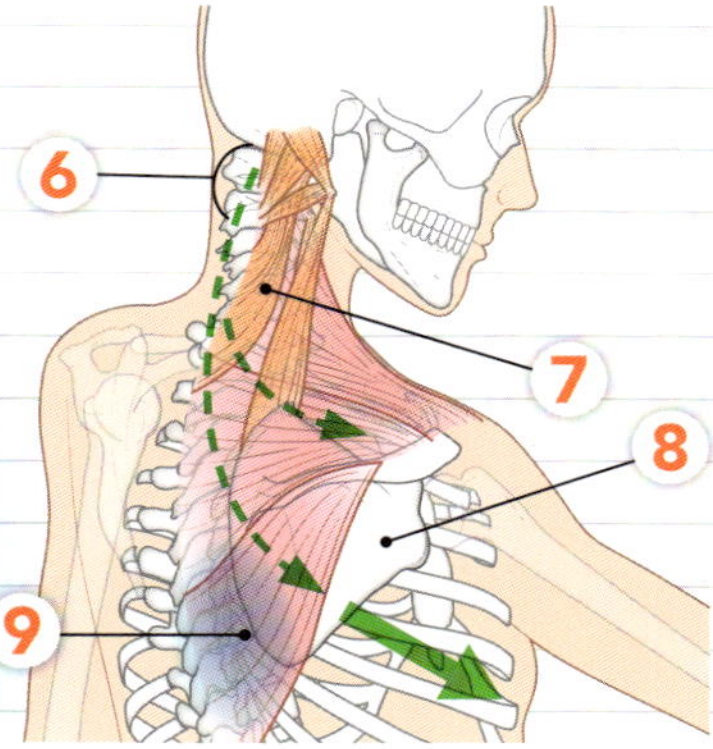

この硬直は、頸椎１番から２番（⑥）の可動性が低下していることが多く、それは頭板状筋《とうばんじょうきん》（⑦）の硬直から起こっている。ここから筋肉の硬直をたどっていくと、肩の硬直はもちろん、肩甲骨（⑧）の位置がズレたり、人によっては肩甲骨下の筋肉（⑨）がズブズブに弛緩している場合がある。また、腕へと硬直が続いている人も多い。

3

パソコンなど、腕や手指の部分的な使いすぎが頭痛を引き起こす

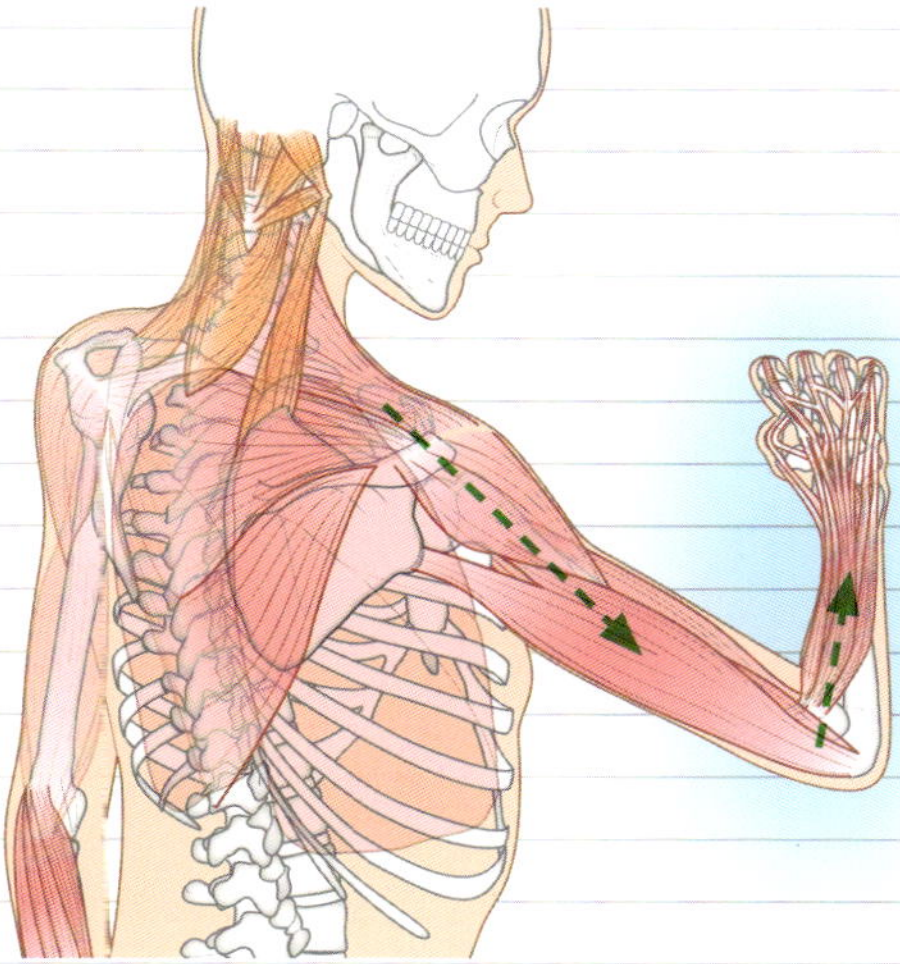

こうした肩や背中の硬直により、前屈姿勢で肺が圧迫されている。ため息（呼気）が多くなるのも、その影響だろう。硬直が腕のほうへたどれる場合、人により上腕や指先など、硬直・弛緩の場所は異なるが、腕や手指の酷使が頭痛の主原因と考えてよいだろう。

「後頭下三角呼吸法」で脳に新鮮な酸素を取り入れよう！ 48ページ

頭痛を和らげる

後《こう》頭《とう》下《か》三角呼吸法

後頭部と体幹とをつなぐ頸椎《けいつい》に意識を集める呼吸法。

首から頭部の硬直をゆるめる

1 首を前に傾ける。このときはリラックス

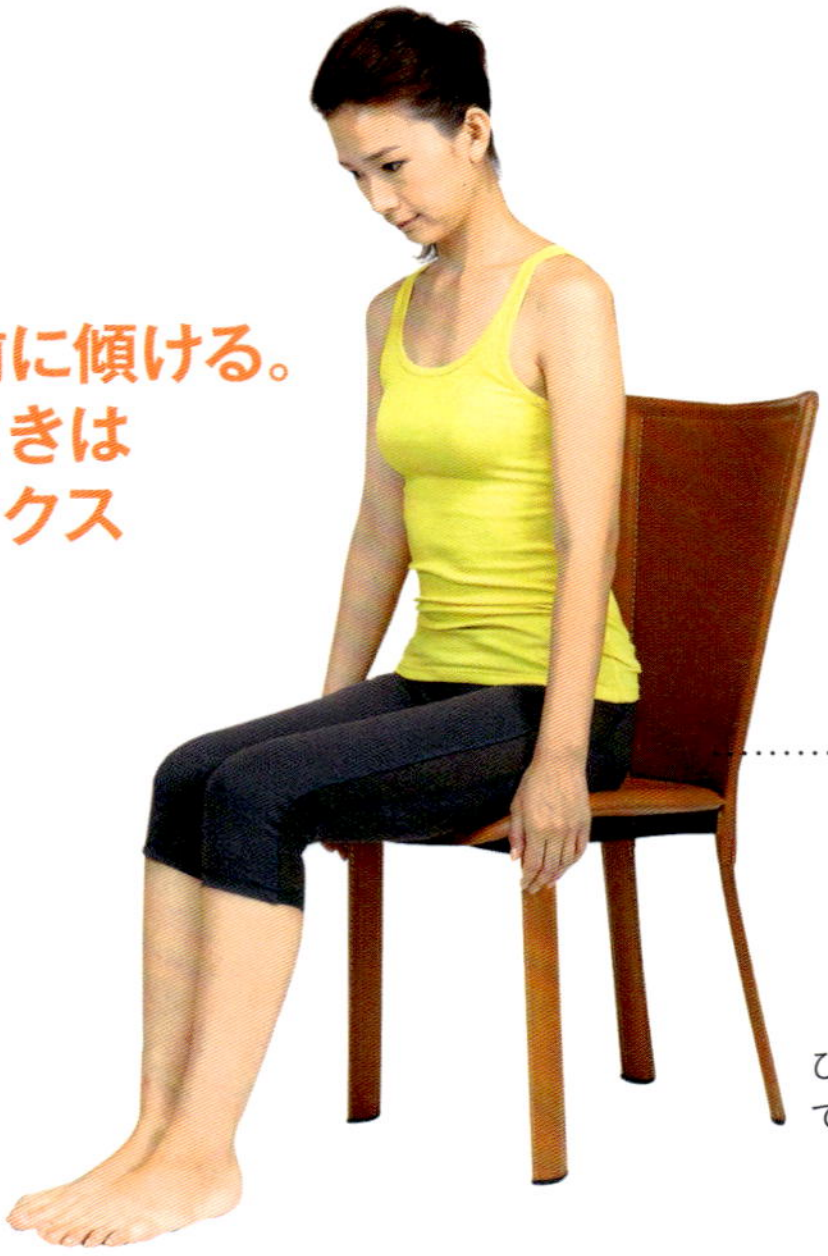

ひざ立ちや立ち姿勢で行ってもよい。

2 首のつけ根から後頭部に向けて息をゆっくりと吸う

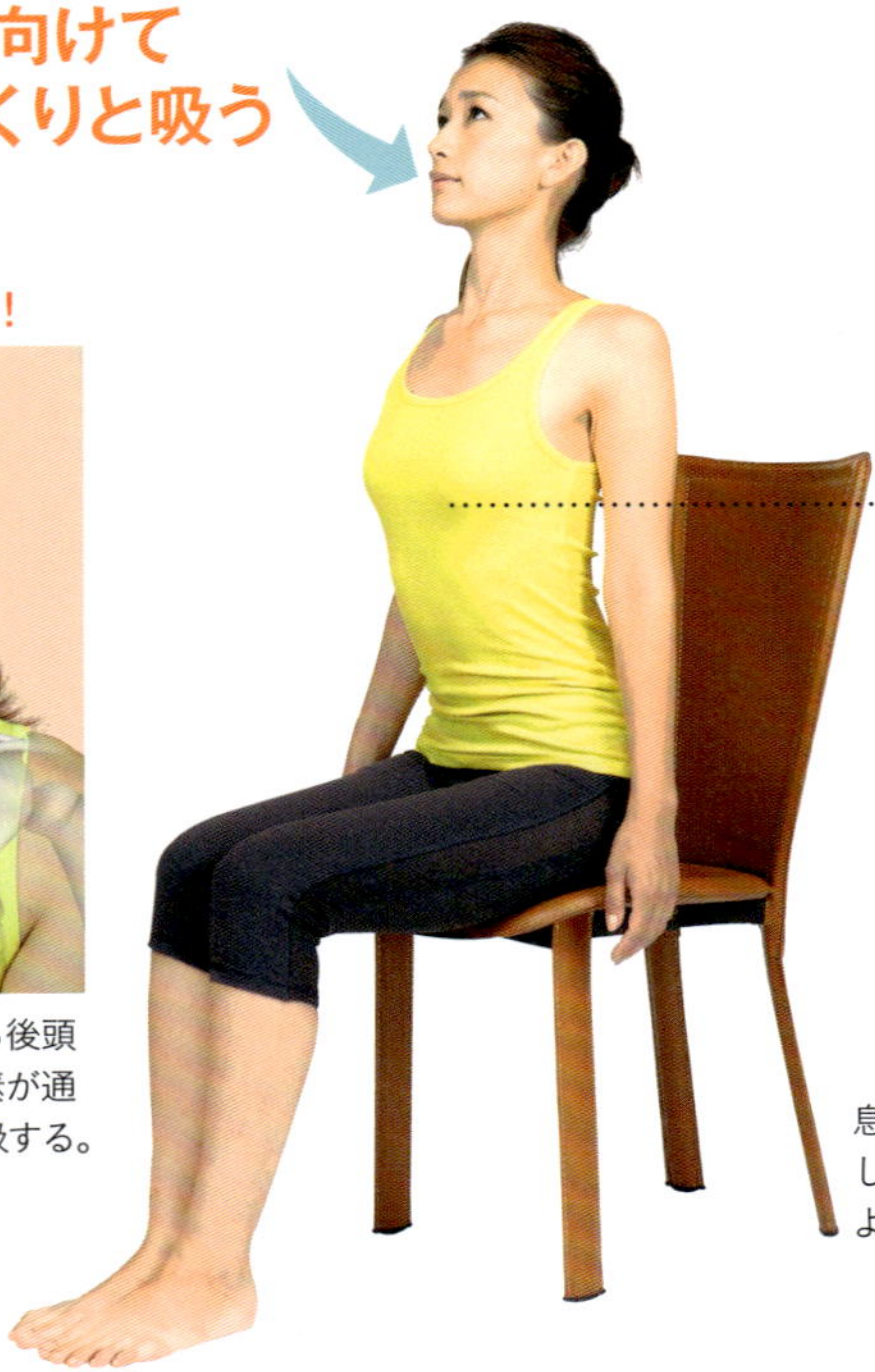

息を吸ったとき、少し胸が真上に上がるように。

Point 呼吸を通すのはココ！

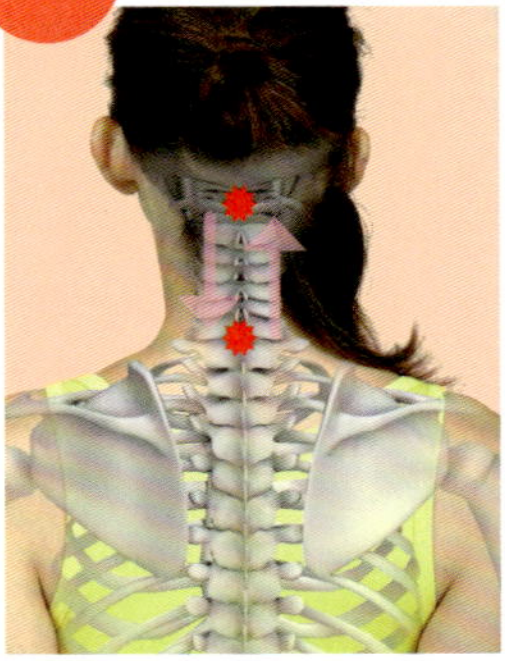

首のつけ根（頸椎7番）から後頭部（頸椎1番）に向けて酸素が通るように意識しながら呼吸する。

イメージが途中で途切れる場合は、そこが一番硬直している場所。何度も呼吸を繰り返すうちに、スムーズに行えるようになる。

3

後頭部から首のつけ根に向けて息をゆっくりと吐いていく

姿勢は **2** の状態をキープしたままで。

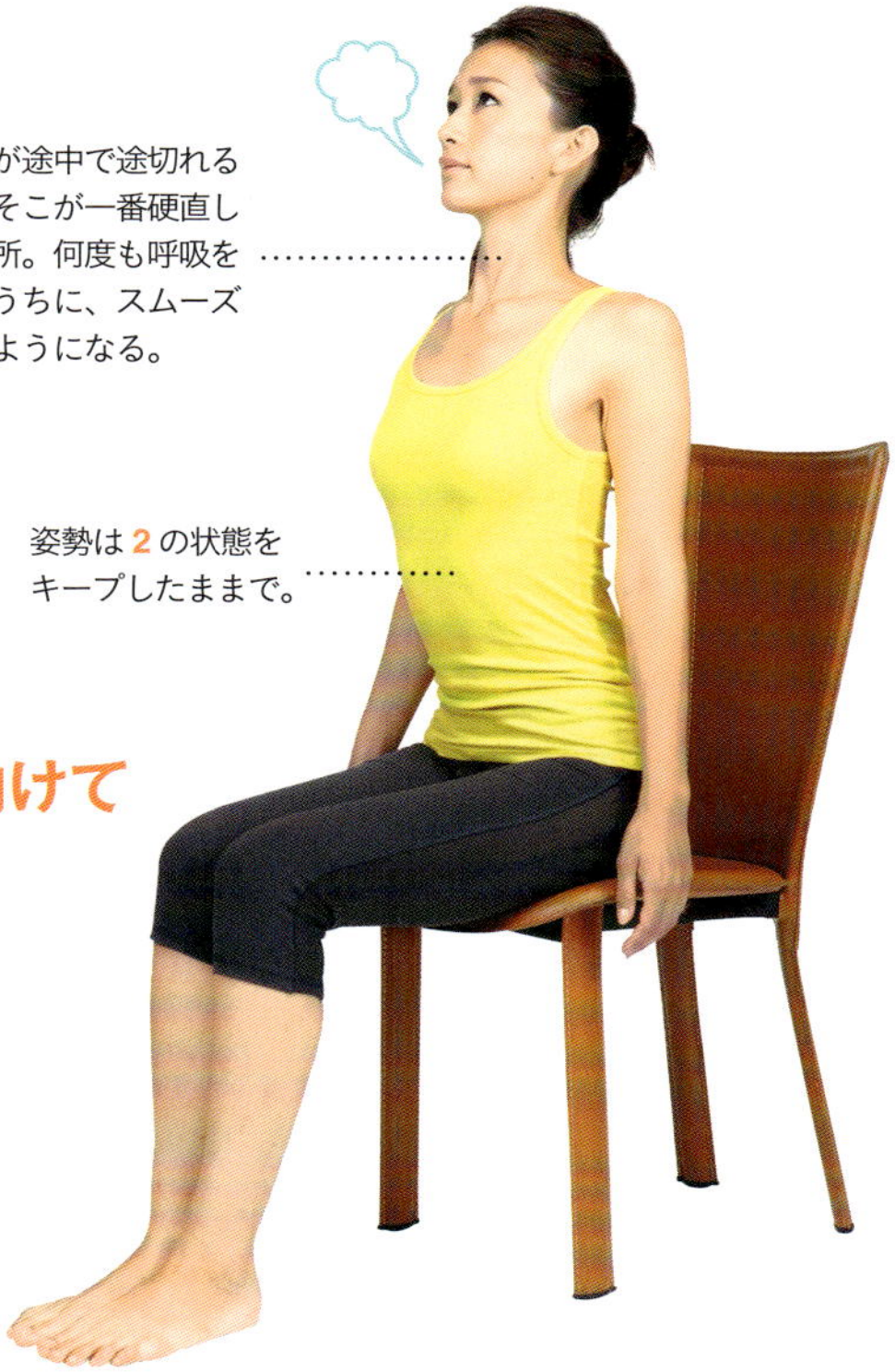

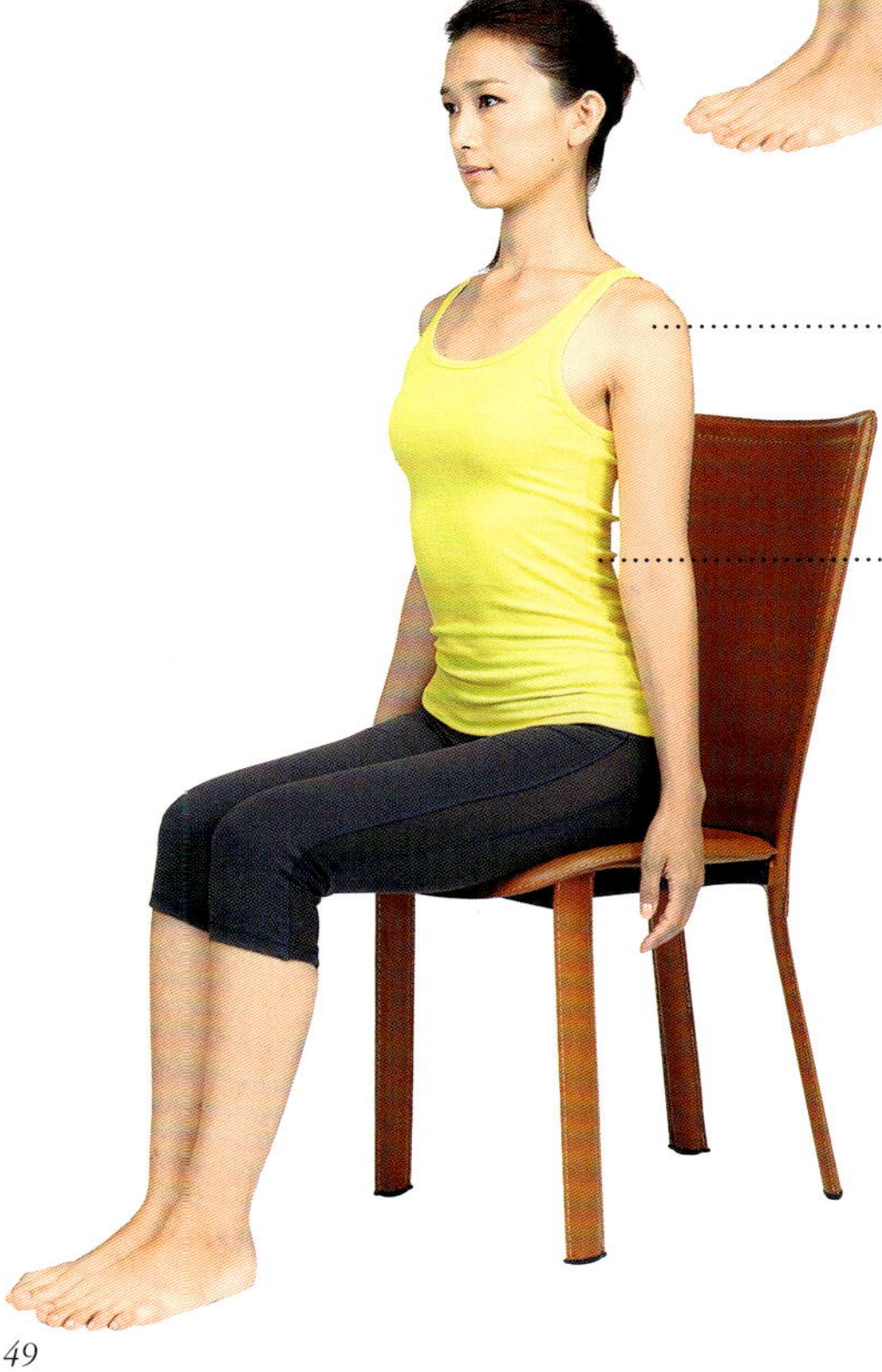

肩を前に出さない！

背中を丸めない！

4

2から3を数回繰り返して顔を元に戻して終了

肩こりの根本原因を探る

Stiff shoulders

頭痛の前段階として起こる肩こり。
実は意外なところからの影響が。

1

肩まわりの硬直で呼吸力が低下し集中力も落ちる！

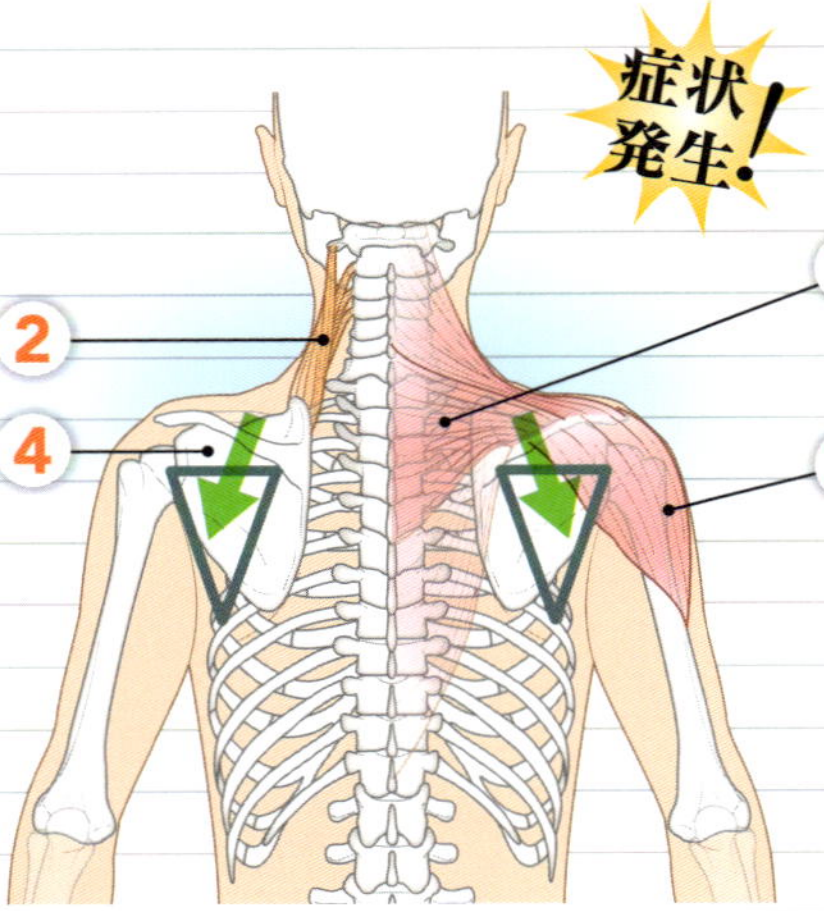

肩こりの周辺の筋肉は、僧帽筋《そうぼうきん》（①）上部や肩甲挙筋《けんこうきょきん》（②）に加え、三角筋（③）の一部。これらが硬直することで血行が悪くなり、どんどん悪化していく。また硬直の影響で肩甲骨《けんこうこつ》（④）の位置がズレて、固定されてしまうことが多い。そのため、呼吸が制限されてため息が多くなり、息苦しくて集中力も散漫になる。

2

食べすぎからも肩こりを発生してしまう

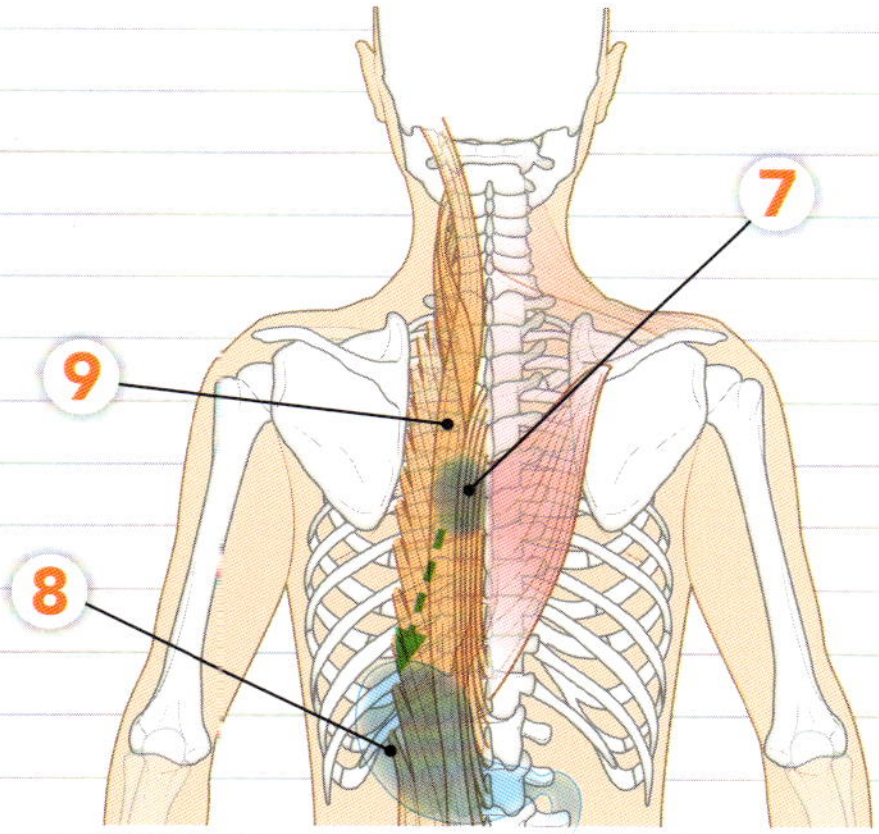

腕の疲れが原因でない人の場合、食べすぎからの影響で胸椎《きょうつい》6番7番の左脇（⑦）、指2本分離れたあたりがガチガチに固まっている人がいる。これは胃（⑧）の疲労が神経沿いに伝わって表面化している。そのため周辺の可動性が落ち、脊柱起立筋群《せきちゅうきりつきんぐん》（⑨）や僧帽筋などが硬直して胸椎を引っぱっている。それが筋肉への負荷のアンバランスを生み出し、肩こりとなる。

腕の使いすぎを肩の筋肉がフォロー。この原因の人が多い

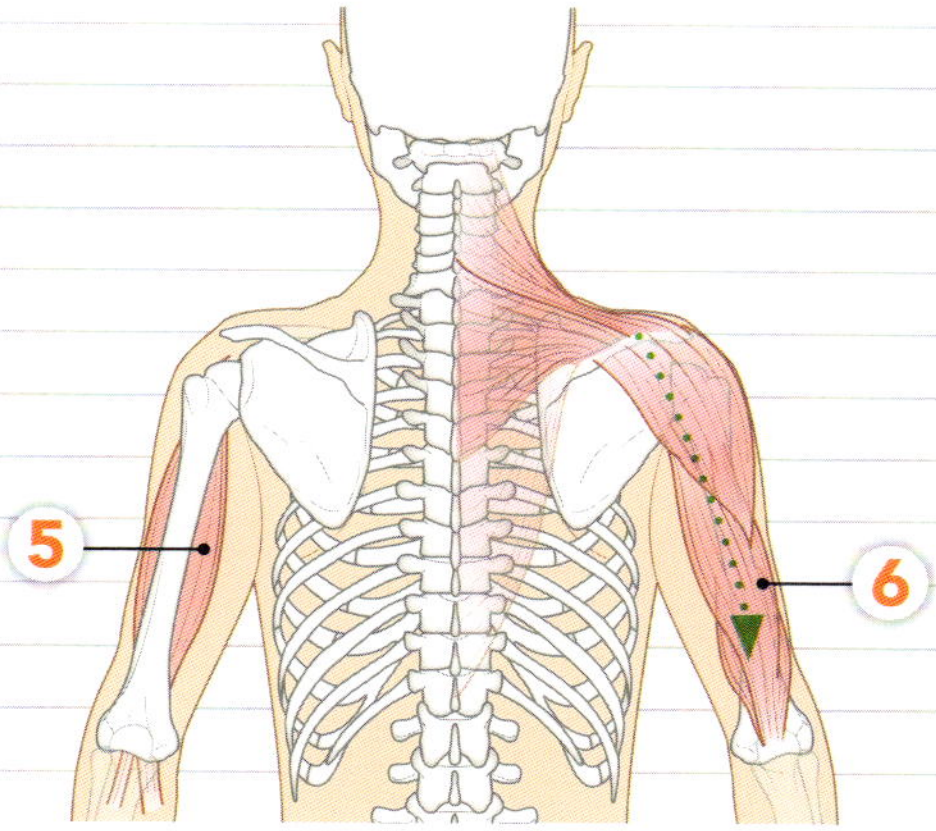

肩周辺の筋肉を探ると、三角筋から上腕二頭筋《じょうわんにとうきん》（⑤）や上腕三頭筋（⑥）へと硬直をたどれる場合がある。これはデスクワークや家事などで疲労した腕の筋肉を、肩まわりの筋肉がフォローしているためで、人によってはさらに指先方向へとたどれる。まずは腕の疲労を取り除くことが回復へとつながる。

「胸鎖関節をゆるめる呼吸法」で肩や肩甲骨の動きに重要な鎖骨をゆるめよう！ 52ページ

肩こり
を和らげる

胸鎖《きょうさ》関節を
ゆるめる呼吸法

鎖骨と胸の中央にある胸骨、その接続部に意識を集める呼吸法。

Shoulders

胸鎖関節をゆるめて
前屈姿勢や巻き肩を緩和

1 背すじを伸ばしてひざ立ちになる

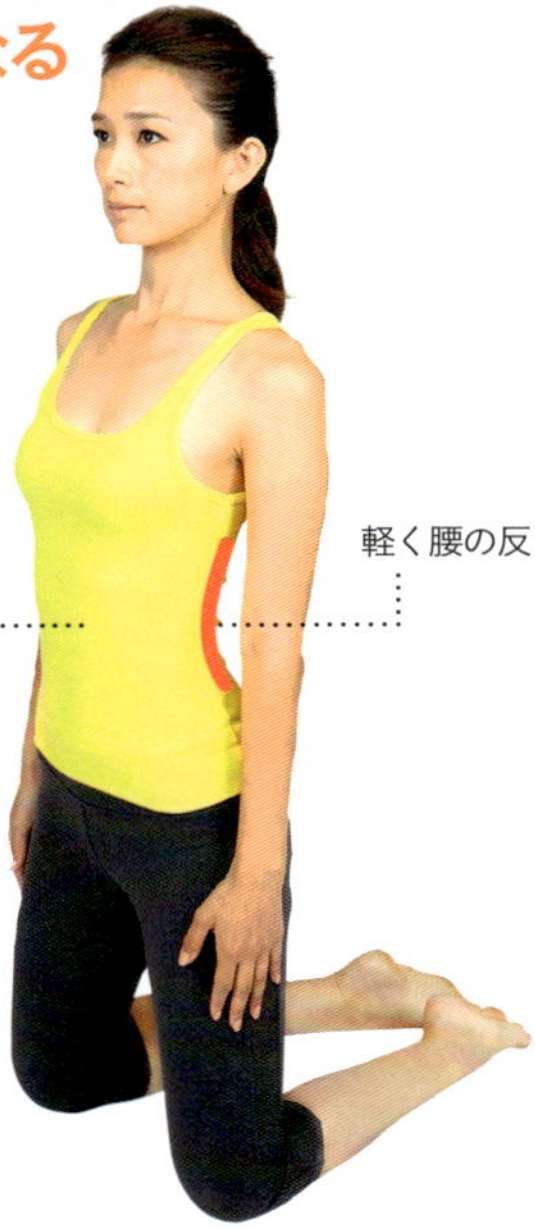

体幹は前後左右へ傾かないよう、できるだけまっすぐに。

軽く腰の反りを作る。

2 息を吸いながら体の正面を通るようにラクに両手を上げる

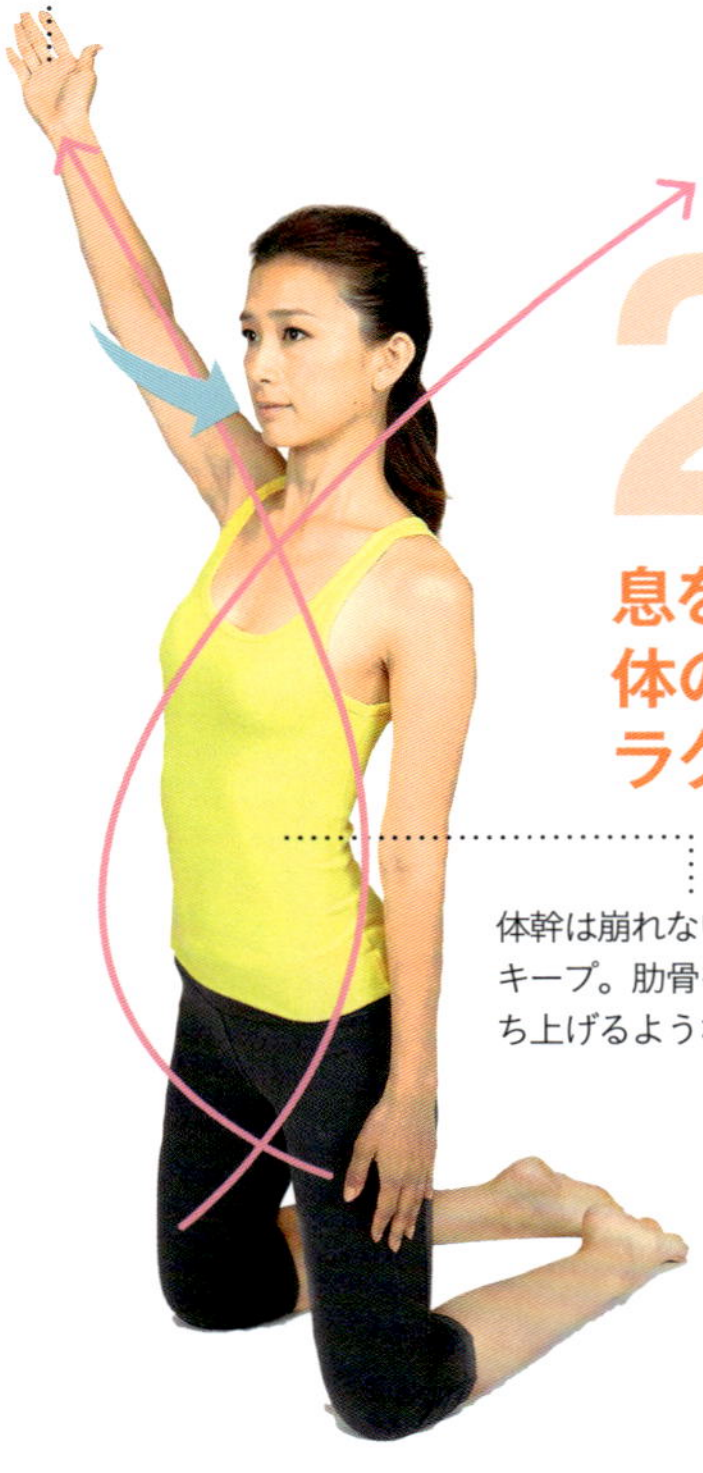

手は斜め上方向で、手のひらは正面に。

体幹は崩れないようまっすぐにキープ。肋骨を下からグッと持ち上げるようなイメージで。

3 左右の手を小さくゆっくり動かしながら息を吸う

数回繰り返す

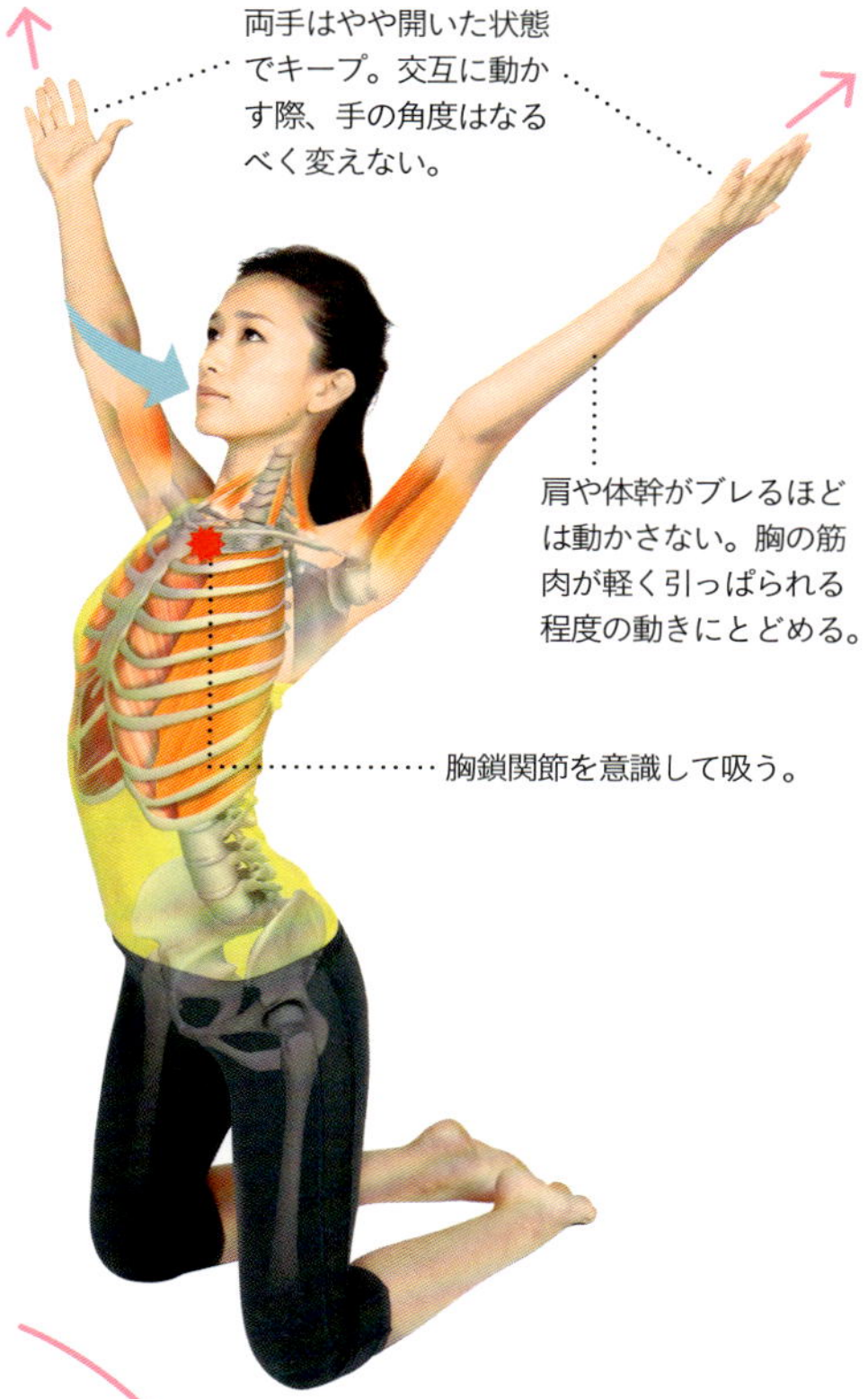
両手はやや開いた状態でキープ。交互に動かす際、手の角度はなるべく変えない。
肩や体幹がブレるほどは動かさない。胸の筋肉が軽く引っぱられる程度の動きにとどめる。
胸鎖関節を意識して吸う。

4 両手を下ろしきったところでゆっくりと息を吐いて終了

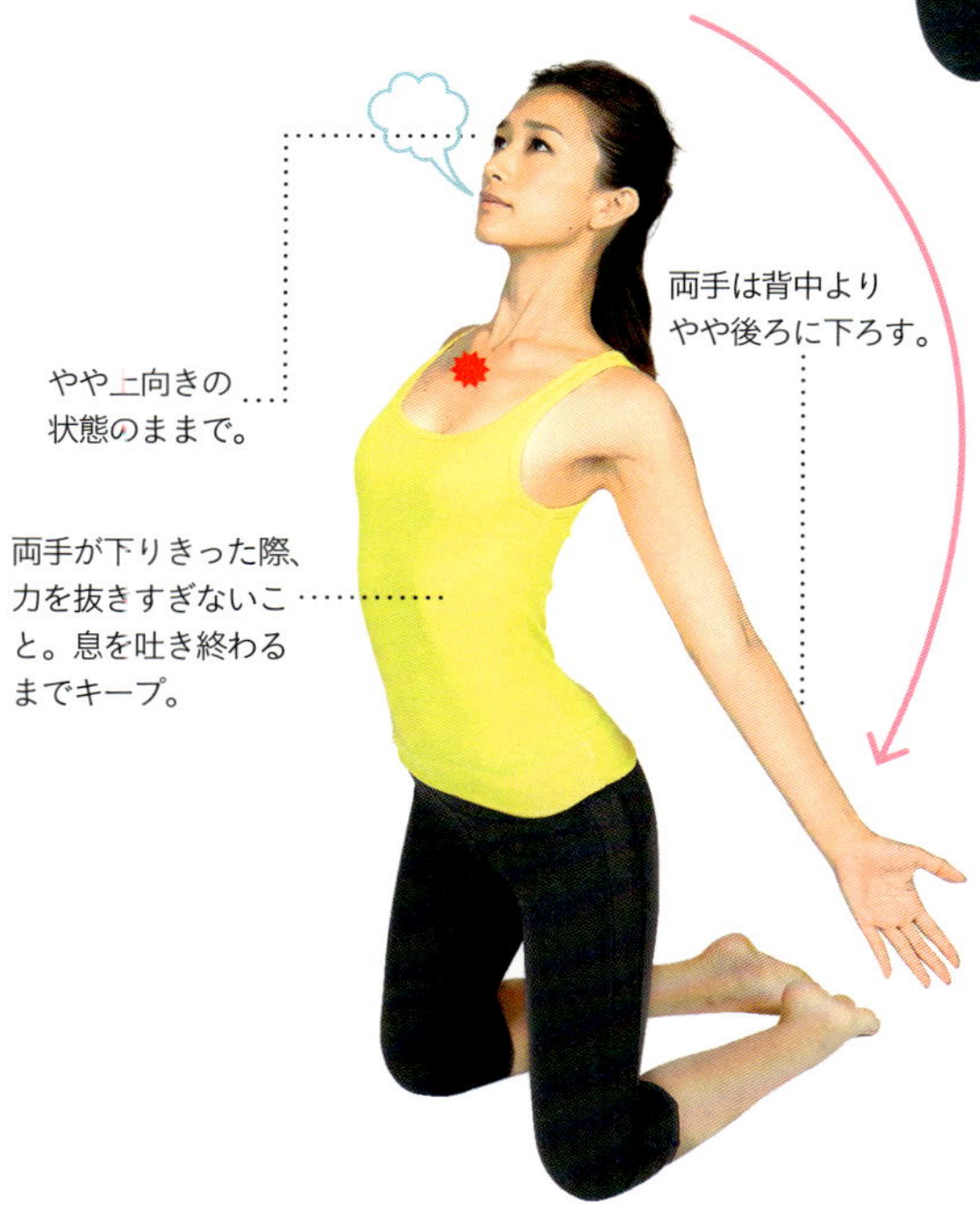
やや上向きの状態のままで。
両手は背中よりやや後ろに下ろす。
両手が下りきった際、力を抜きすぎないこと。息を吐き終わるまでキープ。

慢性腰痛の根本原因を探る

腰の構造は複雑で、かつ体重のほとんどを支えるため、重要な部位である。

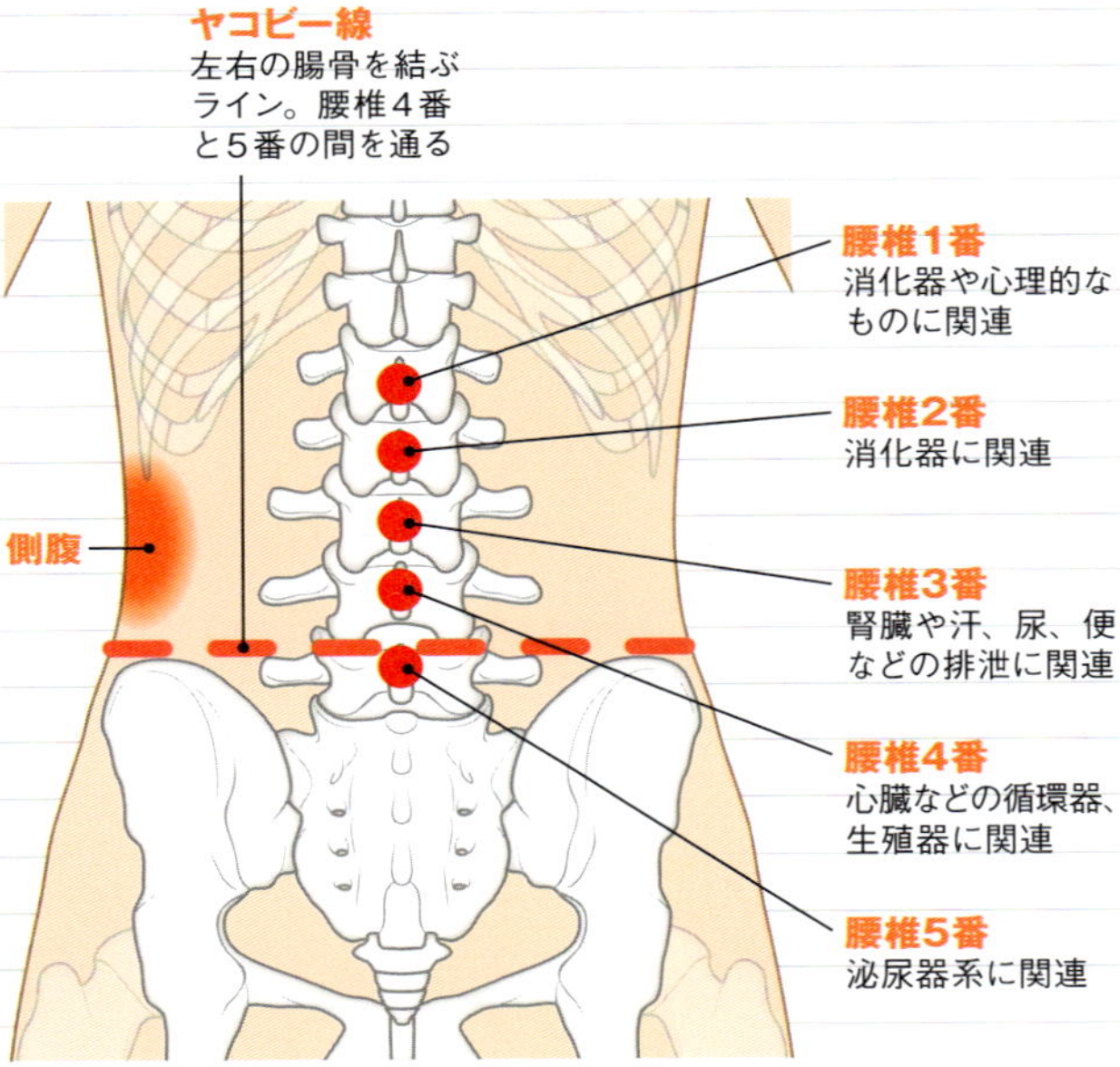
ヤコビー線
左右の腸骨を結ぶライン。腰椎4番と5番の間を通る
腰椎1番
消化器や心理的なものに関連
腰椎2番
消化器に関連
側腹
腰椎3番
腎臓や汗、尿、便などの排泄に関連
腰椎4番
心臓などの循環器、生殖器に関連
腰椎5番
泌尿器系に関連

腰椎《ようつい》は1番から5番まであり、弓なりに反っています。これが体重や運動による衝撃を吸収します。しかし、仕事や家事などによる酷使、悪い姿勢の日常化、疲労、内臓疾患《しっかん》などでこの反りがなくなると衝撃を吸収できず、腰痛の危険性が格段に増えてしまうのです。他の原因もありますが、本ページでは腰椎が痛みの発生源であるケースを取り上げます。

腰椎２番の場合

疲労部位をカバーしようとして体がアンバランスに！

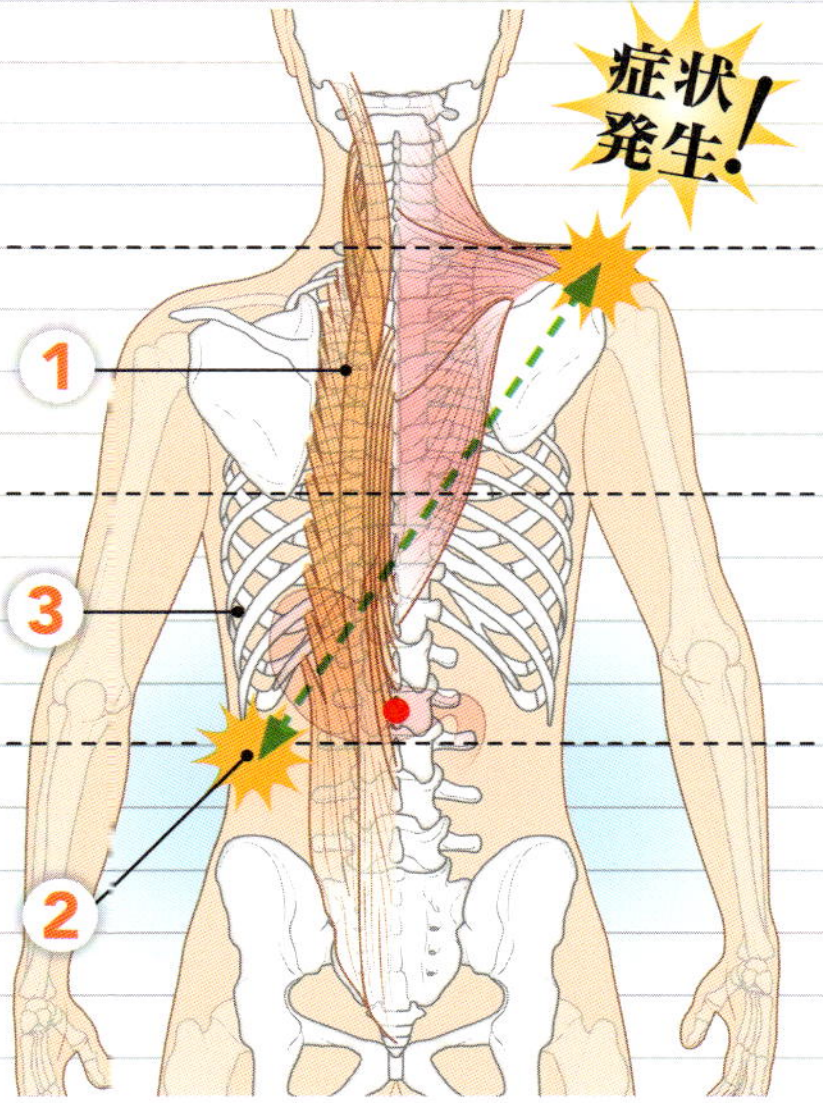

体を傾けるなどの動きで腰が痛むケース。左右の動きで痛いことから、腰椎２番を中心に脊柱起立筋群(①)の硬直がひどくなる。全体を見ると、左右でのアンバランスさに気づく。たとえば、左の側腹《そくふく》（②）が硬直し、それをカバーしようと右肩で引っぱる形になっている。このアンバランスの原因は肋間《ろっかん》（③）が落ちて硬直しているなら、胃の負担から側腹が硬直しているため。

腰椎１番の場合

精神的なストレスが主な原因！

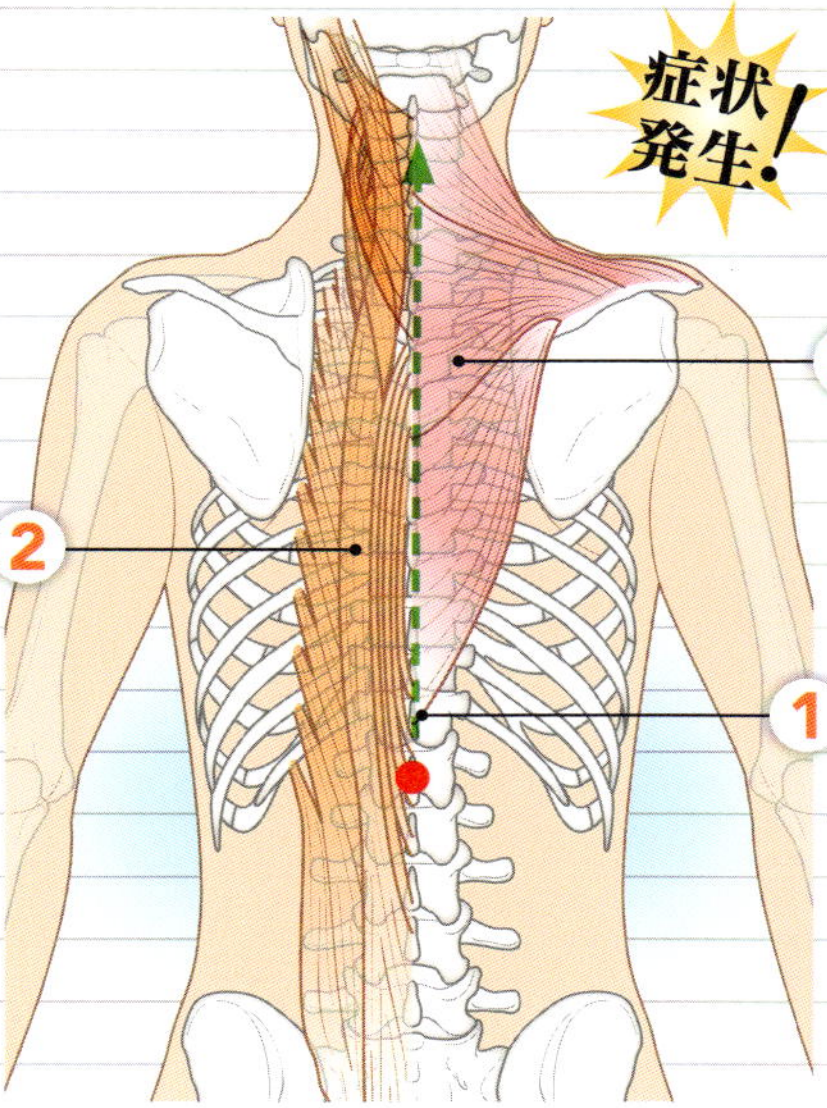

立ち上がるなど、前後や上下の動きをするときに痛むケース。腰椎１番周辺の硬直を探ると、すぐ上の胸椎《きょうつい》12番（①）から上へたどれるケースがある。たどる際には背骨だけでなく、脊柱起《せきちゅうき》立筋群《りつきんぐん》（②）や胸椎12番についている僧帽筋《そうぼうきん》（③）などを利用する。硬直がずっと上までいき、僧帽筋上部や盆の窪あたりに強く出ている場合は、精神的なストレスが根本原因のひとつと考えられる。

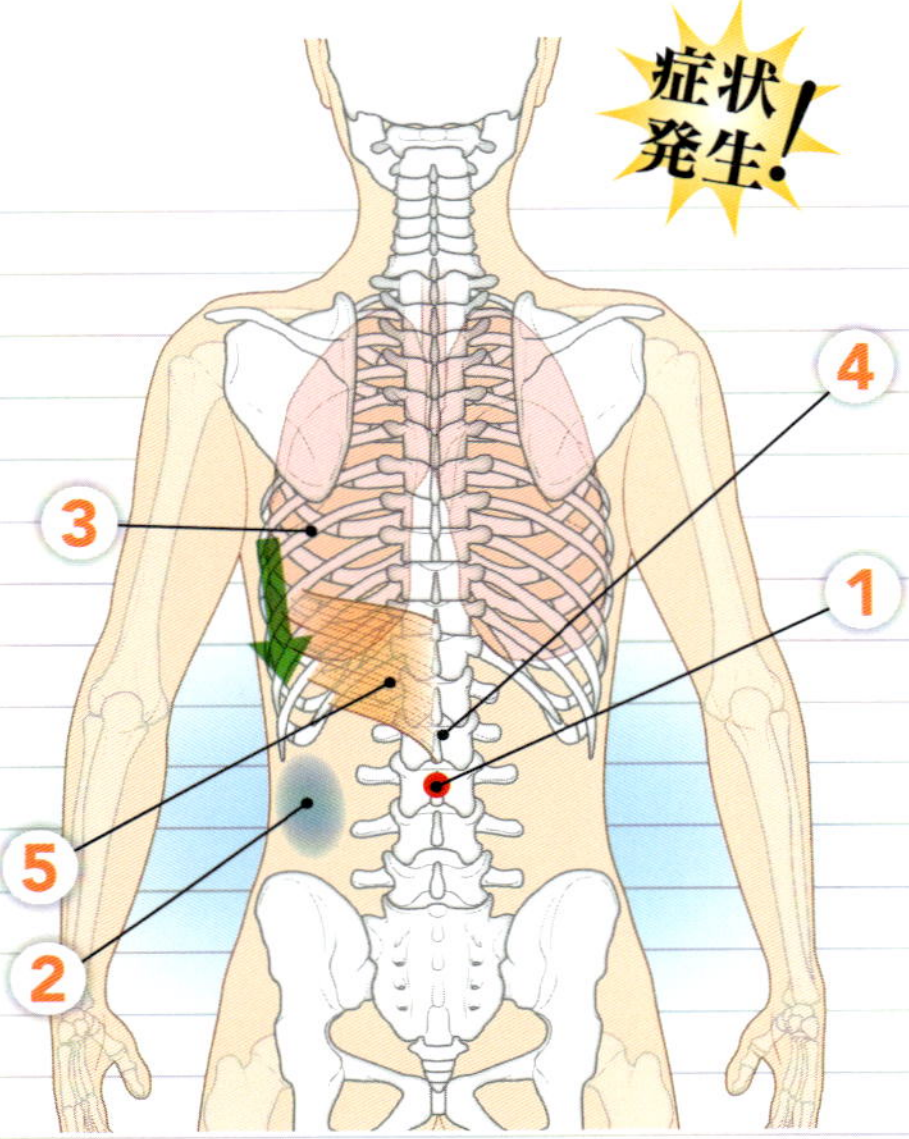

腰《よう》椎《つい》3番の場合

下《か》後《こう》鋸《きょ》筋《きん》の硬直で
肋《ろっ》骨《こつ》が下がり
体がねじれる

体をひねる際に痛むケースでは、腰椎3番（①）の硬直のほか、ねじる働きをする側腹（②）も硬直。前屈姿勢が続き、肋骨（③）が下がった影響である。腰椎2番（④）の下がりが3番に影響を及ぼす場合も。前屈から肋骨が下がり、呼吸が制限されて呼気に関する下後鋸筋（⑤）が硬直を起こしたことが腰椎へ伝わったのである。

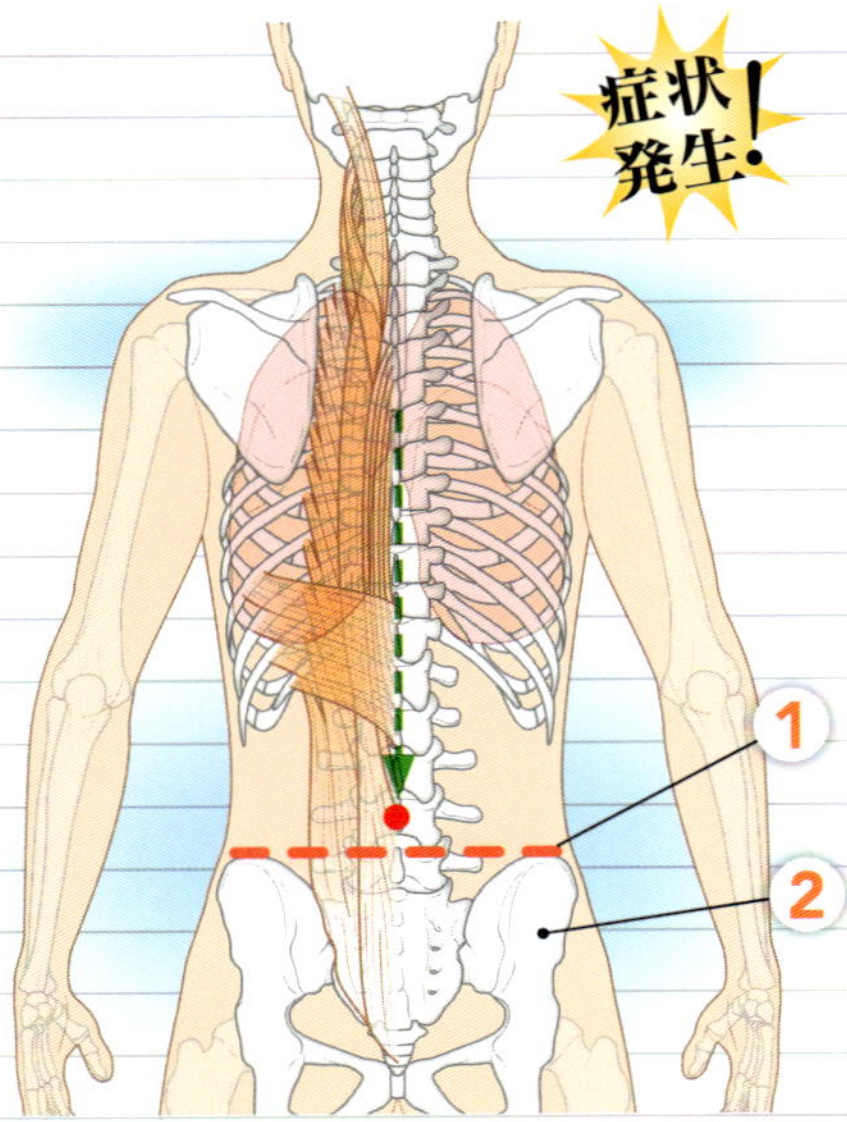

腰椎4番の場合

ヤコビー線周辺の
筋肉が硬直して
腰痛を招いている！

腰椎2番と同様、左右の動きの軸となる場所だが、腰椎4番と5番の間を通るヤコビー線（①）が骨盤の後傾などにより下がるケースが多い。その場合、出産後や生理時に骨盤（②）の開閉がうまくできず、ヤコビー線周辺の筋肉が硬直したことが影響している。また、背骨に沿って硬直がある場合は、前屈姿勢が続いて上体を支えきれず、腰が落ち、4番への負荷が増した可能性もある。

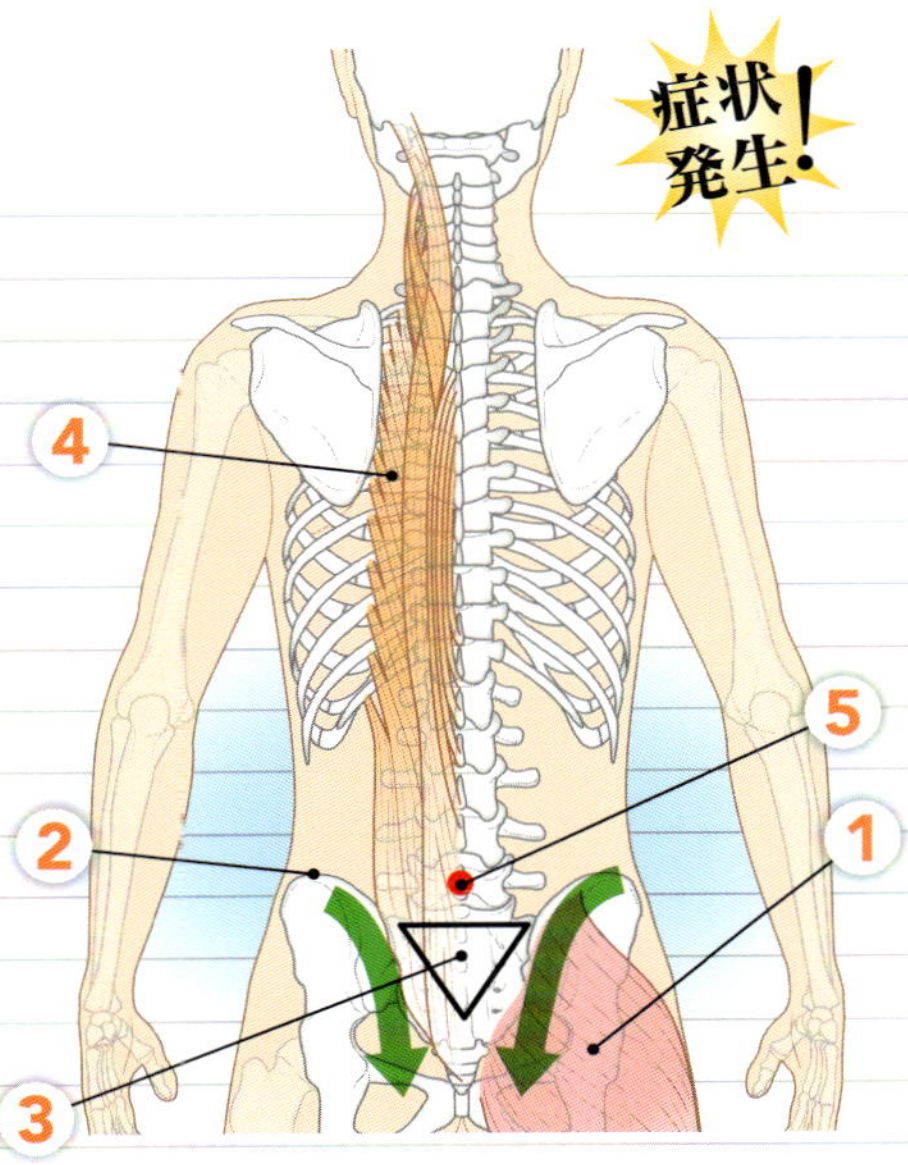

腰椎５番の場合

加齢や疲労により
筋肉が薄くなって
骨盤が後傾する

前後の動きの軸になる場所で、年配者が故障しやすい部位。理想的な体型は大臀《だいでん》筋《きん》（①）に張りがあり、左右の腸骨《ちょうこつ》（②）と蒙古斑《もうこはん》のあったあたりに三角形が描ける状態（腰の三角点③）だが、尻の筋肉と脊柱起立筋群（④）をはじめとする背中の筋肉が疲労して、のっぺりとした状態になっている。そのため、骨盤が後傾し、腰椎５番（⑤）へと負荷が集中して腰痛に。尿もれなど泌尿器《ひにょうき》異常やかかとへ重心がかかった状態を併発するケースも。

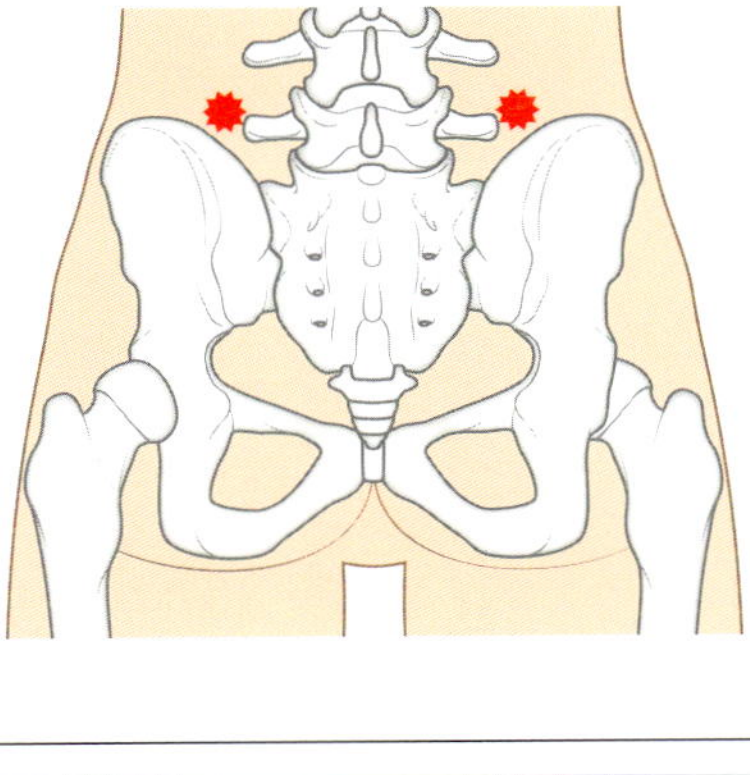

腰にある呼吸器活点《かってん》を触ってみよう

腰には呼吸器の状態を判断できる急所「呼吸器活点」があります。場所はイラストの通り、腸骨の縁の一番高いところから少し背骨側へ移ったあたり。そこに、ちょうど指がはまる場所があります。そこを外側から内側へ指を軽く滑らせてみてください（急所なので強く押してはいけません）。柔らかい状態であれば、呼吸器は正常。ガチガチであれば肺はかなり弱っています。姿勢や呼吸に留意して生活することが肝心です。

「椎骨体操による呼吸法」で動きの悪い骨をゆるめよう！ 60ページ

ひざ痛 の根本原因を探る

: fundamental factor

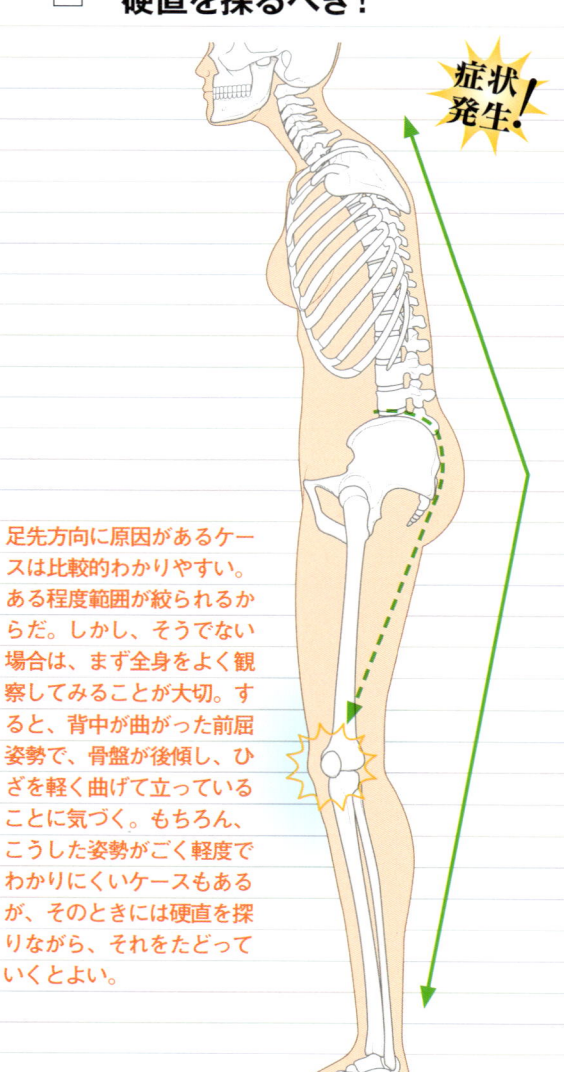

1 背中が丸まり ひざも曲がっている姿勢なら 硬直を探るべき！

ひざは、体重や運動の衝撃を受け止める重要な部位。そのため腰との関連が深く、根本原因を見定めない限り再発の可能性は高い。

症状発生！

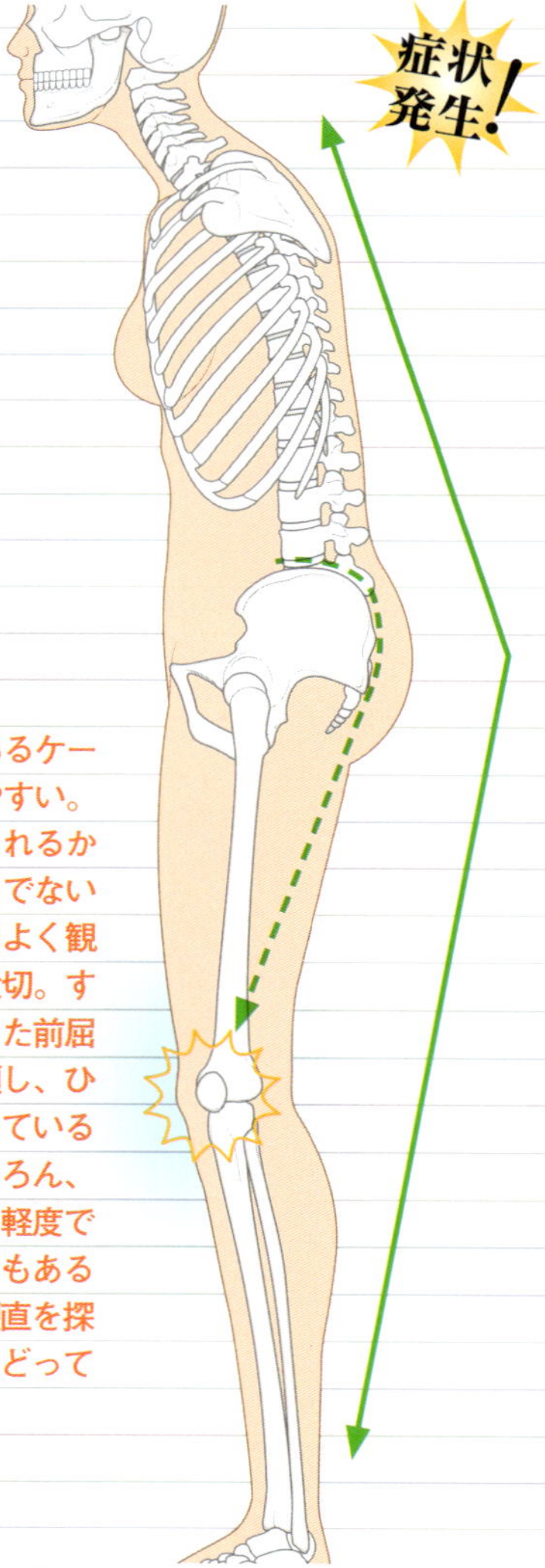

足先方向に原因があるケースは比較的わかりやすい。ある程度範囲が絞られるからだ。しかし、そうでない場合は、まず全身をよく観察してみることが大切。すると、背中が曲がった前屈姿勢で、骨盤が後傾し、ひざを軽く曲げて立っていることに気づく。もちろん、こうした姿勢がごく軽度でわかりにくいケースもあるが、そのときには硬直を探りながら、それをたどっていくとよい。

2 太ももの筋肉の硬直をたどると骨盤の後傾《こうけい》が判明

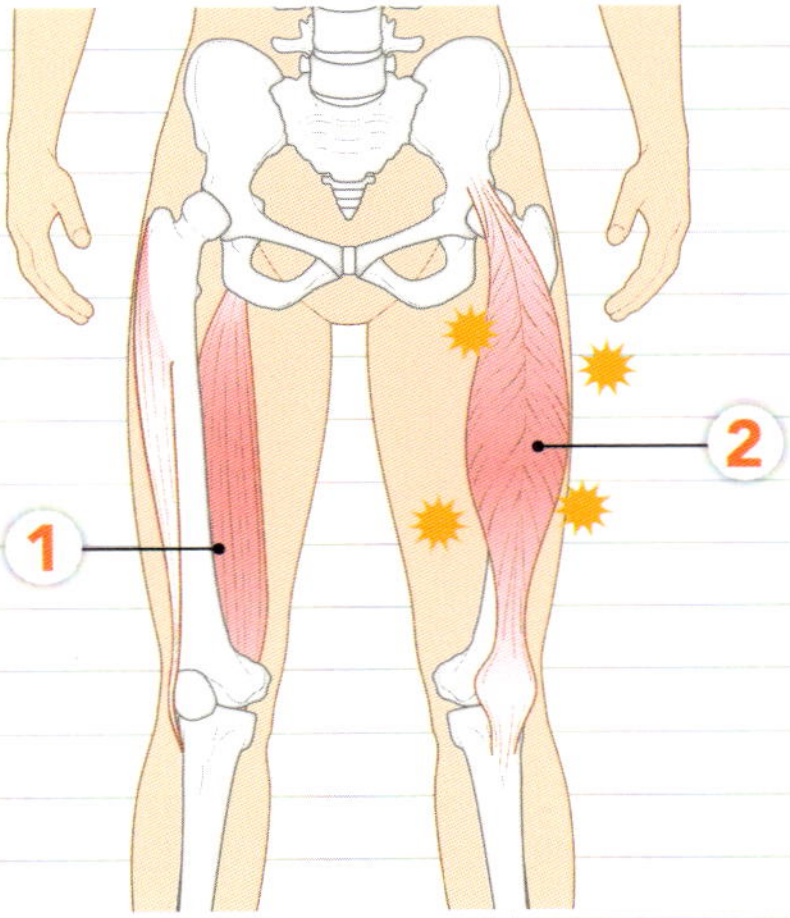

ひざの周辺を探ってみると、ひざの内側にある半膜様筋《はんまくようきん》（①）などの筋肉から大腿直筋《だいたいちょくきん》（②）にかけて強く緊張していることがわかる。これらは腰（骨盤）についている筋肉なので、それに沿って腰方向へたどってみると、骨盤の後傾だとわかる。そのために重心が腰からひざ、足首へとまっすぐに抜けず、ひざに大きな負担がかかっているのである。

3 肺機能の低下や胃や生殖器、泌尿器《ひにょうき》などの内臓が影響している場合も

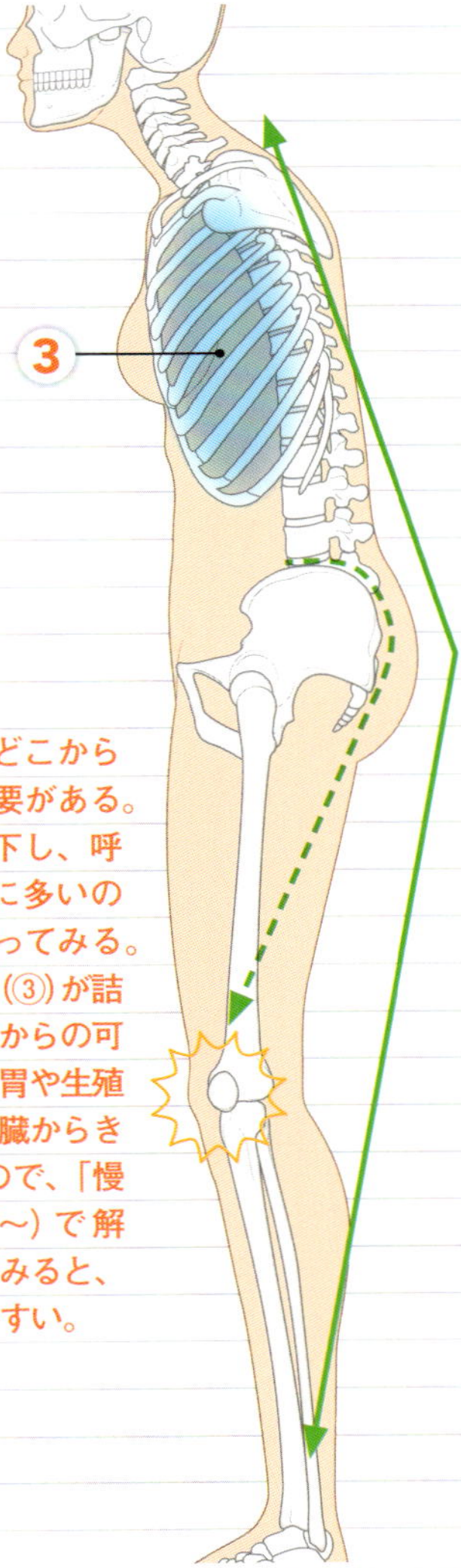

次に「骨盤の後傾はどこからきたのか」を探る必要がある。最近は肺機能が低下し、呼吸が浅い人が非常に多いので、まずはそこを探ってみる。上体が前屈して肋間《ろっかん》(③)が詰まっているなら、肺からの可能性は高い。また、胃や生殖器、泌尿器などの内臓からきている場合もあるので、「慢性腰痛」(54ページ～)で解説した要領で探ってみると、根本原因をつかみやすい。

「椎骨体操による呼吸法」で前屈姿勢を改善しよう！60ページ

慢性腰痛&ひざ痛を和らげる

椎骨《ついこつ》体操による呼吸法

神経が集中している背骨へ意識を集中し、弱った部分を探り出して改善する呼吸法。

Chronic low back pain

弱った部位に活力を与える

1 足を肩幅程度に開き少し尻を突き出すように立つ

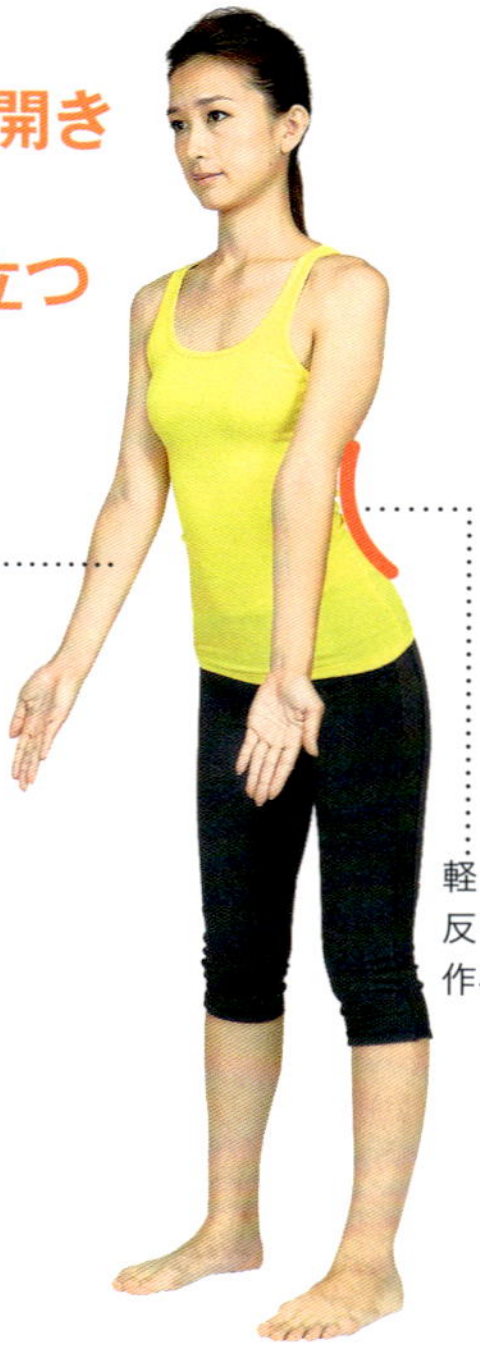

ひじを伸ばした状態で、手のひらを正面へ向ける。手のひらや指先へは、力を入れないこと。

軽く腰の反りを作る

Back

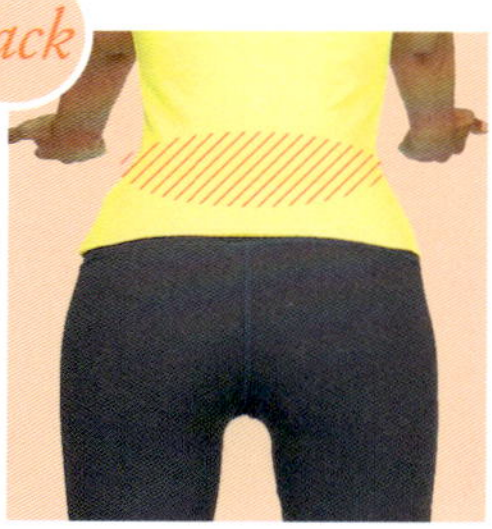

腰の少し上へ力が集まっていることが意識できればOK。

2 息を吸いながらゆっくり両手を引っかかる所まで上げる

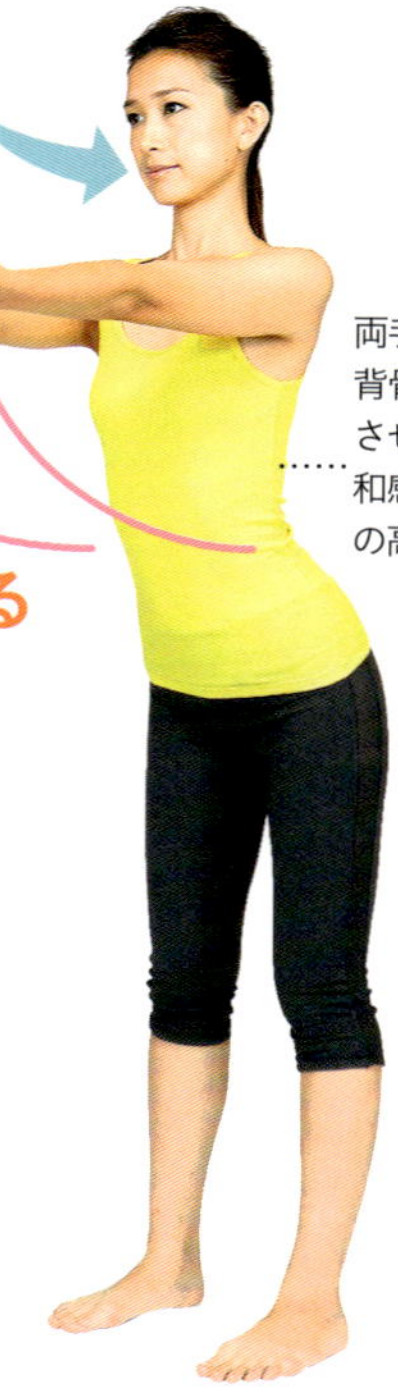

小指から腕を上げるように意識。

両手を上げながら背骨に意識を集中させる。背骨に違和感がないなら肩の高さまで。

Point 呼吸を通すのはココ!

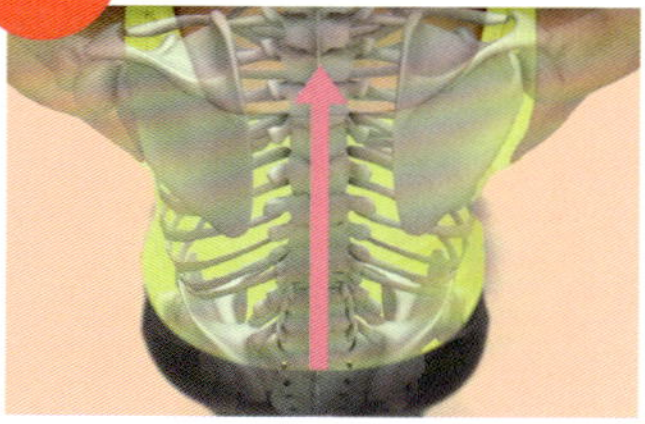

背骨のひとつひとつを酸素が通過するイメージをもつ。途中でイメージが止まる場合は、そこにも不調があるので、**1**〜**3**の手順を繰り返す。

3 息を止めて左右の手を交互にゆっくり小さく動かす

目安は5〜6回

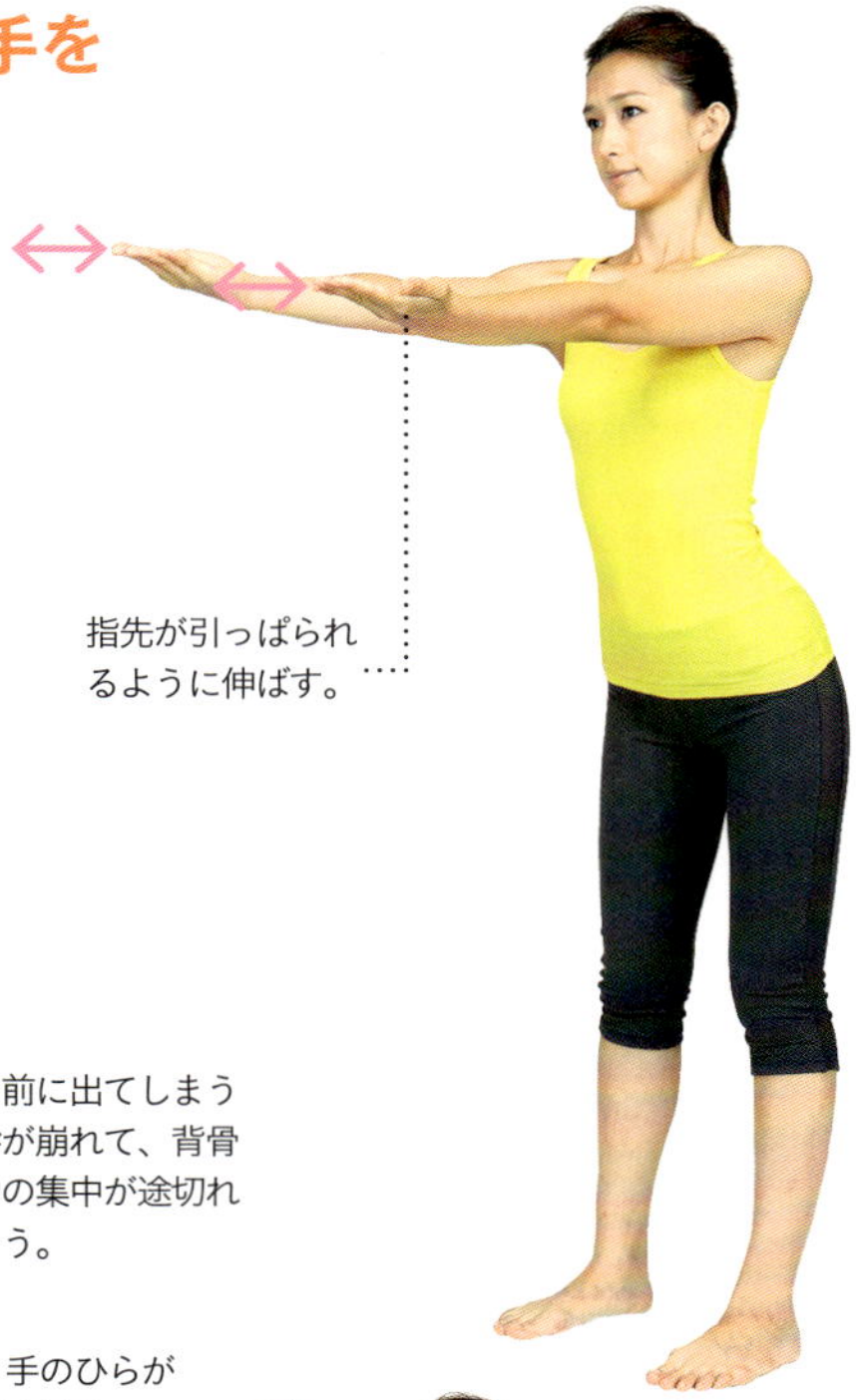
指先が引っぱられるように伸ばす。

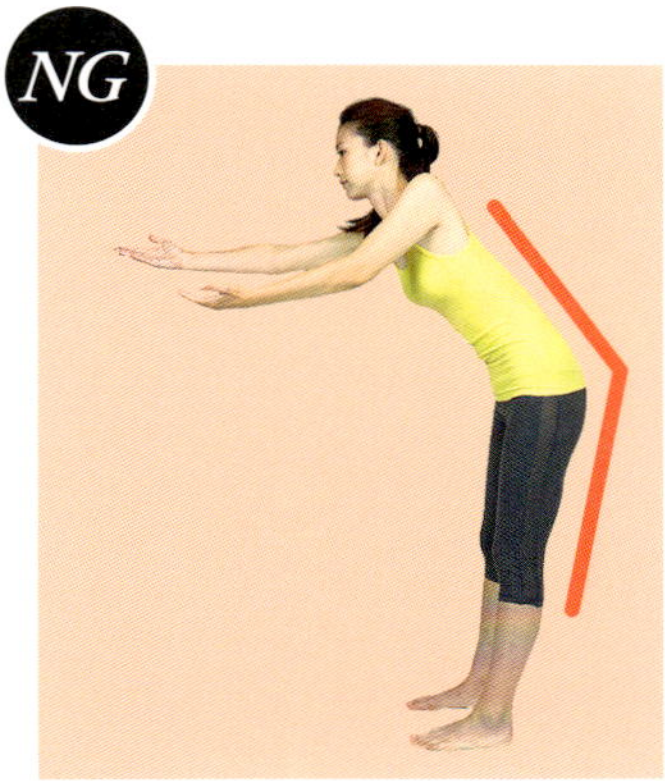
NG

肩から前に出てしまうと体幹が崩れて、背骨への力の集中が途切れてしまう。

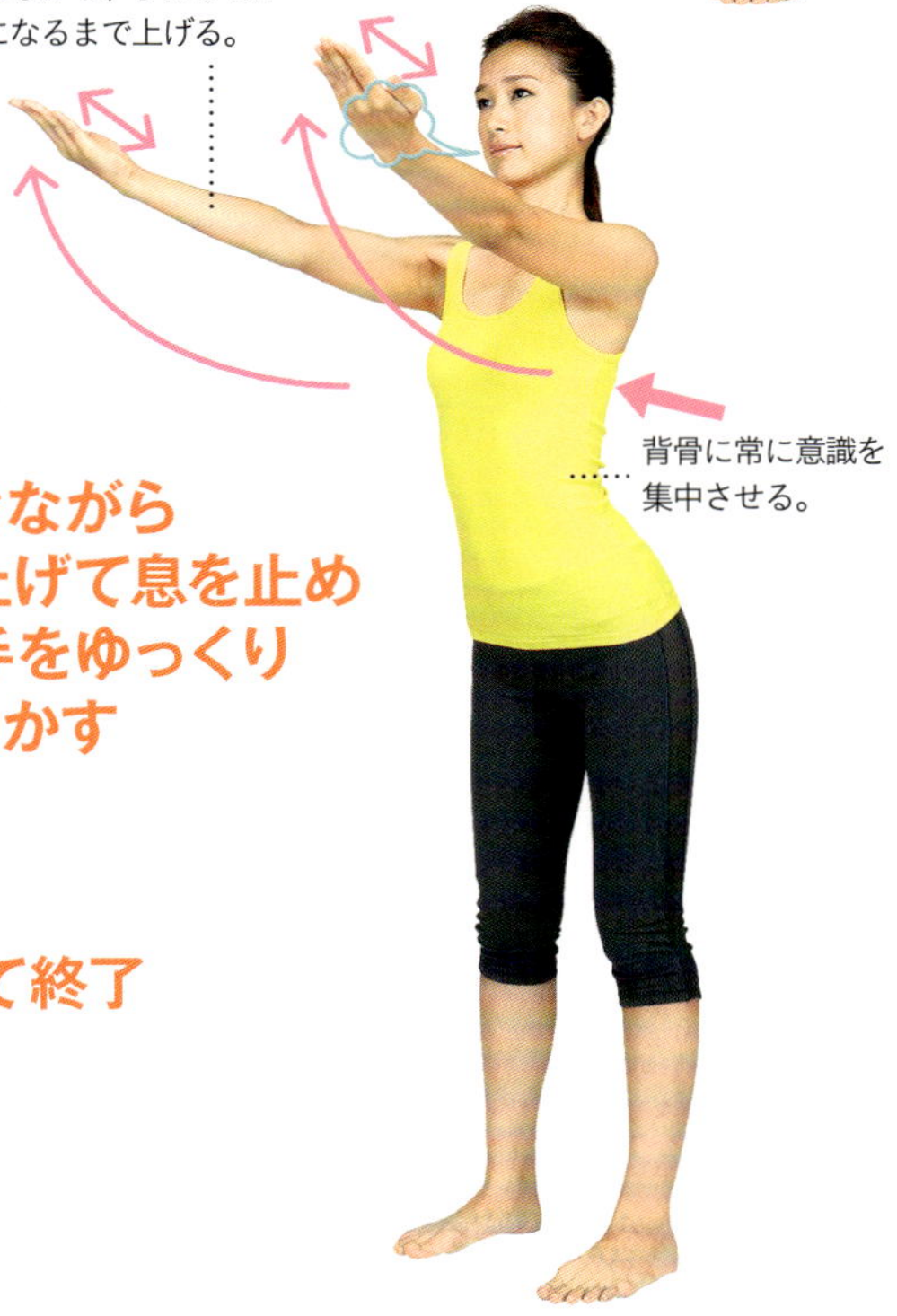
両手を開きながら、手のひらが肩の高さになるまで上げる。
背骨に常に意識を集中させる。

4 息を吐きながら両手を上げて息を止め左右の手をゆっくり小さく動かす

5 両手を下ろして終了

急性腰痛の根本原因を探る

Acute lumbago

痛みのピーク時には原因究明まで行うのは難しい。痛みがある程度ひいてから腹部を診るとわかるようになる。

1

下丹田《しもたんでん》の力が抜けてぎっくり腰へ

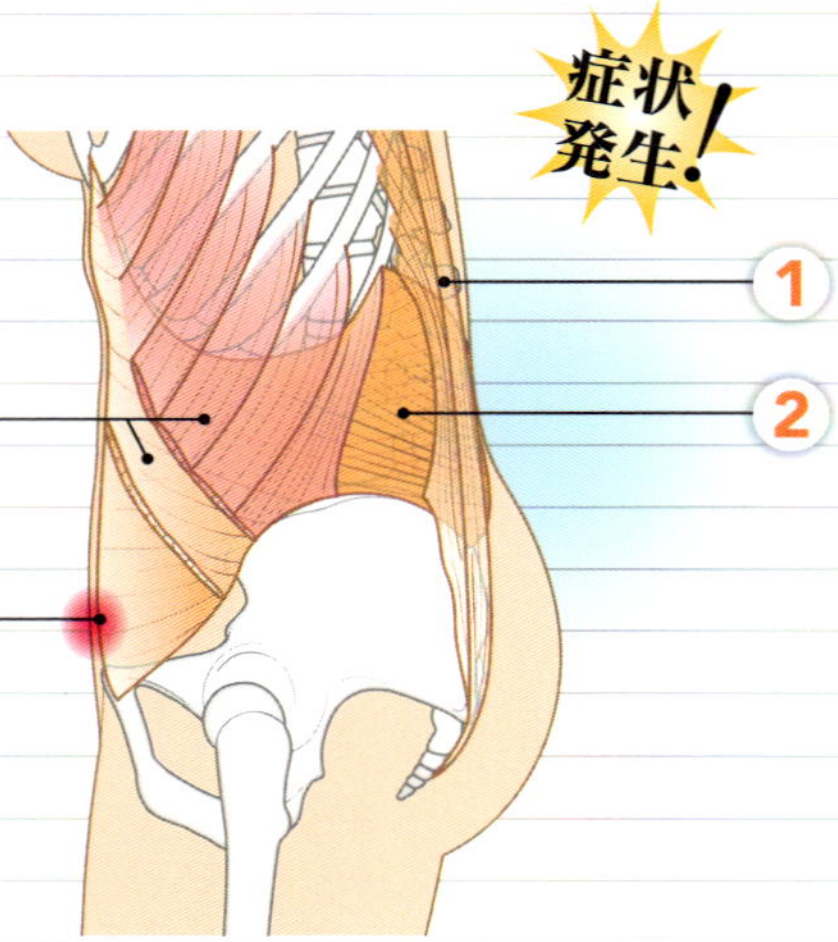

ぎっくり腰などの場合、脊柱《せきちゅう》起《き》立《りつ》筋群《きんぐん》（①）をはじめとする腰のまわりの筋肉だけでなく、腹《ふく》横筋《おうきん》（②）や腹斜筋《ふくしゃきん》（③）などの腹まわりの筋肉まで強く硬直する。腰を守り、上体を支えるための反応だが、唯一、下丹田《しもたんでん》（④）だけは力が抜けている。このときは全体が痛むので、まずは安静にして痛みを緩和させることが先決である。

2

吸う力の低下が下丹田に影響を与える

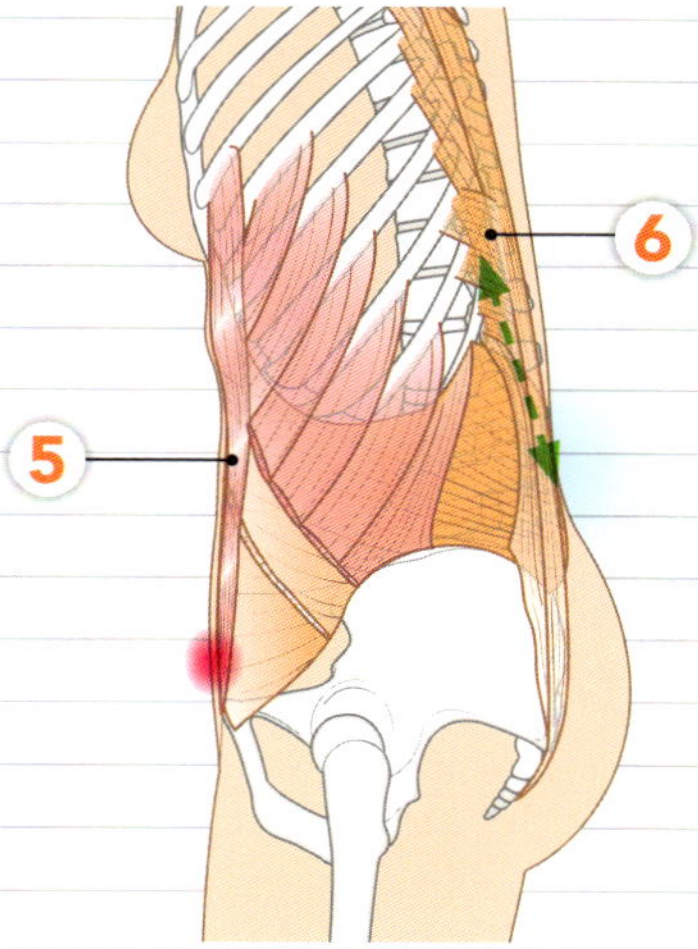

下丹田は、呼吸と気力のバロメーター。ここから力が抜けているときはぎっくり腰になりやすい。ではこのときの体はどういう状態なのか。腹部の周辺を診ると、腹斜筋や腹横筋などの動きが制限され、腹直筋《ふくちょくきん》（⑤）にも十分な力が入らず、体を支えることができない。こうした体では吸う力が乏しくなり、ため息、吐息が多くなる。さらに背中側で肋骨と背骨とを結ぶ下後鋸筋《かこうきょきん》（⑥）への負担が増し、突然腰痛として表面化したわけだ。

3

ストレスによる消化器系へのダメージが呼吸に悪影響を！

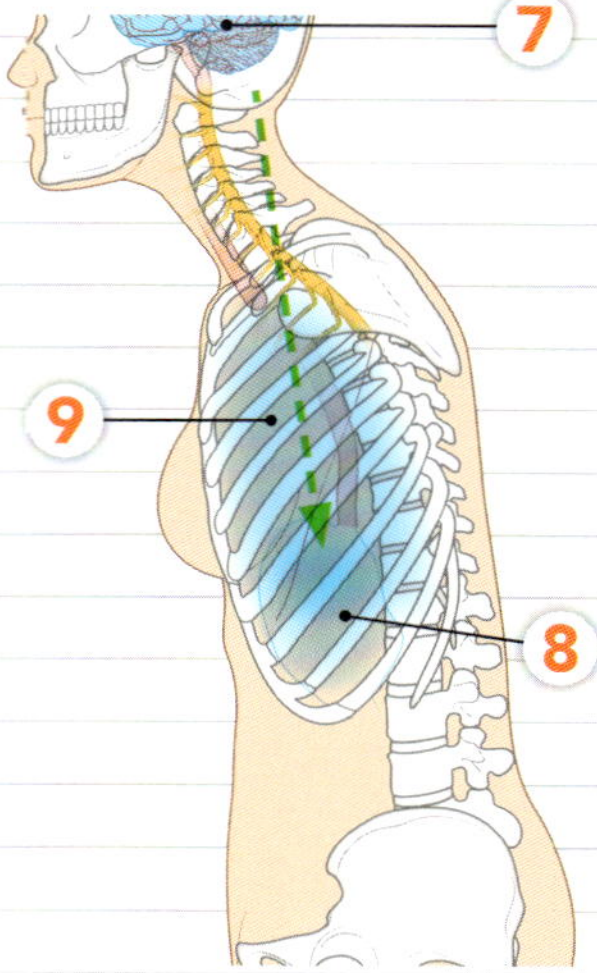

では、腰痛の引き金となる季肋部《きろくぶ》の詰まりと腹部の弛緩は、何が原因なのか。呼吸器や疲れによる前屈だけでは、腹部のゆるみは生じにくい。胃などの消化器系へのダメージも考えられ、ストレスという要因が浮かび上がってくる。ストレスによって脳（⑦）が緊張して自律神経のバランスが崩れ、胃（⑧）へのダメージとともに肩が落ちて前屈になり、肺（⑨）への負担が増す。つまり吸う力が乏しくなることが原因だろう。

「二段階呼吸法①②」で徐々に腰をゆるめよう！ 64ページ

急性腰痛を和らげる

二段階呼吸法①
ぎっくり腰の呼吸法

ぎっくり腰などの急性腰痛で、あお向けになれる程度の痛みになったときに行う。

骨盤を正常な位置に戻して回復を早める

1 腰の痛い人はひざを立ててあお向けになり両手は下腹部に置く

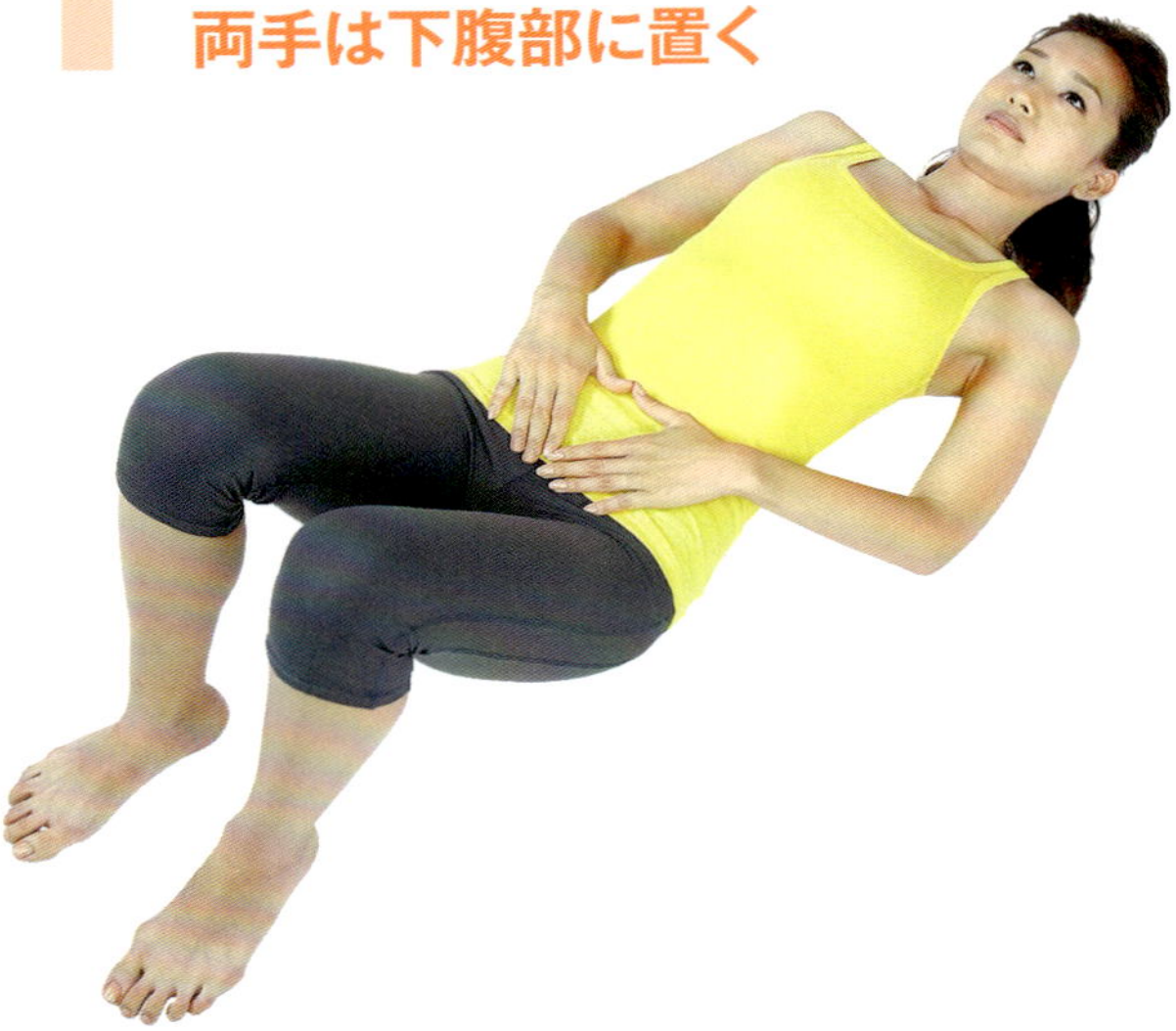

2 ゆっくりと両足を伸ばしていく

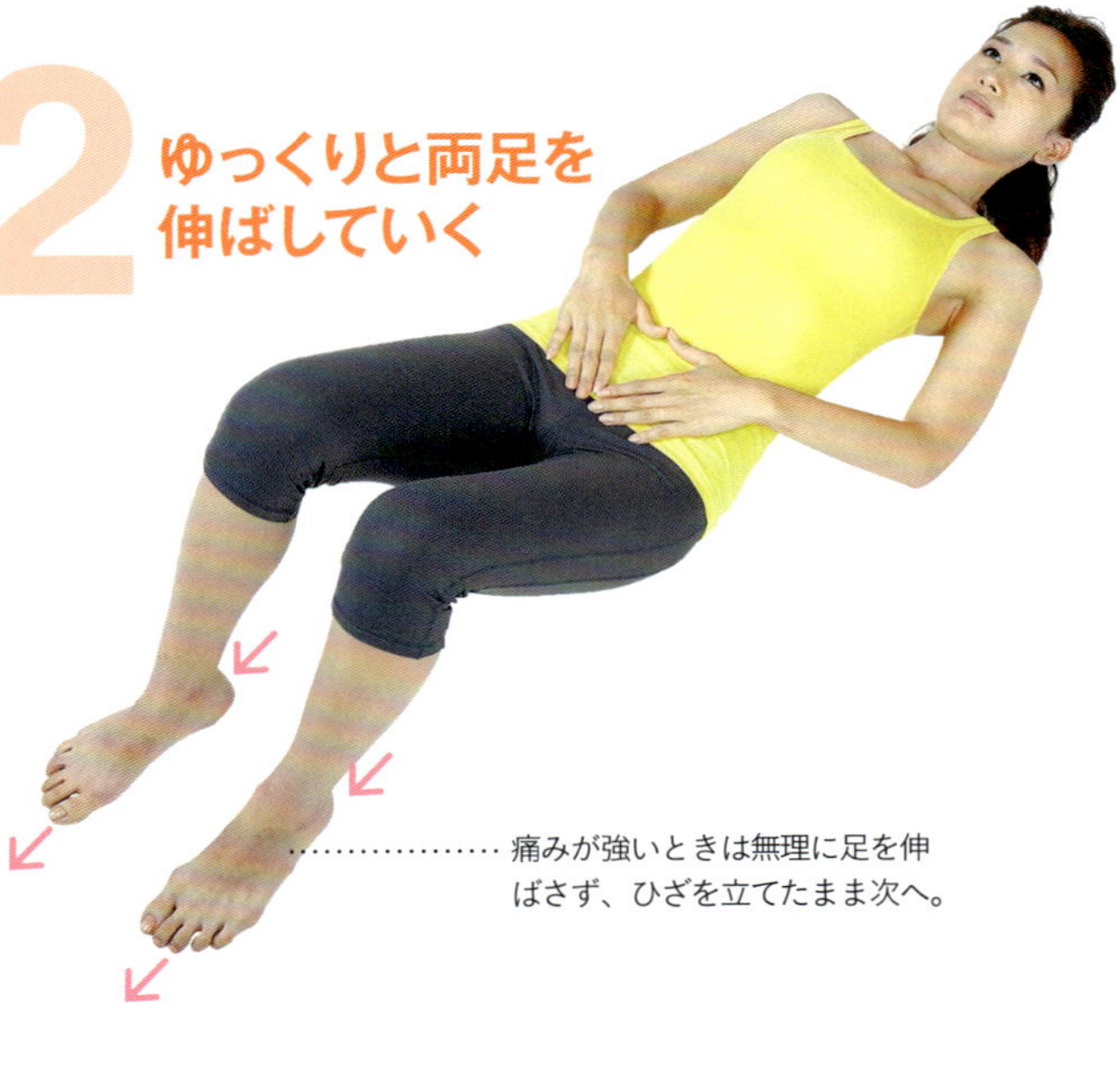

痛みが強いときは無理に足を伸ばさず、ひざを立てたまま次へ。

目安は
5〜6回

3 息を吸いながら腰を上げて吐くときにゆるめる

Point 呼吸を通すのはココ！

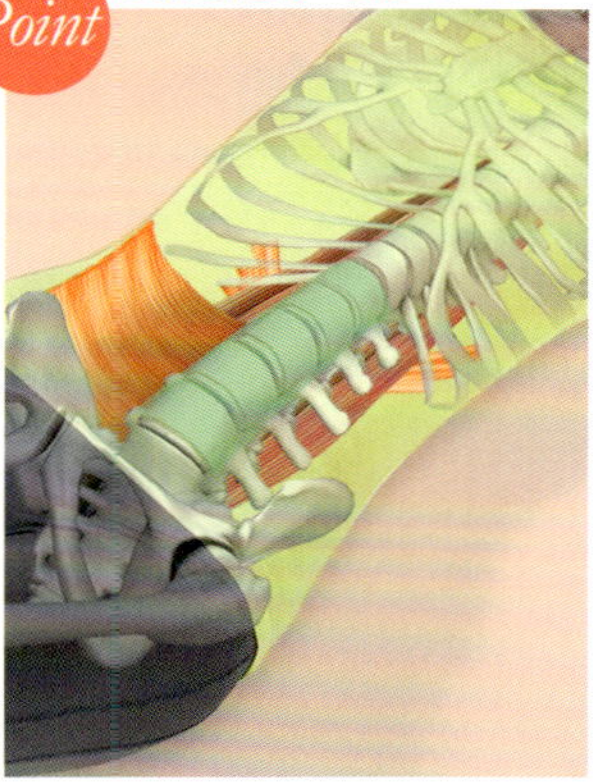

ゆっくり意識しながら呼吸することで、腰周辺の筋肉がゆるんでくる。

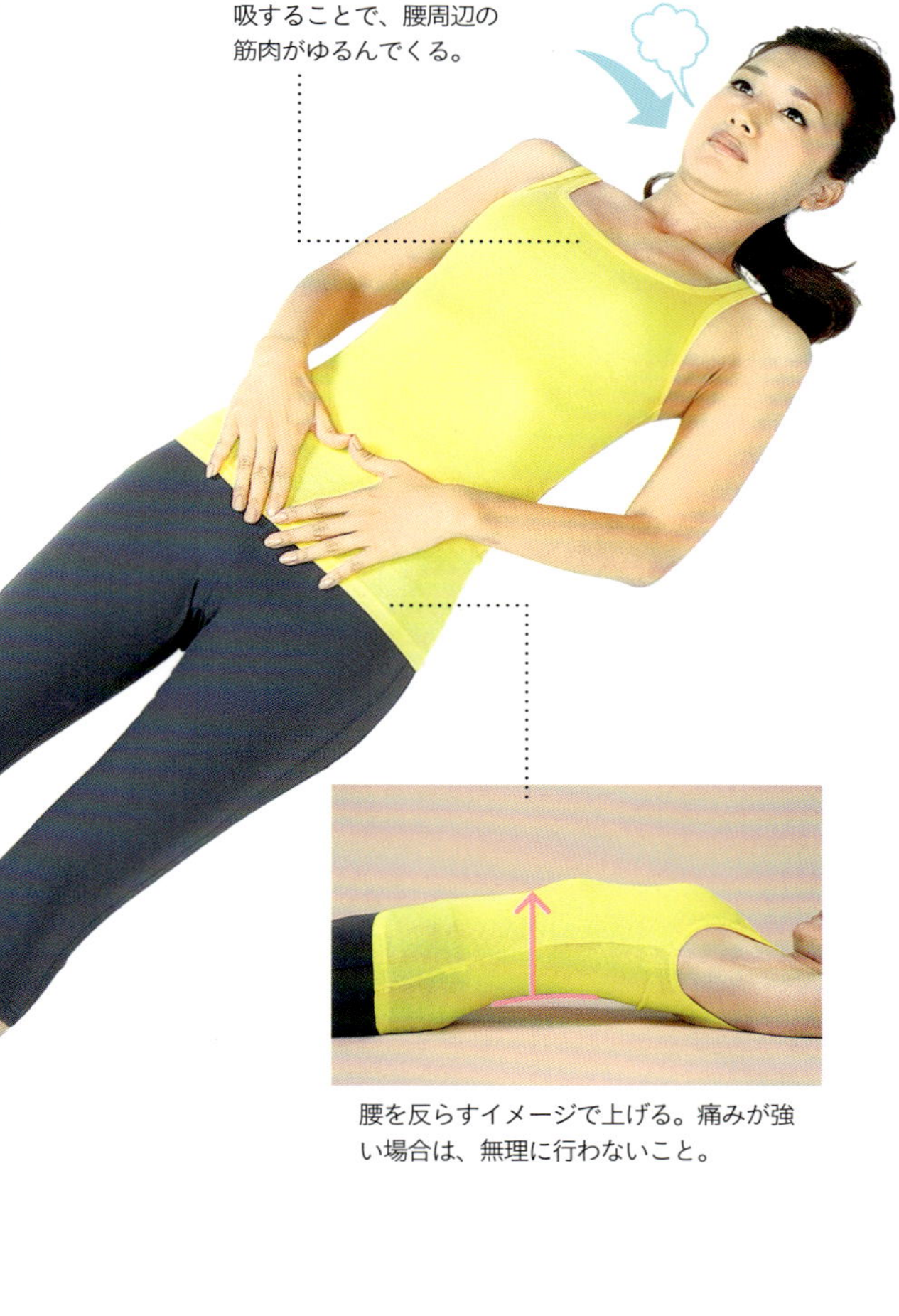

腰を反らすイメージで上げる。痛みが強い場合は、無理に行わないこと。

二段階呼吸法②

深息法《しんそくほう》

64ページ二段階呼吸法①から続けて行う呼吸法。

4 息を吐きながら下腹部を軽く膨らませてキープ

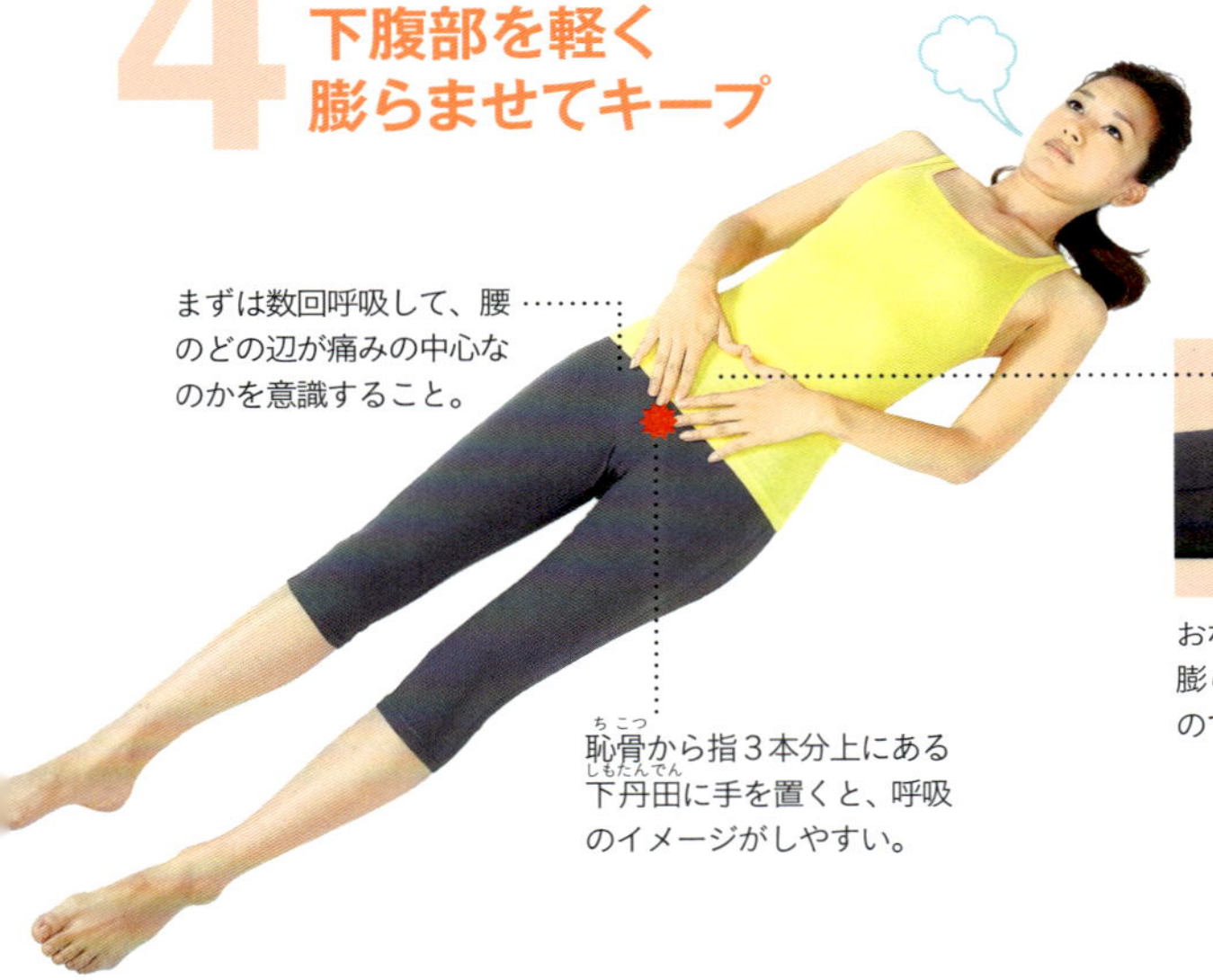

まずは数回呼吸して、腰のどの辺が痛みの中心なのかを意識すること。

恥骨《ちこつ》から指３本分上にある下丹田《しもたんでん》に手を置くと、呼吸のイメージがしやすい。

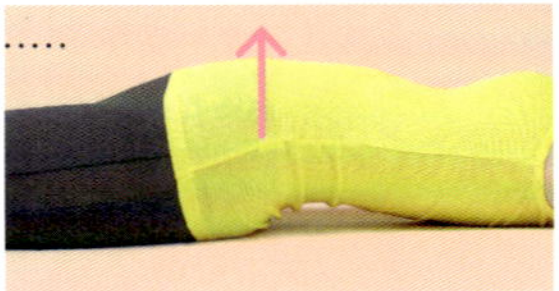

おなか全体ではなく、下腹部を軽く膨らませる。吐きながら膨らませるので、通常とは逆の動きになる。

5 下腹部を膨らませたまま胸までの浅い呼吸をガマンできなくなるまで行う

指先で下丹田を意識させつつ、浅い呼吸を繰り返す。肺の浅い部分だけで行うため、30秒〜1分程度で苦しくなってくる。

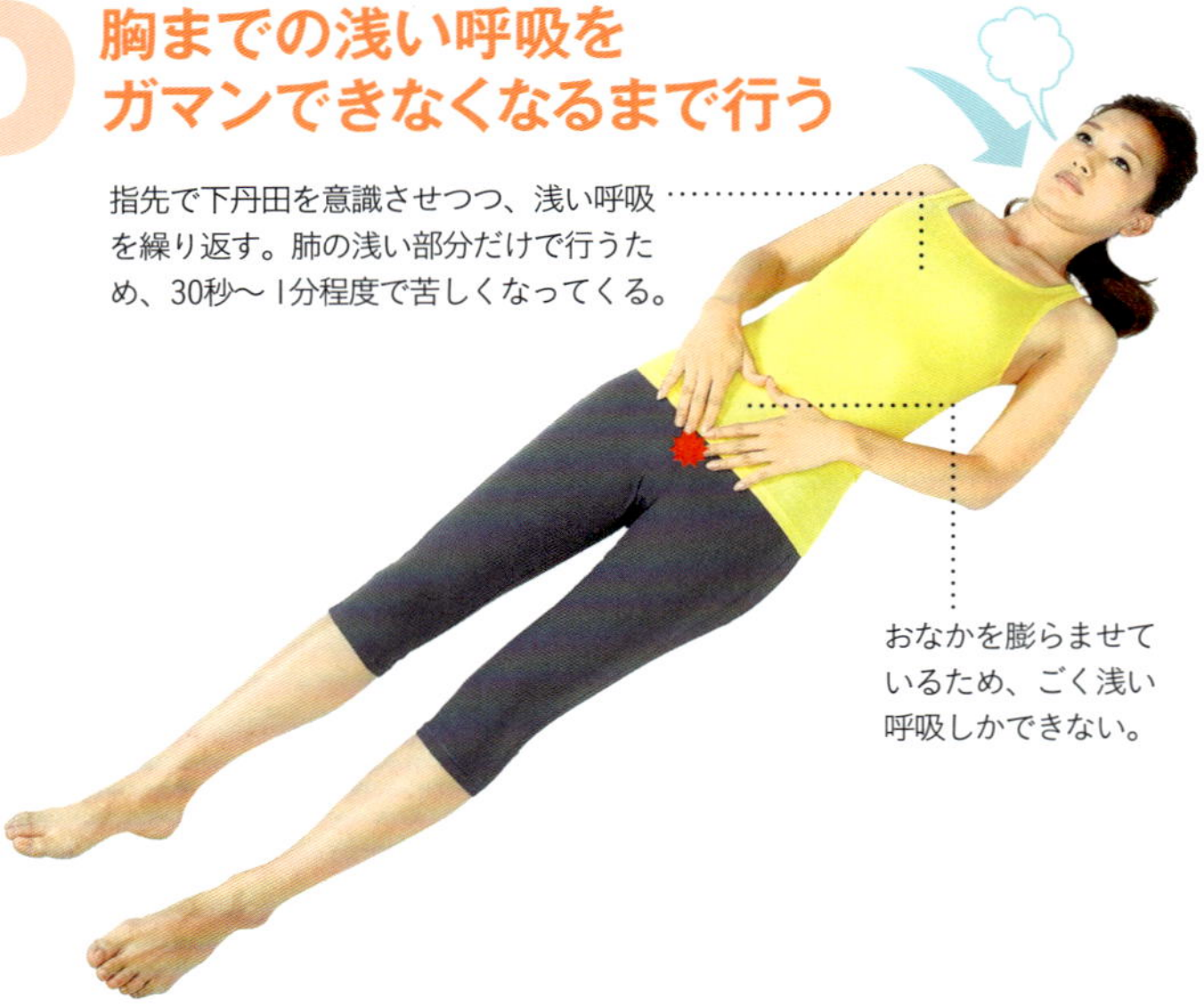

おなかを膨らませているため、ごく浅い呼吸しかできない。

6 両手を離して終了

苦しくなっているので、自然と深い呼吸が誘導されて下丹田まで酸素が到達する。

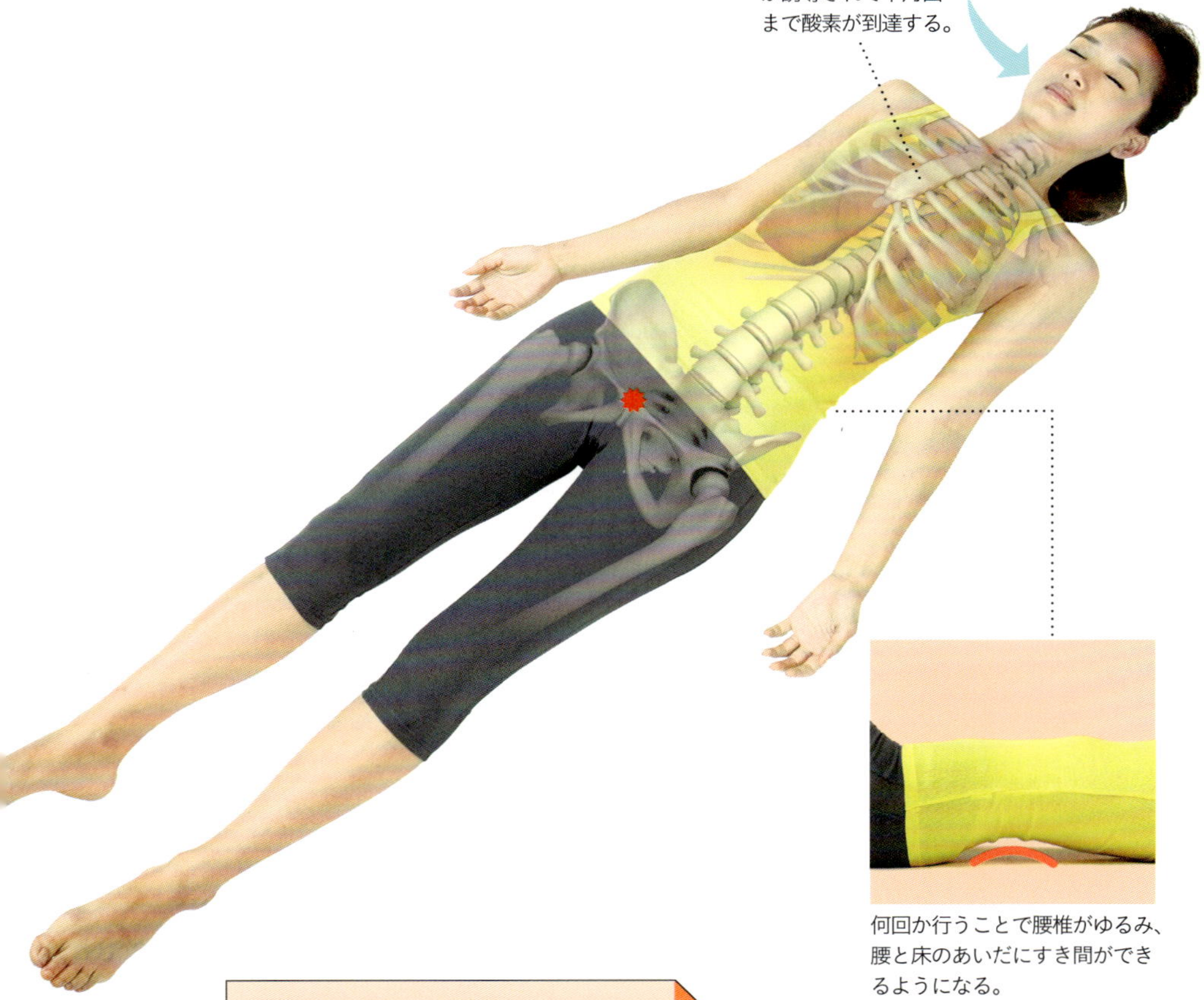

何回か行うことで腰椎がゆるみ、腰と床のあいだにすき間ができるようになる。

深息法の効果を最大限に引き出そう

人体力学「呼吸法」の基本であり、深い呼吸を最も誘導しやすい。他の呼吸法と合わせてもよいし、朝晩の日課にするのもよい。精神的に安定するだけでなく、骨盤や腰椎、内臓など、意識を合わせる場所を変えて体を整えられる。

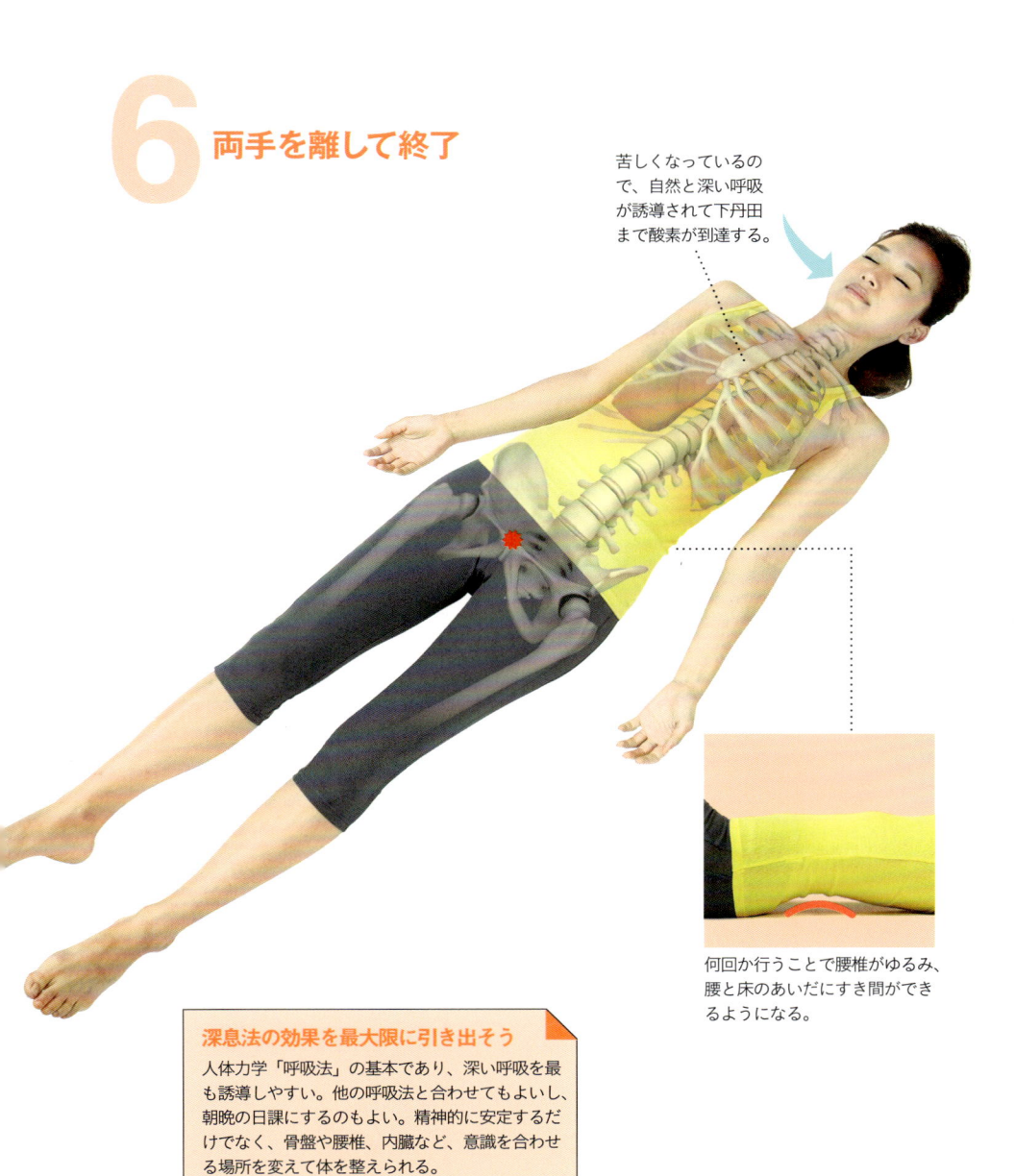

Stomachache

胃痛の根本原因を探る

: fundamental factor

胃など、内臓の不調の原因は、背骨を診ると見つけやすい。近年では、夏の異常な暑さが想定外のダメージを及ぼしていると気づかされる。

1

背骨まわりの筋肉をチェックするとストレス以外にも原因が…

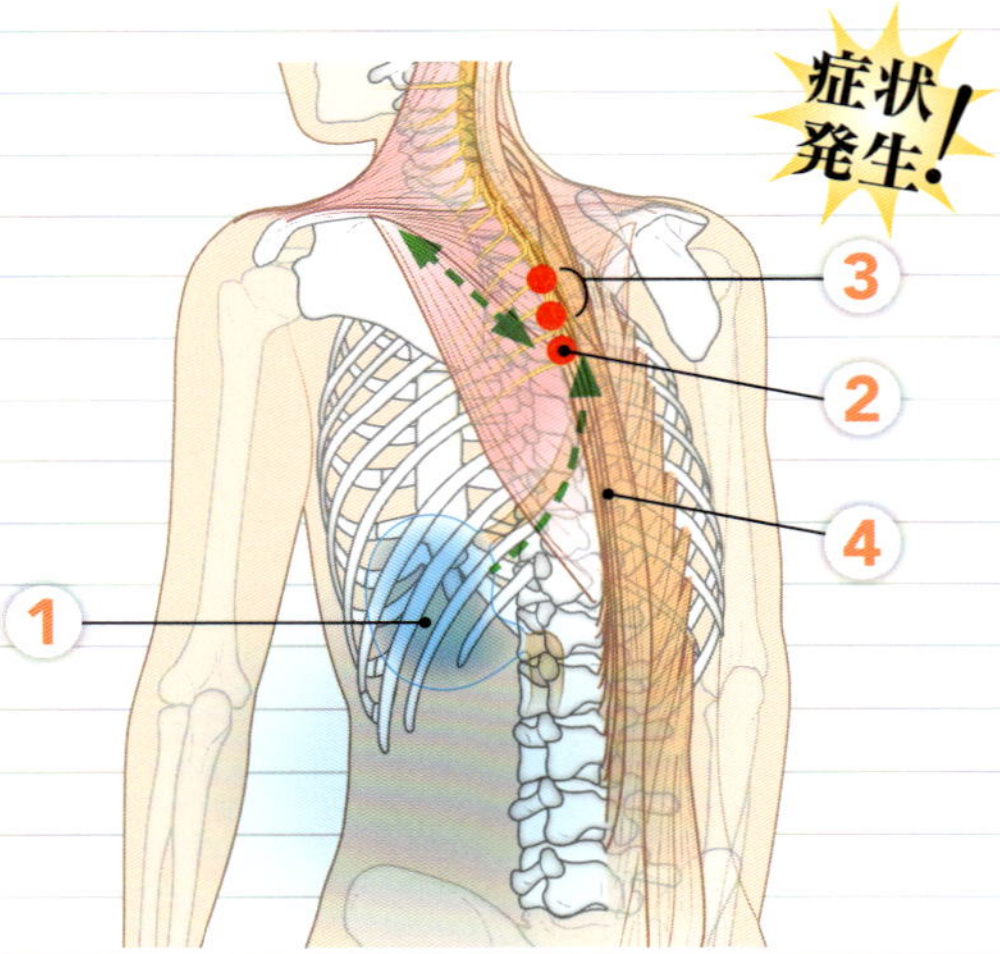

胃痛というとストレスをすぐに思い浮かべるが、それだけではない。胃（①）の不調は、神経がつながっている胸椎《きょうつい》６番（②）へと出やすい。そこからたどると周辺の筋肉が強く緊張しているほか、すぐ上にある胸椎４番や５番（③）も硬直しているケースが多い。胸椎４番５番からの影響で６番が硬直し菱形筋《りょうけいきん》や脊柱起立筋群《せきちゅうきりつきんぐん》（④）などが硬直していることが多い。

2

肩甲骨がズレて前屈姿勢になり呼吸器が弱くなる！

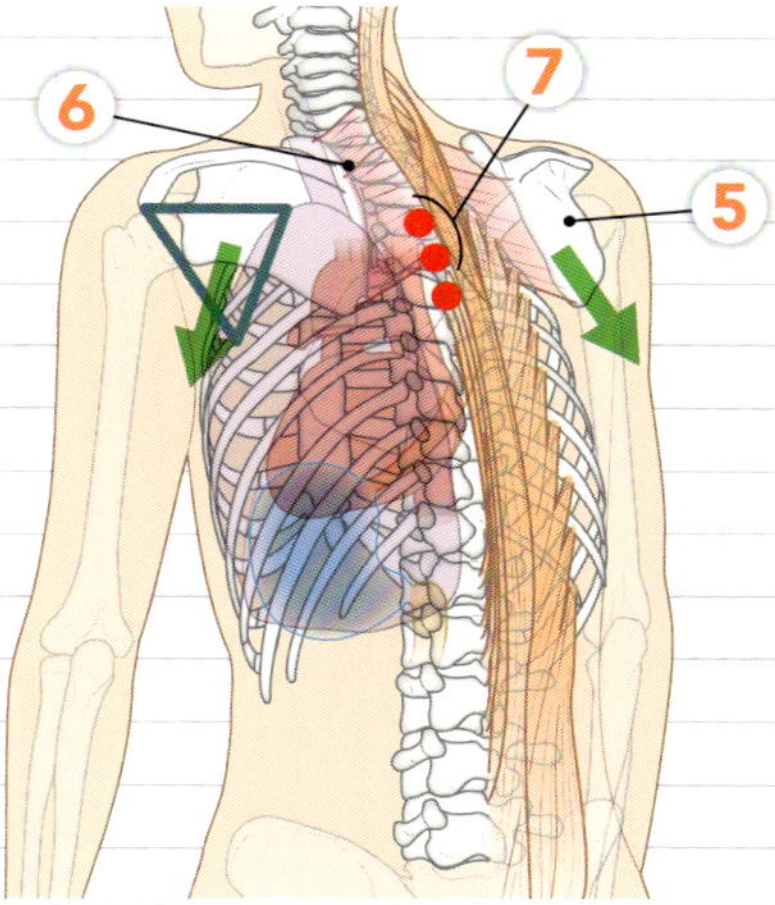

このときの体は肩甲骨（⑤）がズレた状態。菱形筋（⑥）と脊柱起立筋群の硬直により、胸椎４番（心臓や肺の急所）と５番（汗や体温調節の急所）（⑦）が硬直。そこから6番に影響を及ぼし、４番５番に関連する臓器の不調から前屈傾向に。胸椎6番が凸し、神経的に胃腸に伝わる可能性が出てくる。つまり、その体の状態は肩甲骨がズレて、脊柱起立筋群の硬直からの前屈姿勢で呼吸器に負担がかかっている。

3

実は夏の酷暑からのダメージが胃の不調へ

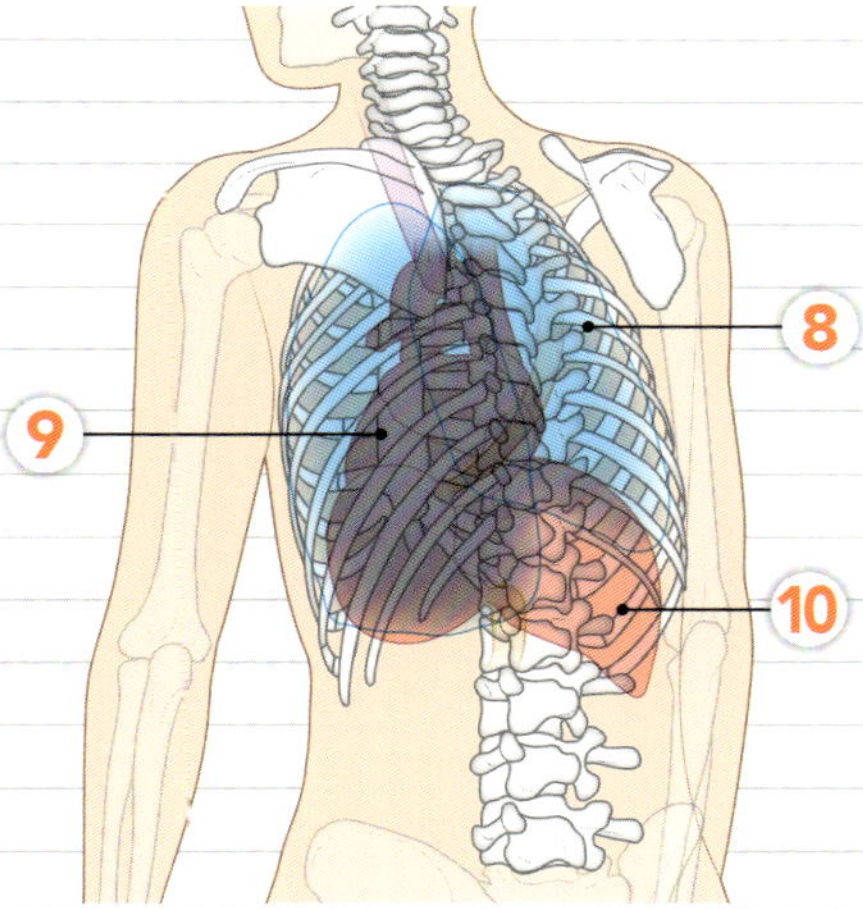

なぜそんなに呼吸器に負担がかかるのか。これは近年の酷暑の影響であり、異常な暑さから体が硬直。汗がうまく出せない、出ても止まらない状態で体温調整が機能せず、４番5番が硬直。肩甲骨のズレや筋肉の硬直につながる。また暑さによる睡眠不足から疲労が回復せず、いっそう肺（⑧）、心臓（⑨）、肝臓（⑩）にも負担をかけてしまう。「夏バテで食欲不振」のひどい状態といえば、うなずけるだろう。

「胸椎８番に合わせる複合呼吸法」で肺に新鮮な酸素を送り込もう！70ページ
「胸郭挙上呼吸法」で胸郭を持ち上げ、胃を正常な位置へ！72ページ

胃痛を和らげる

胸椎《きょうつい》8番に合わせる複合呼吸法

人体力学の「複合体操」を応用して胸椎８番に合わせる呼吸法。

Stomachache

消化器系を活性化させる

1 正座から後ろに両手をついて少しずつ上体を倒していく

ひざ頭が床から浮く、または倒れられない場合は、「胸郭《きょうかく》挙上《きょじょう》呼吸法」（72ページ）で体をほぐしてから、これを行う。

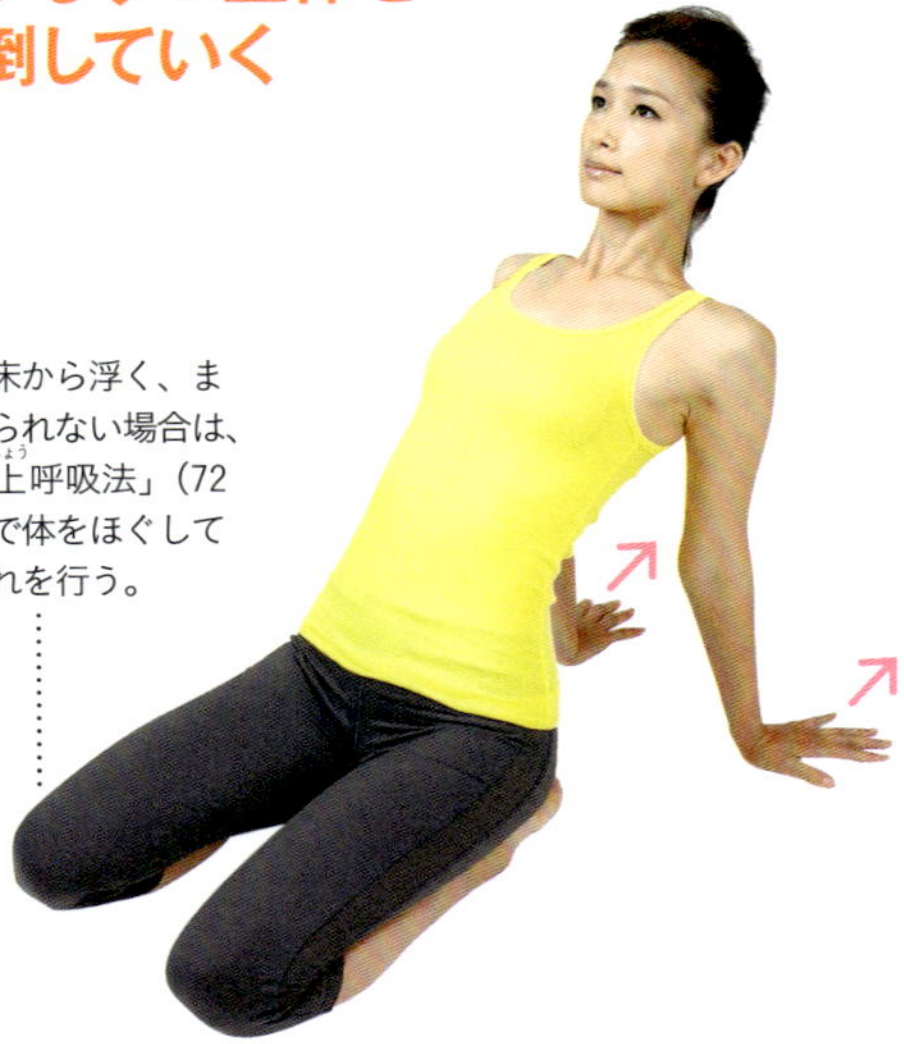

2 肩が床につくまで倒れたら両手を上げてひじを伸ばす

やや開いて、手のひらは上へ向ける。

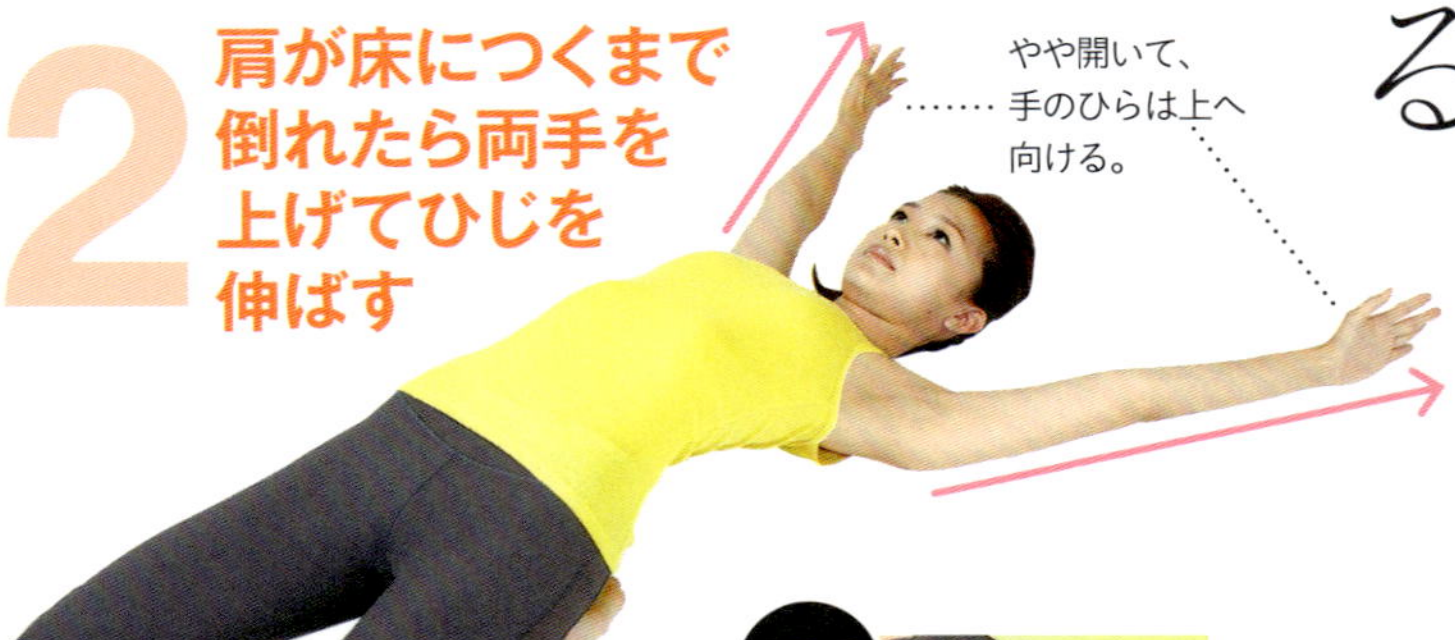

前側の太ももの筋肉を軽く伸ばして、終了時まで意識すること。ひざが床につかなくても、太ももが伸びていればよし。

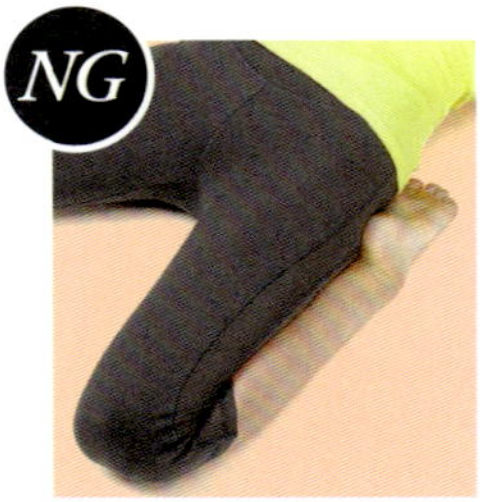

床へ倒れた際、両足のかかとが尻の下からはみ出ると効果が薄くなる。

3 息を吸いながら両手両足をゆっくり閉じていく

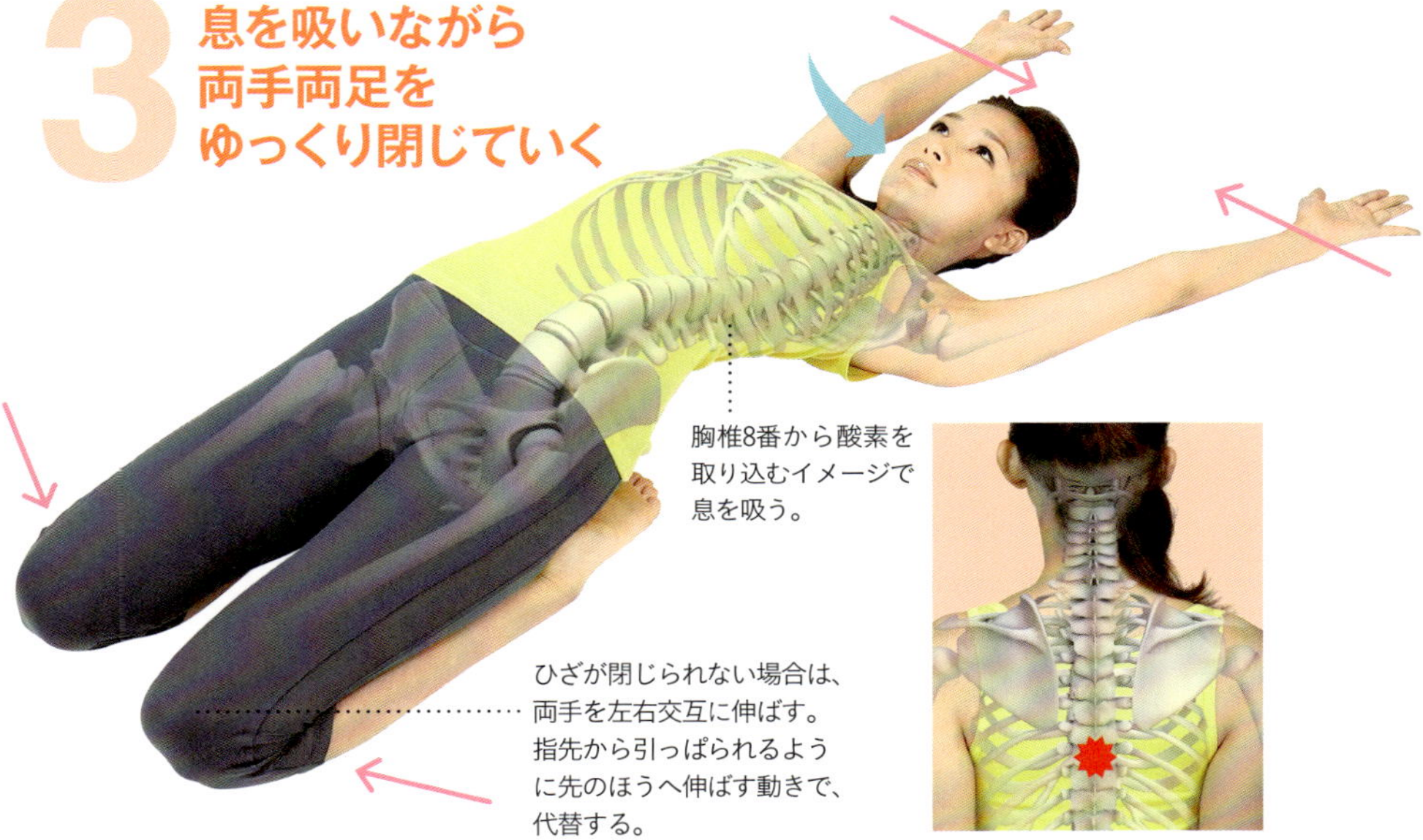

胸椎8番から酸素を取り込むイメージで息を吸う。

ひざが閉じられない場合は、両手を左右交互に伸ばす。指先から引っぱられるように先のほうへ伸ばす動きで、代替する。

4 息を吐きながら両手両足をゆっくりと開く

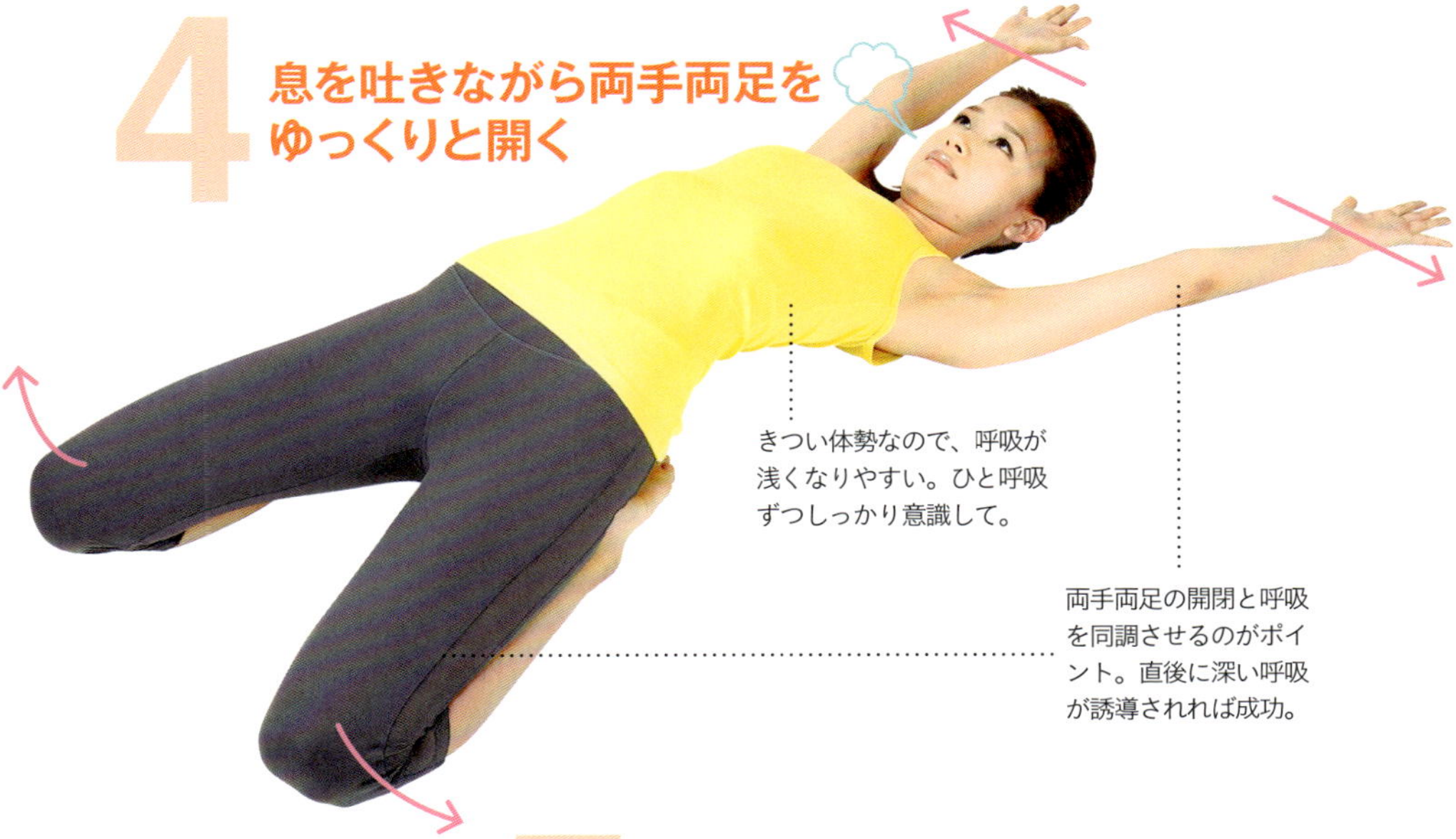

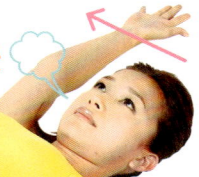

きつい体勢なので、呼吸が浅くなりやすい。ひと呼吸ずつしっかり意識して。

両手両足の開閉と呼吸を同調させるのがポイント。直後に深い呼吸が誘導されれば成功。

5 3と4を数回繰り返して終了

胃痛を和らげる

Stomachache

胸郭《きょうかく》挙上《きょじょう》呼吸法

「胸椎８番に合わせる複合呼吸法」（70ページ）ができない人は、こちらを試してみて。

消化器のポイントを集中的に刺激して活性化

1 息を吸いながら両手を頭上へ上げる

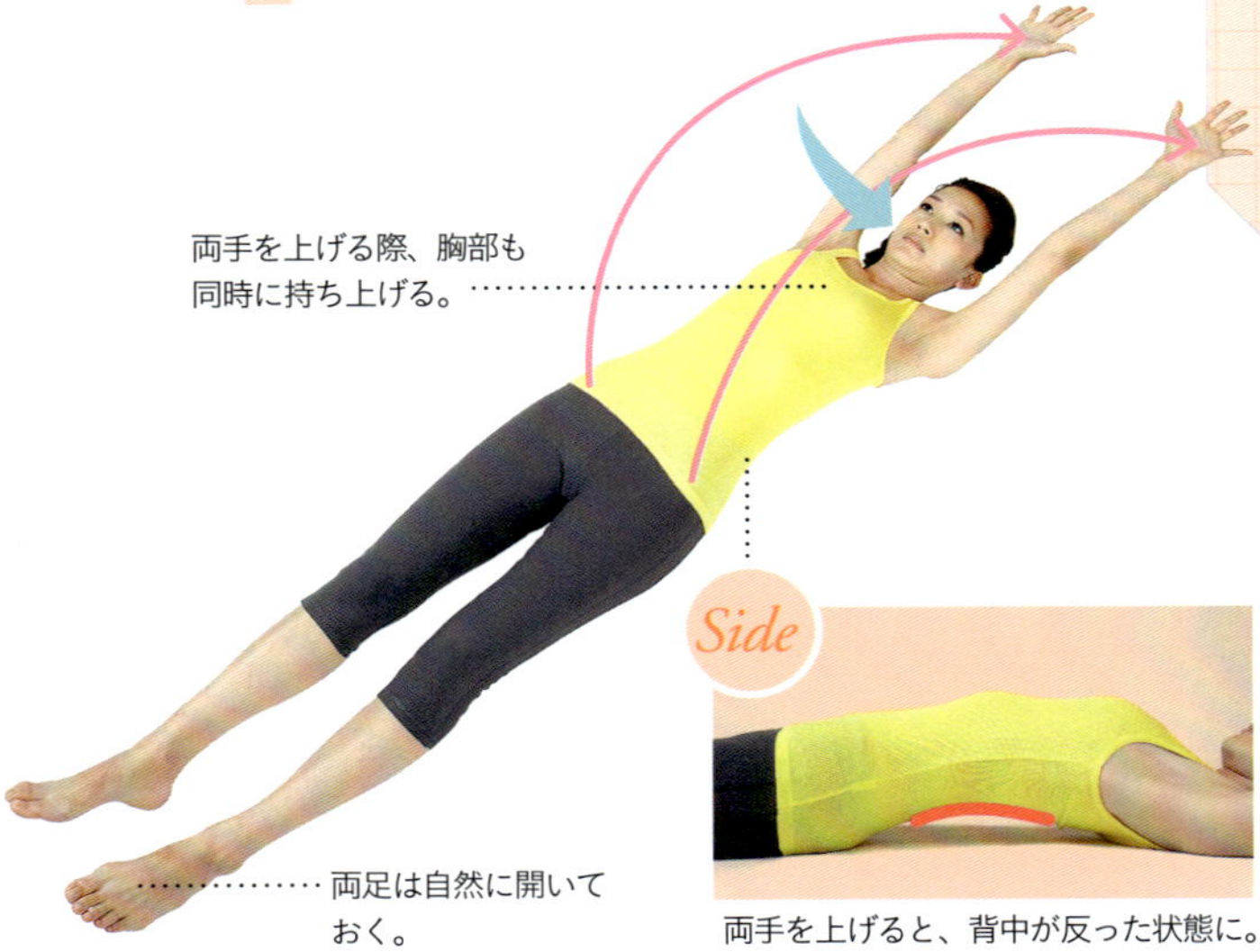

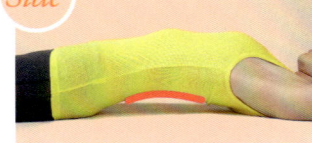

両手を上げる際、胸部も同時に持ち上げる。

両足は自然に開いておく。

Side

両手を上げると、背中が反った状態に。

2 軽く息を吸いながら左右の手を交互に伸ばす

数回繰り返す

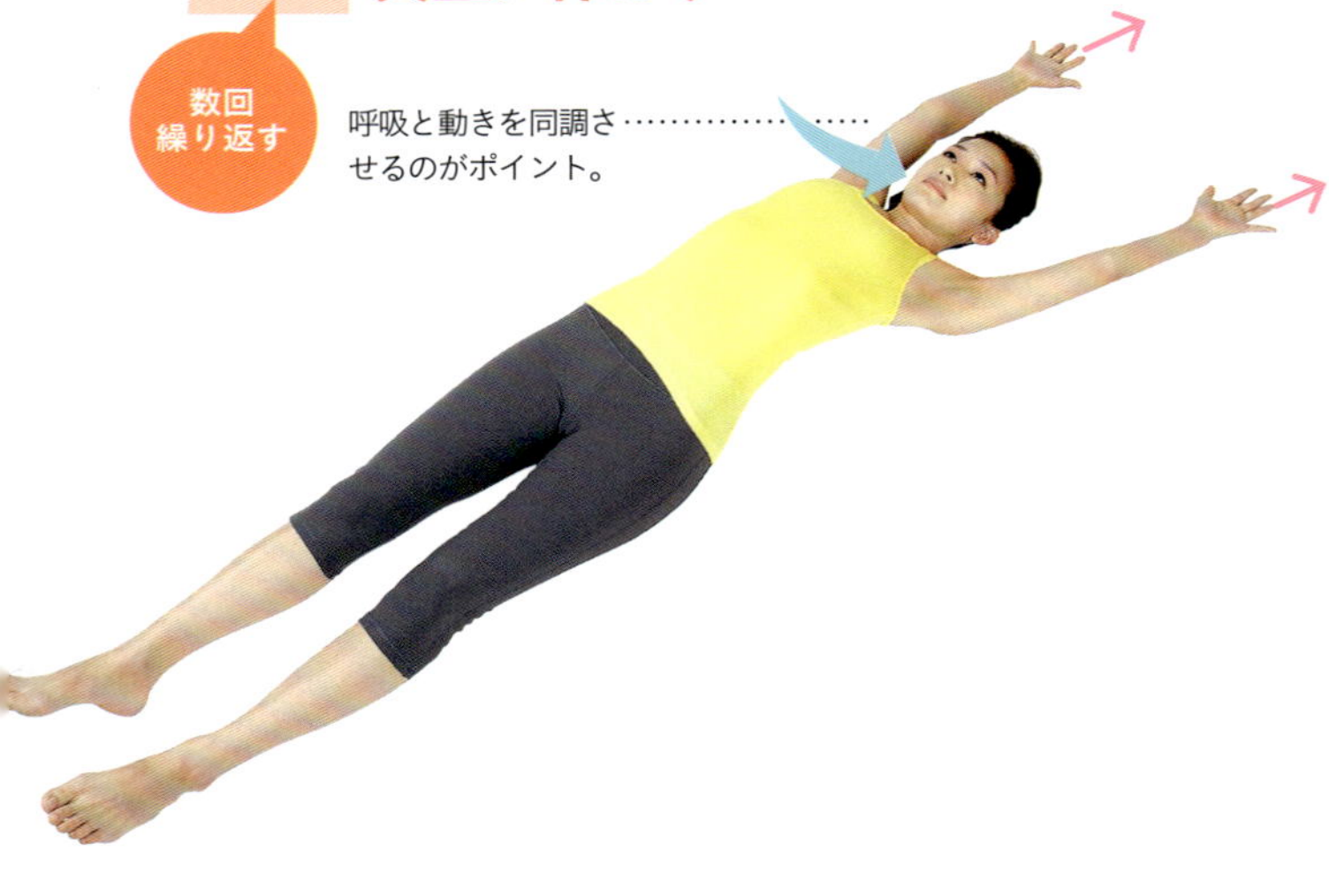

呼吸と動きを同調させるのがポイント。

3 軽く息を吸いながら両手をゆっくり近づける

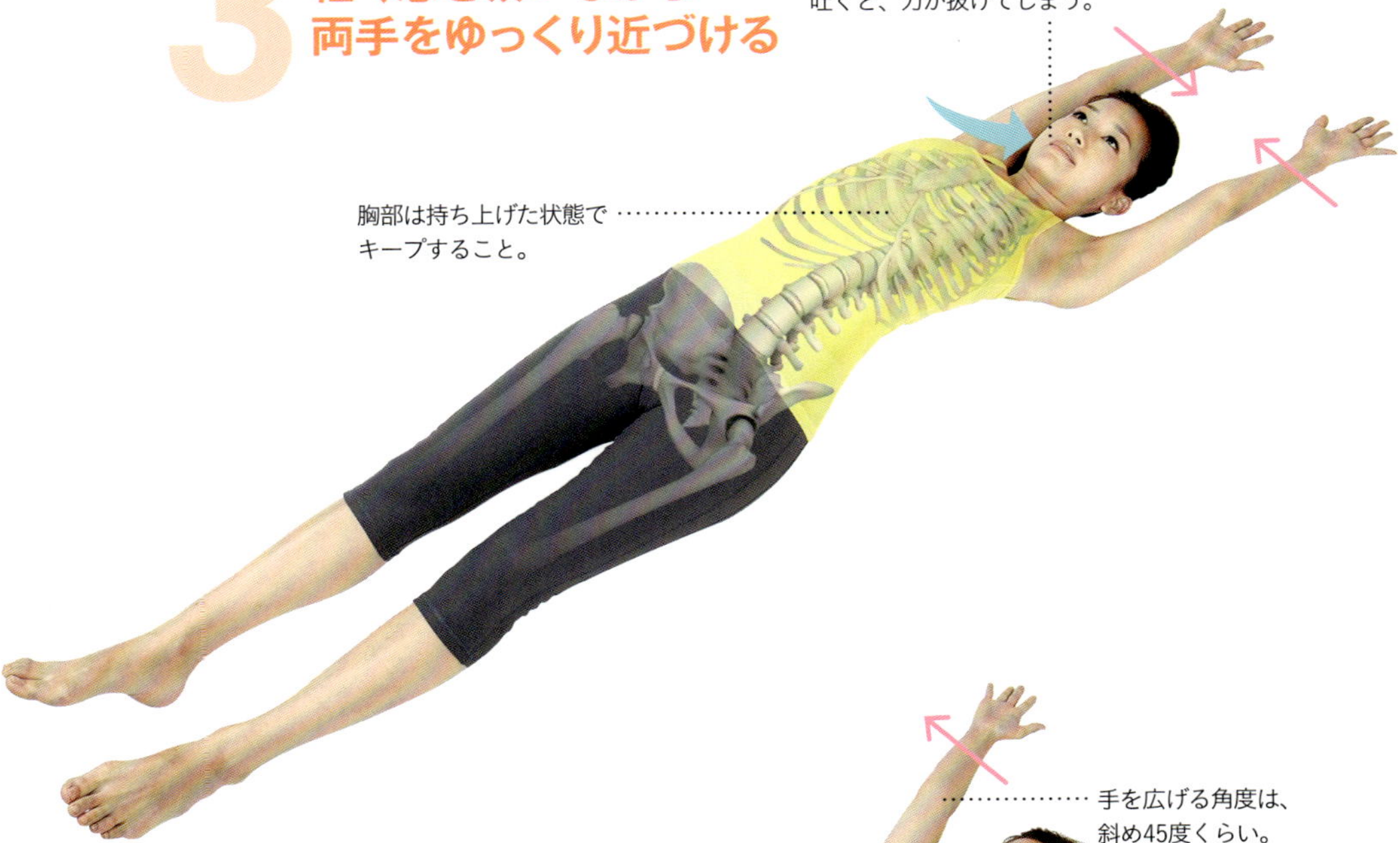

両手を閉じているときに息を吐くと、力が抜けてしまう。

胸部は持ち上げた状態でキープすること。

4 息を止めて両手をゆっくり広げる

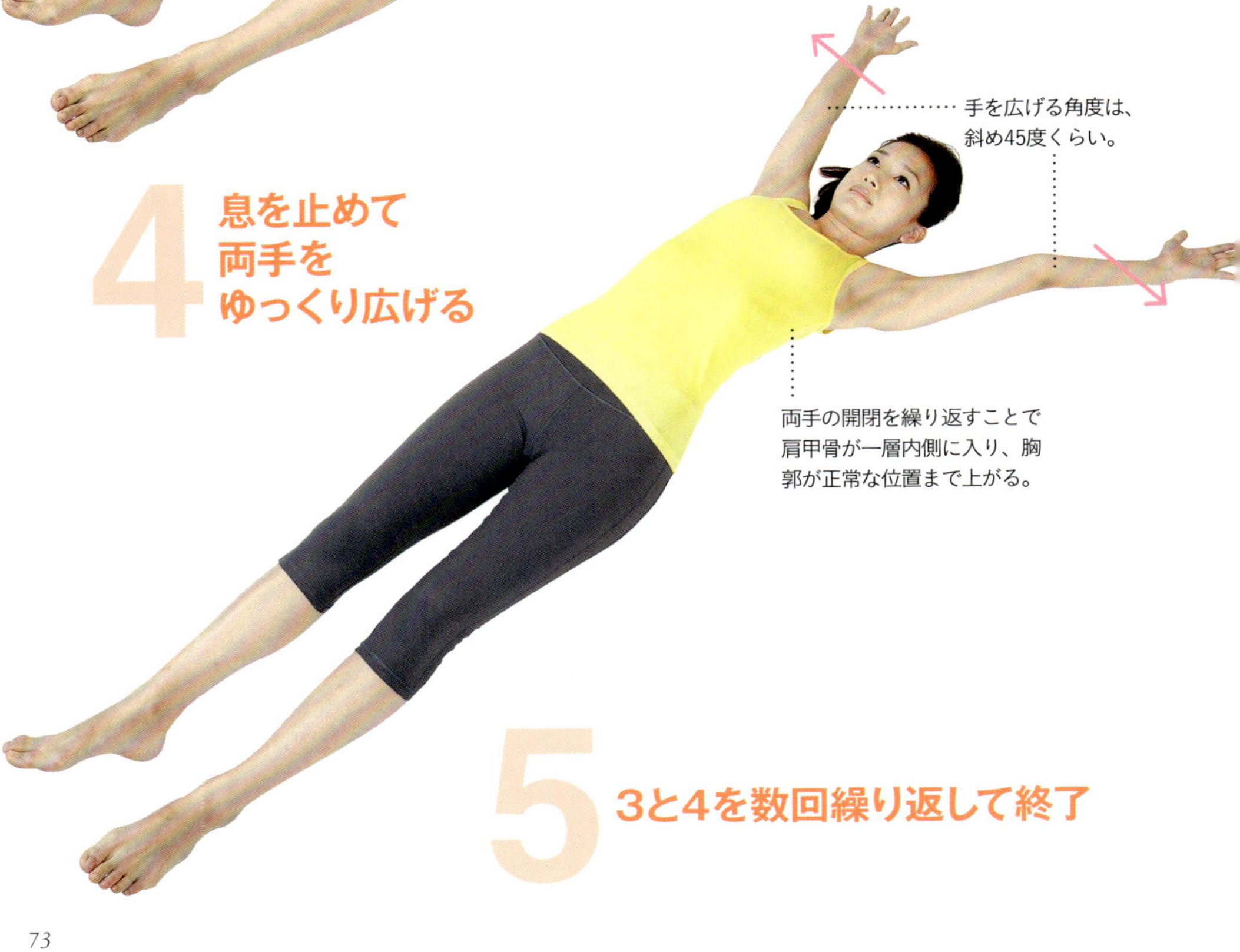

手を広げる角度は、斜め45度くらい。

両手の開閉を繰り返すことで肩甲骨が一層内側に入り、胸郭が正常な位置まで上がる。

5 3と4を数回繰り返して終了

生理痛
の根本原因を探る

Menstrual pain

生理とは骨盤の開閉により排泄をすること。骨盤の開閉がうまくいかないと生理痛が起こってしまう。

1

骨盤が正常に
機能していないことが
痛みの原因！

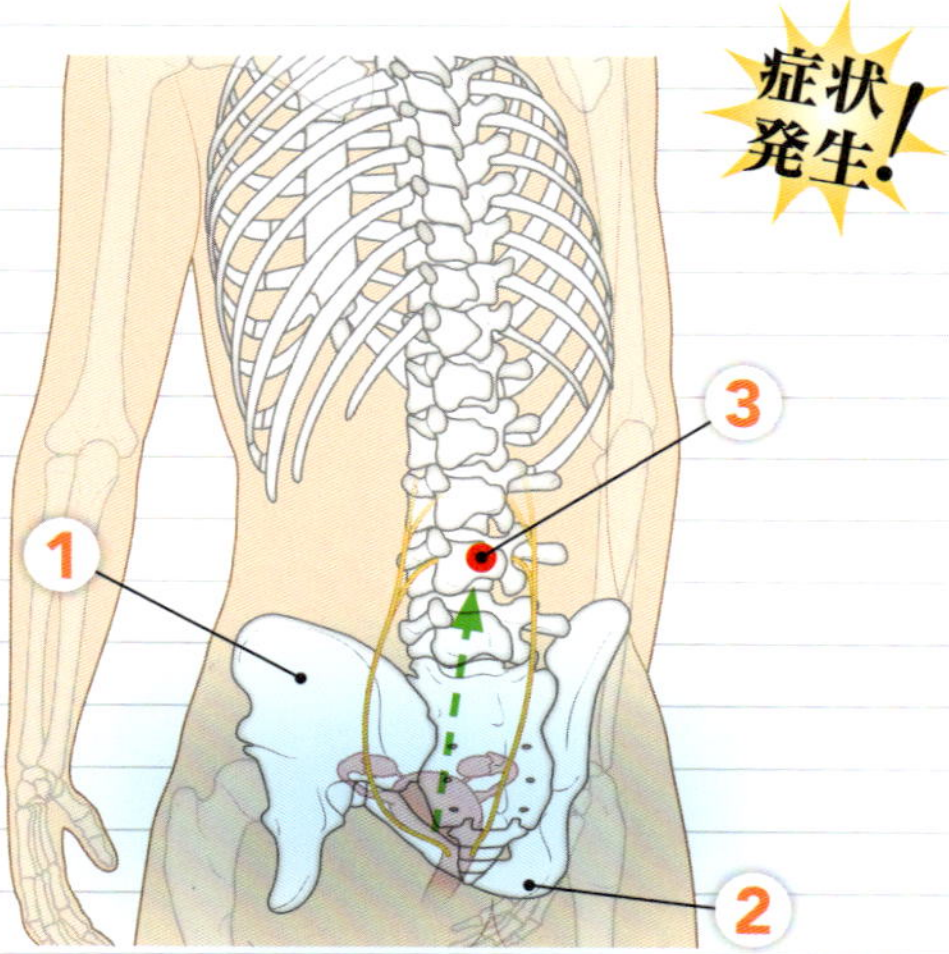

排卵時、腹部に痛みや重さを感じるのは、何かが排泄の妨げになっているから。その直接的な原因は、骨盤（①）に左右差があるなどの理由で、うまく開閉できていないためである。では、なぜうまく開閉できないのか。その原因を探るためには、生殖器（②）と関連の深い腰椎《ようつい》４番（③）が重要なポイントとなる。

2

腰から背中にかけての筋肉の硬直が骨盤の動きを悪くする！

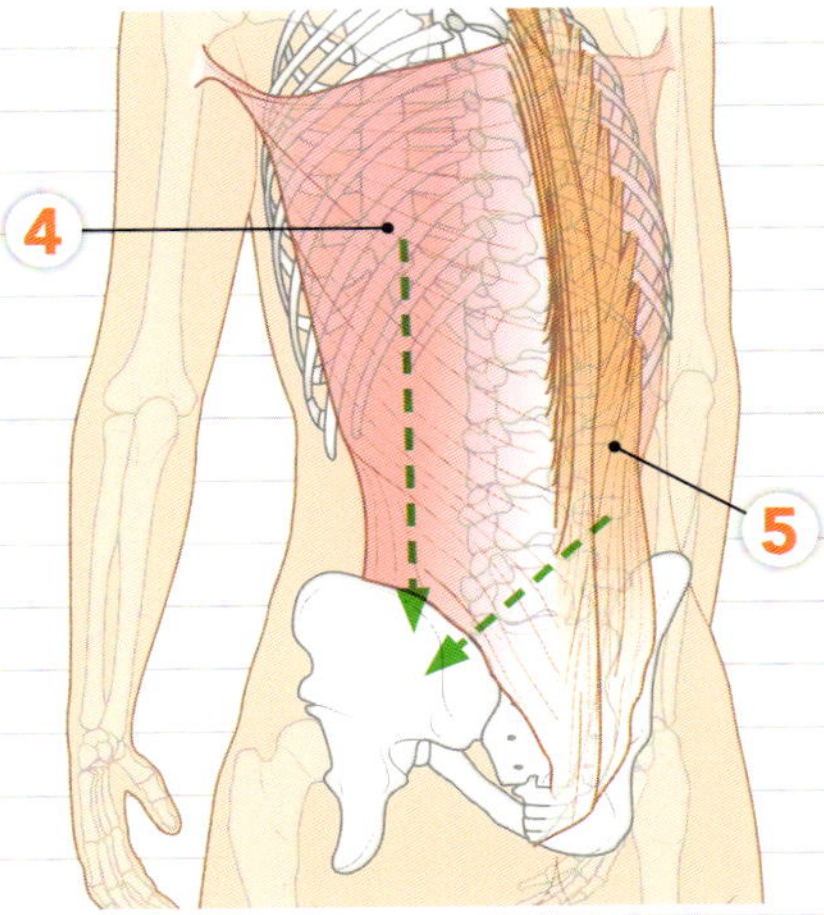

広背筋《こうはいきん》（④）や脊柱起立筋《せきちゅうきりつきん》群（⑤）などの背中の筋肉が緊張しており、この筋肉の緊張が骨盤の可動性を落として、左右差が起こり開閉を妨げている。また骨盤の動きが悪いために腰のアーチがなくなり、腰椎４番への影響も及ぶ。ではなぜ広背筋や脊柱起立筋群などの緊張が起こっているのだろうか？

3

姿勢がアンバランスだと背中の筋肉に負荷がかかり骨盤への影響が大！

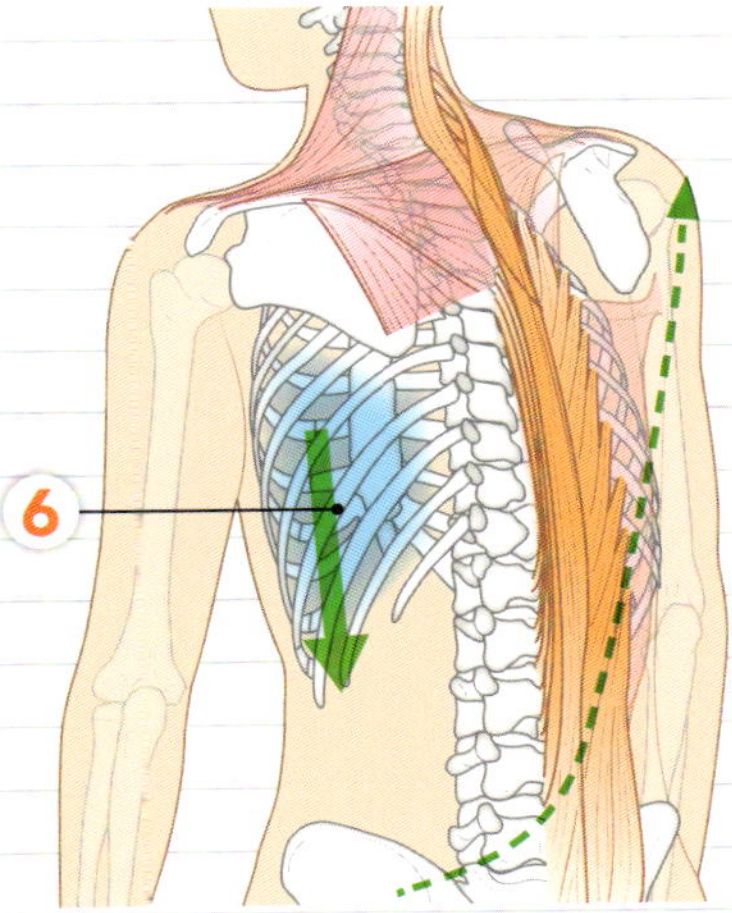

それは極端な姿勢の左右差からバランスをとるために、体のねじれが起こり背中の筋肉の緊張が起こっている。その原因は仕事や家事で過度の疲労から動きが制限された体に偏りが起こるため。このような体のときは肋骨（⑥）も下がり、呼吸が制限されている。まずは自分の体の偏り、左右差を解消することが根本解決につながるのだ。

「骨盤呼吸法」で骨盤内の臓器をゆるめよう！ 76ページ
「内転筋の骨盤呼吸法」で骨盤に新鮮な酸素を取り込もう！ 78ページ

生理痛を和らげる

骨盤呼吸法

骨盤を意識して呼吸することで、
骨盤の内部へ酸素を送り届ける。

骨盤の緊張がほぐれ生殖器の働きがよくなる

1 あお向けに寝て前腸骨《ぜんちょうこつ》より少し内側へ手のひらをのせる

呼吸法に慣れるまでは、
目を閉じて呼吸や体の動
きへの感度を高める。

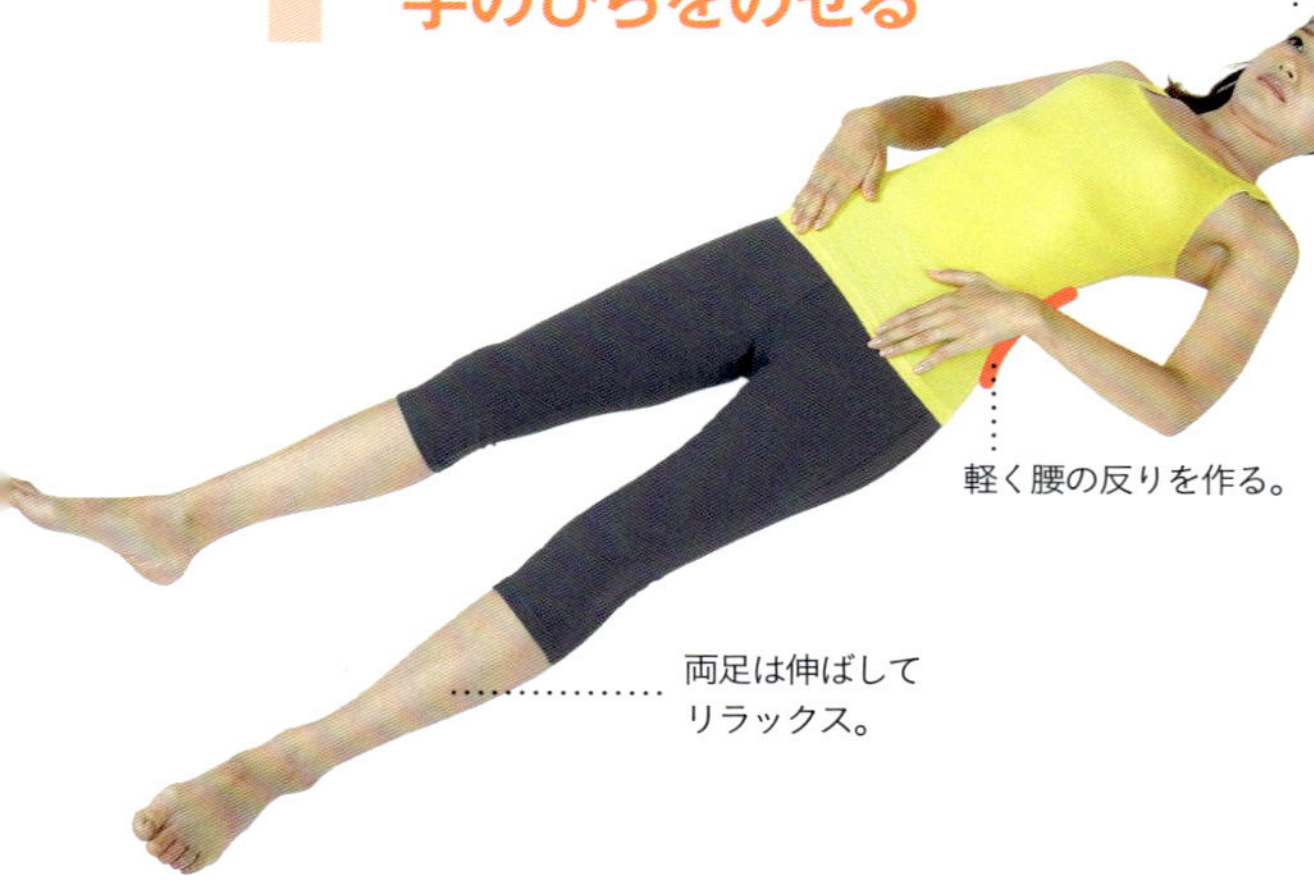

軽く腰の反りを作る。

両足は伸ばして
リラックス。

2 ゆっくりと息を吸いながら前腸骨に沿って両手を下丹田《しもたんでん》へ滑らせる

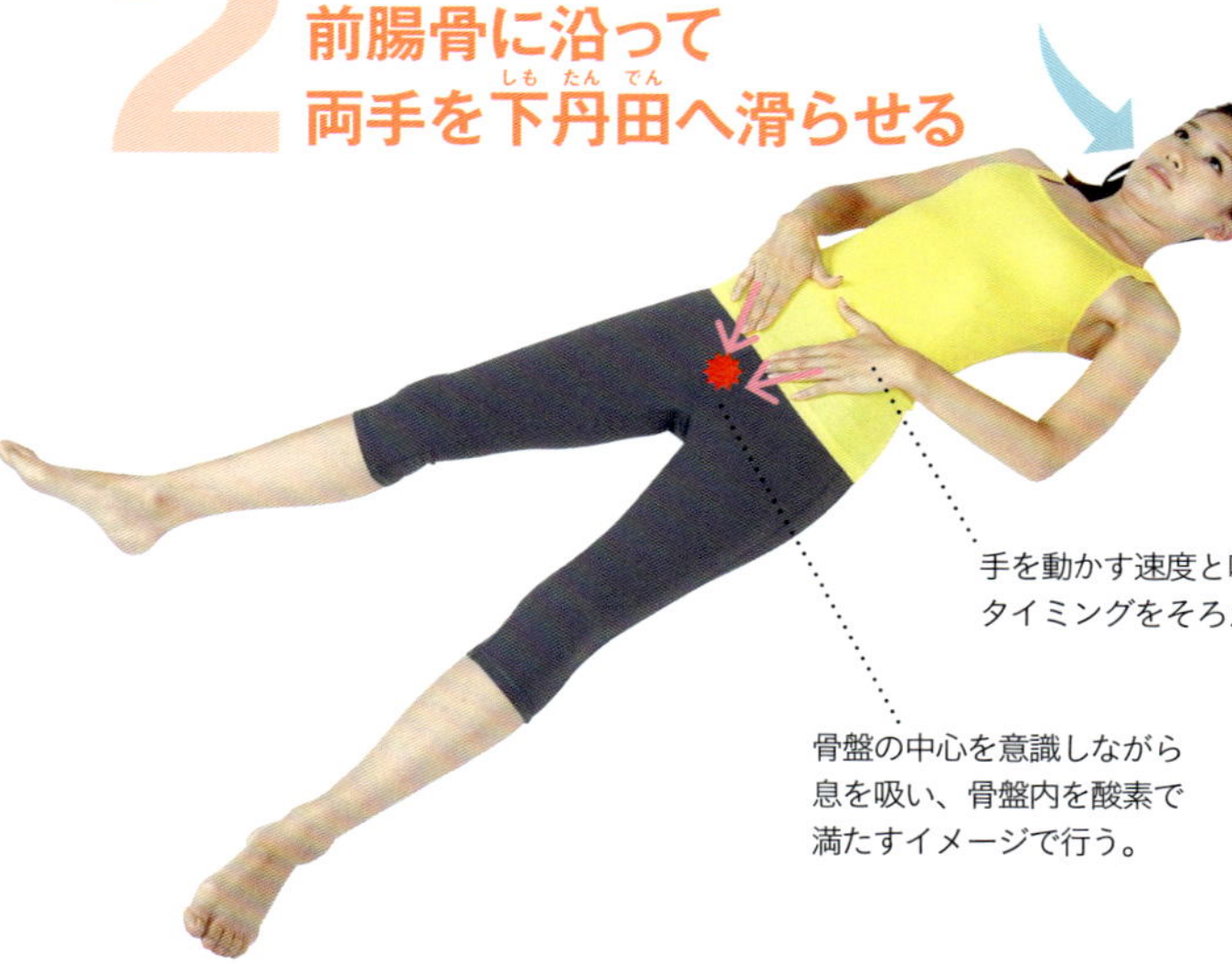

手を動かす速度と吸う
タイミングをそろえる。

骨盤の中心を意識しながら
息を吸い、骨盤内を酸素で
満たすイメージで行う。

3 息を吐きながら同じラインで両手を戻す

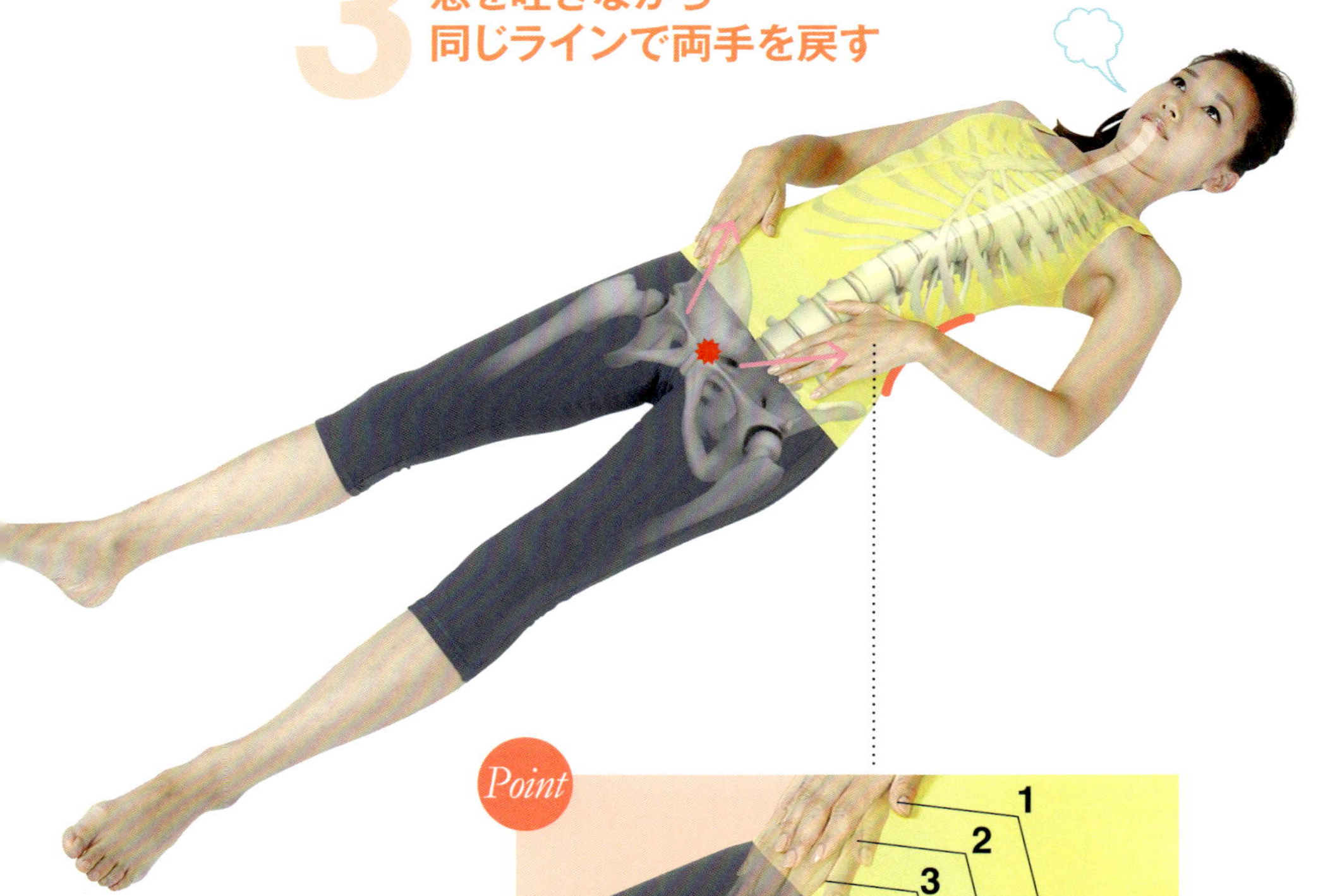

Point

両手は次のように動かして、下丹田へ酸素を集めるイメージをもつ。スタート位置**1**から息を吸いながら下丹田まで動かし、吐きながら**2**の位置まで戻す。**2**の位置から息を吸いながら下丹田まで動かし、吐きながら**3**の位置まで戻す。**3**の位置から息を吸いながら下丹田まで動かし、下丹田で手を止めて息を吐く。

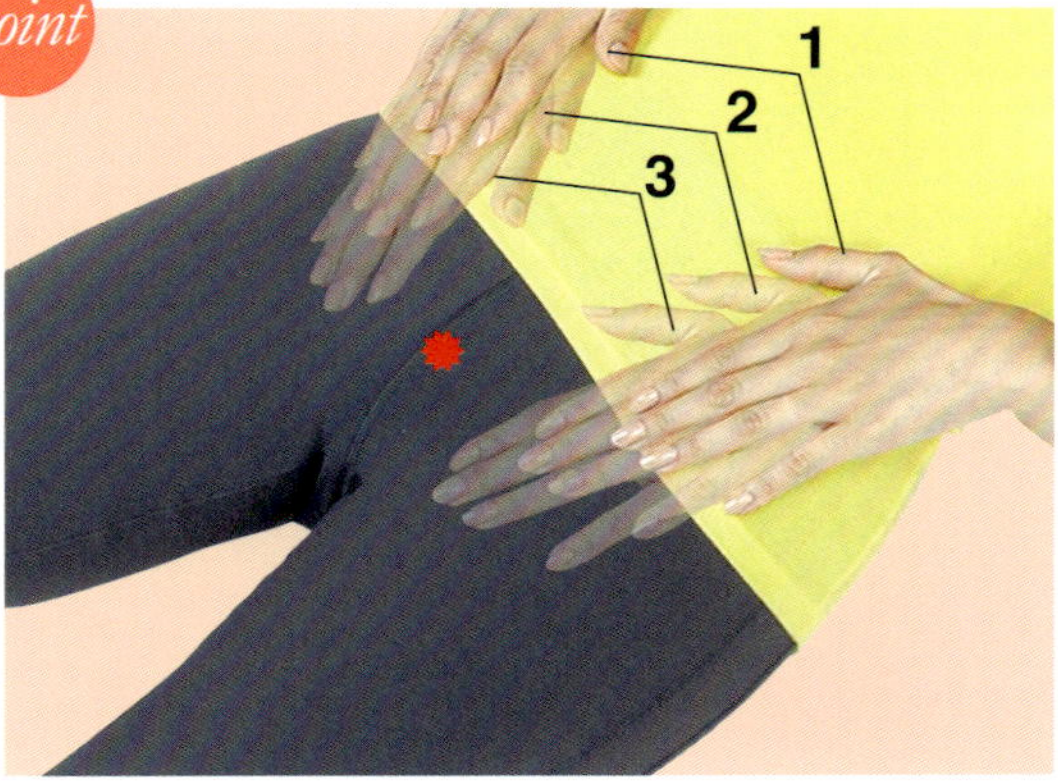

4 2と3を数回繰り返して終了

生理痛
を和らげる

内転筋《ないてんきん》の骨盤呼吸法

下丹田《しもたんでん》と骨盤、生殖器を意識しながら、内転筋を使って骨盤を締める呼吸法。

内太ももの筋肉で骨盤を整える

Menstrual pain

1 あお向けに寝て前腸骨《ぜんちょうこつ》より少し内側へ手をのせる

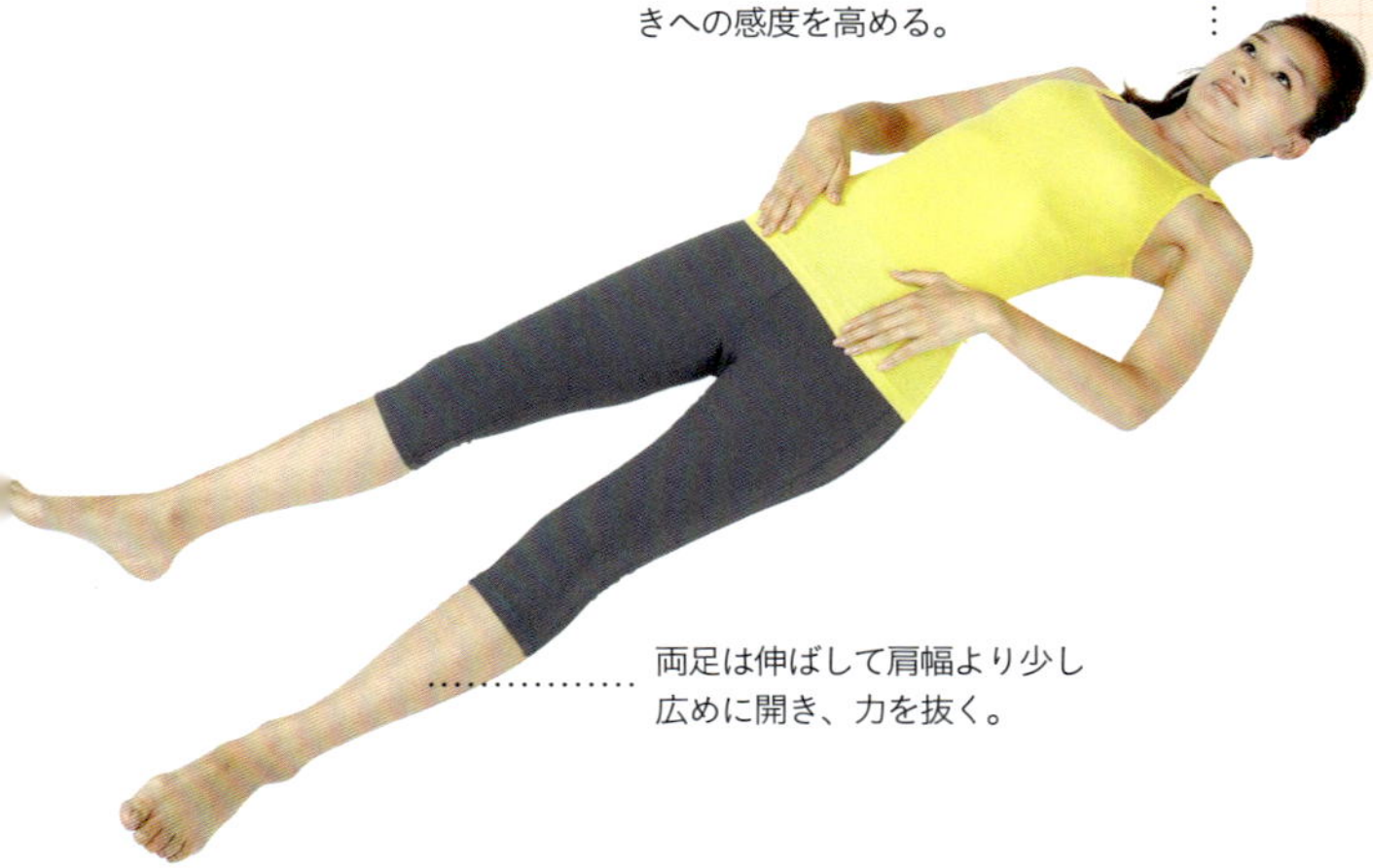

呼吸法に慣れるまでは、目を閉じて呼吸や体の動きへの感度を高める。

両足は伸ばして肩幅より少し広めに開き、力を抜く。

2 息を吐きながら足を閉じる。両手を前腸骨のふちに沿って下丹田へゆっくりと動かす

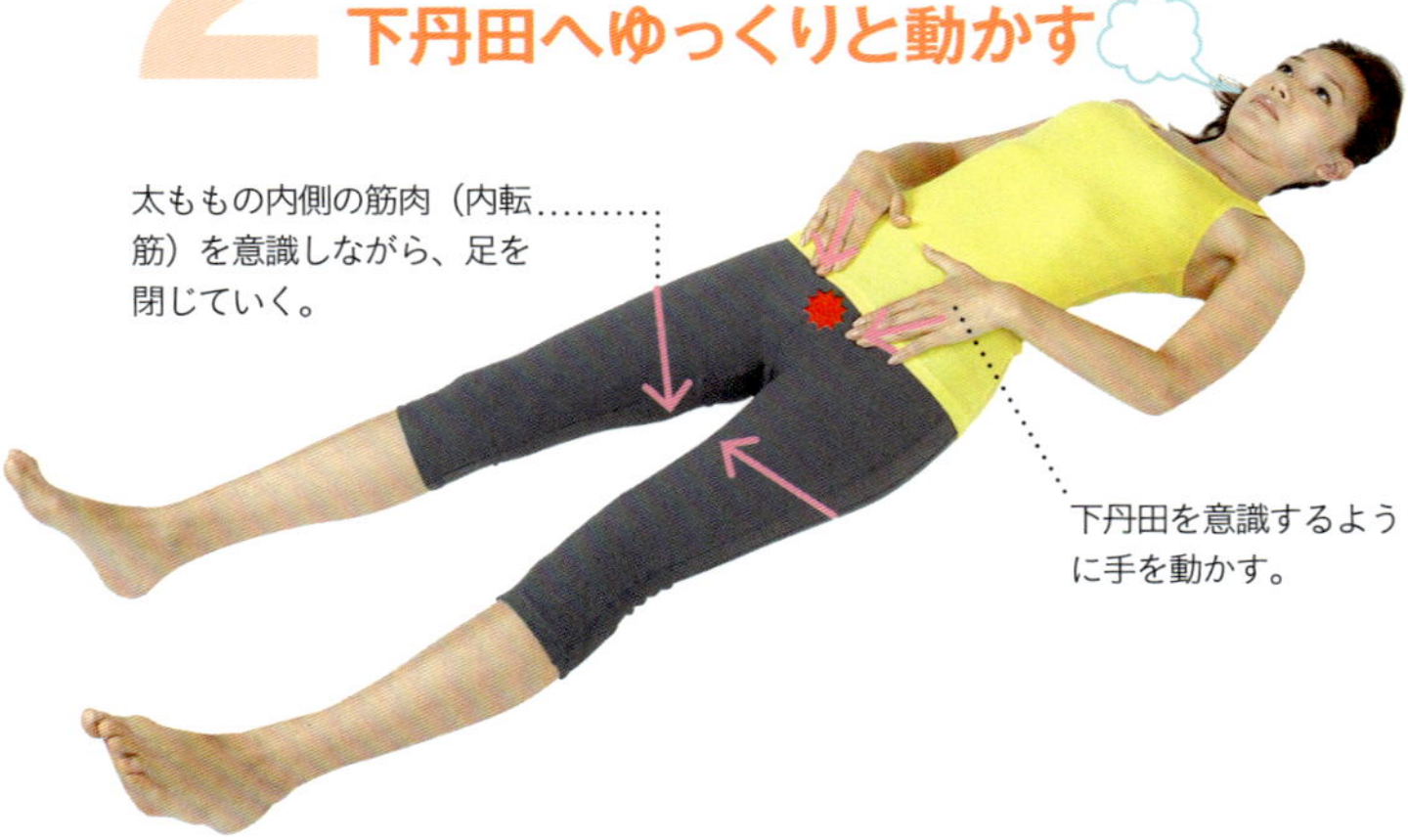

太ももの内側の筋肉（内転筋）を意識しながら、足を閉じていく。

下丹田を意識するように手を動かす。

3 軽く吸いながら 両手は同じ軌道で戻して 足をゆっくり開く

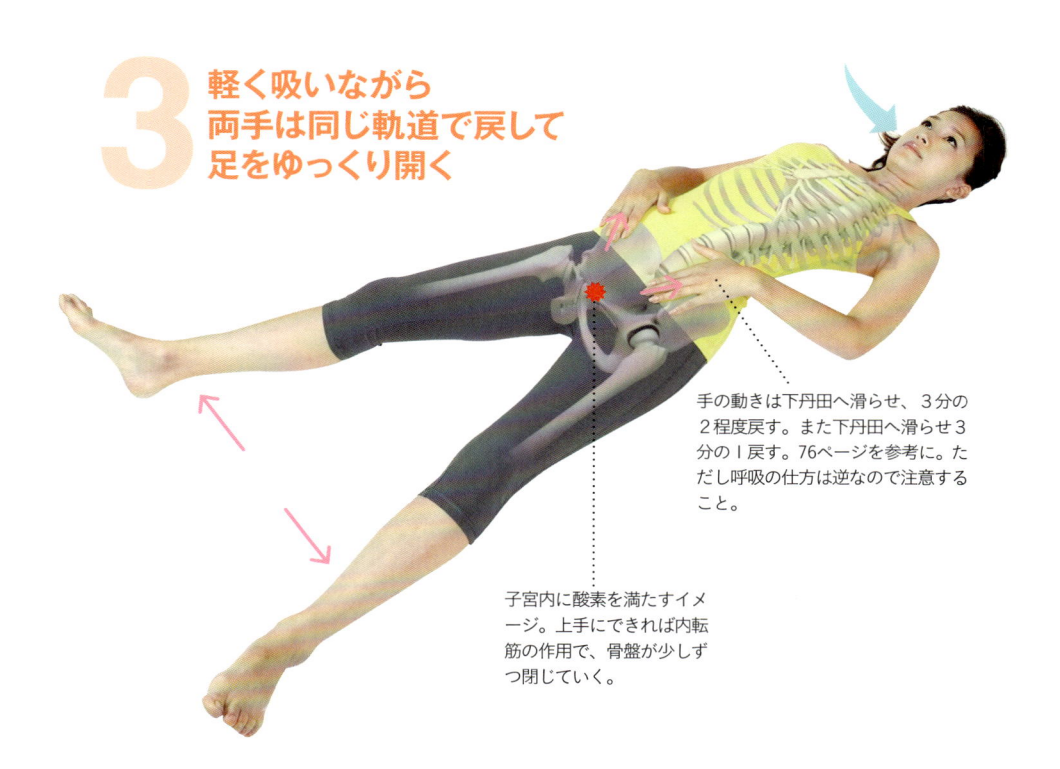

手の動きは下丹田へ滑らせ、３分の２程度戻す。また下丹田へ滑らせ３分の１戻す。76ページを参考に。ただし呼吸の仕方は逆なので注意すること。

子宮内に酸素を満たすイメージ。上手にできれば内転筋の作用で、骨盤が少しずつ閉じていく。

4 2と3を数回 繰り返したのち 足を閉じて終了

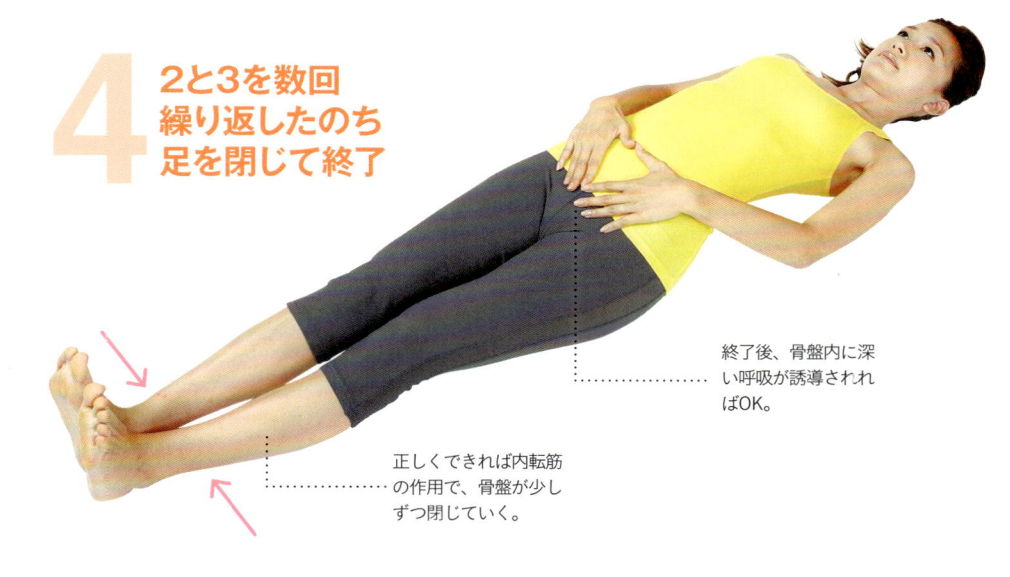

終了後、骨盤内に深い呼吸が誘導されればOK。

正しくできれば内転筋の作用で、骨盤が少しずつ閉じていく。

湿度に強い人、弱い人 Column 3

私が1969年に国の交換留学生として鍼灸《しんきゅう》の指導のためヨーロッパに出向いた時、鍼灸を指導する交換条件として、西洋医学を学ぶ機会を与えてもらいました。しばらくすると当時の中山スイス大使、北原国連大使から、週末に整体指導をしたらどうかと要請を受け、これが外国での初めての整体指導となり、整体の普及活動のきっかけになりました。帰国すると日本でも「整体指導をしてほしい」「整体操法を教えてほしい」と多くの方から言われ、原宿道場ができるころには、日本人だけでなく、当時日本にいた外国人も講座生として入学し、いつの間にか外国人クラスもできていました。

ある時、外国人クラスのほとんどの生徒が一時帰国してしまうことがありました。「日本の夏はつらい、この湿気がとても苦しい」と言い、当時は湿気の少なかった祖国に帰国したのです。このつらさの原因には、湿度と毛穴の数が大きく関わっています。湿気の多い地域に暮らすアジア人は、汗をかきやすいように毛穴の数が多いのですが、欧米の人たちは毛穴が少ない分、日本では汗がうまくかけずとても苦しいのです。祖国では湿気がないので、体温調節ができてサラッとした汗がかけますが、「日本ではまとわりつくような気持ち悪い汗をかく、何度もシャワーを浴びないといけない」と言っていました。しかし、これは20年前の話で、今のヨーロッパは気温が高く、また冷房設備がそれほど普及していないので、肺に負担をかける方が多く出ているようです。日本でも4～5年前までは、猛暑でも北海道へ行けば体調を整えて元気な体になって帰ってきていたのですが、今年（2013年）の北海道は気温が高く湿気も多いため、東京とあまり違いがなかったようです。

このように、ヨーロッパだけでなく地球規模で環境が変わってきています。そのためにはそれに順応できる体作りが必要であり、初めての呼吸法の本を書き上げたのも、そのような理由があるからなのです。

Chart 4

不調が消える呼吸法

慢性疲労の根本原因を探る

全身からくる得体のしれない疲労感。
根本原因は千差万別だが、
背骨はチェックすべき。

1

背骨のチェックから根本原因が見つかる！

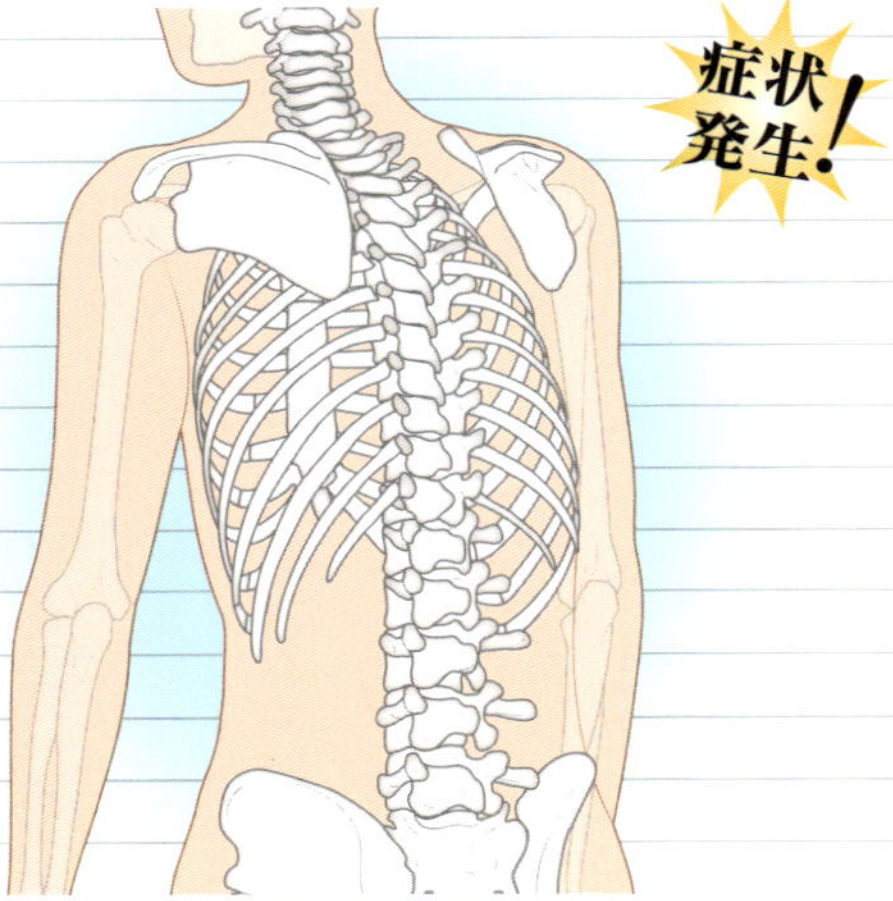

疲れている人は、決まって姿勢が悪くなっている。肩が落ちて前かがみになり、覇《は》気《き》がなく、呼吸が浅いため、ため息が多い。また、汗をかけない人も多い。このような複合した状態の中から根本原因を探るには、背骨をひとつひとつ診ていくのがよい。たいていの場合、多くの背骨が硬直しているが、より硬直の強い箇所が見つかる。

2

汗がかけない体には老廃物がたまってしまう！

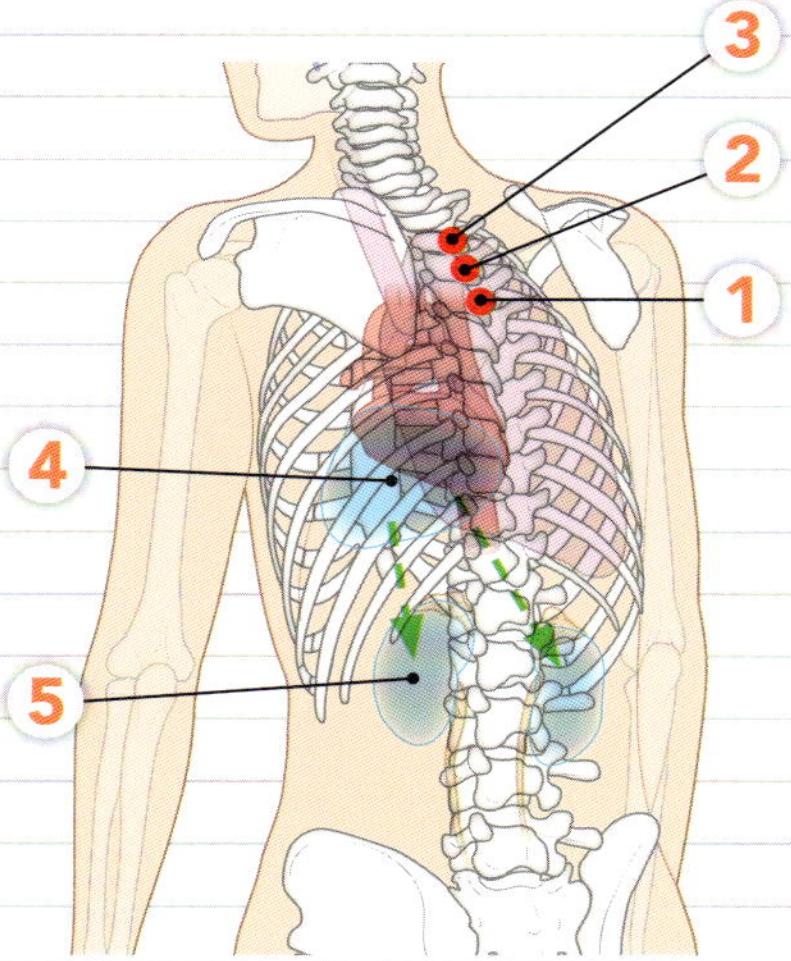

背骨を探ると、胸椎《きょうつい》５番（①）が硬直していることが多い。ここは汗と関連する場所で、胸椎３番（③）４番（②）も硬直している。３番４番は心臓（④）や肺と密接な関係にあるため、硬直すると心肺機能が低下して血流が悪くなり、呼吸も浅くなる。酸素や栄養が全身に行き渡らない状態である。老廃物を排出する汗も十分出ていないため、血液を濾過し、浄化する腎臓（⑤）にもかなりの負担がかかっている。これが慢性疲労へとつながるのだ。

3

腕の疲労やストレス、食べすぎ…人によってさまざまな原因が

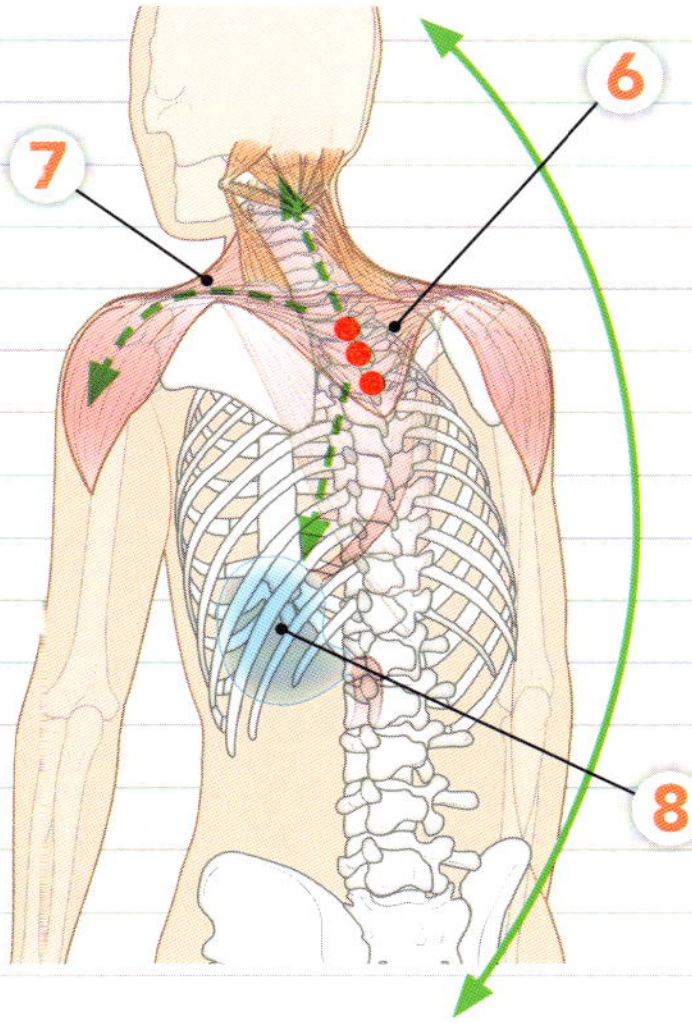

では、胸椎３番４番を硬直させ、前屈させた原因はどこにあるのか。そこに根本原因があるのだが、理由は人によって大きく異なる。たとえば、僧帽筋《そうぼうきん》（⑥）や肩甲挙筋《けんこうきょきん》（⑦）などへ硬直が伸びていれば、腕の疲労が原因である可能性が高い。後頭部まで硬直していれば、ストレスも加わってくる。また、日常的な食べすぎなどによる胃腸（⑧）の疲労も前屈しやすく、根本原因になり得る。あらためて生活習慣を見直してみることが大切である。

「脊椎行気法」で背骨に新鮮な酸素を取り入れて、弾力を取り戻そう！ 84ページ

慢性疲労を和らげる

脊《せき》椎《つい》行《ぎょう》気《き》法《ほう》

背骨を強く意識して、背骨の内部を酸素が通過するイメージで行う呼吸法。

体があたたまって全身がリラックス

1 軽くひざ頭を開いて正座。両手のひらは上へ向けて太ももにのせる

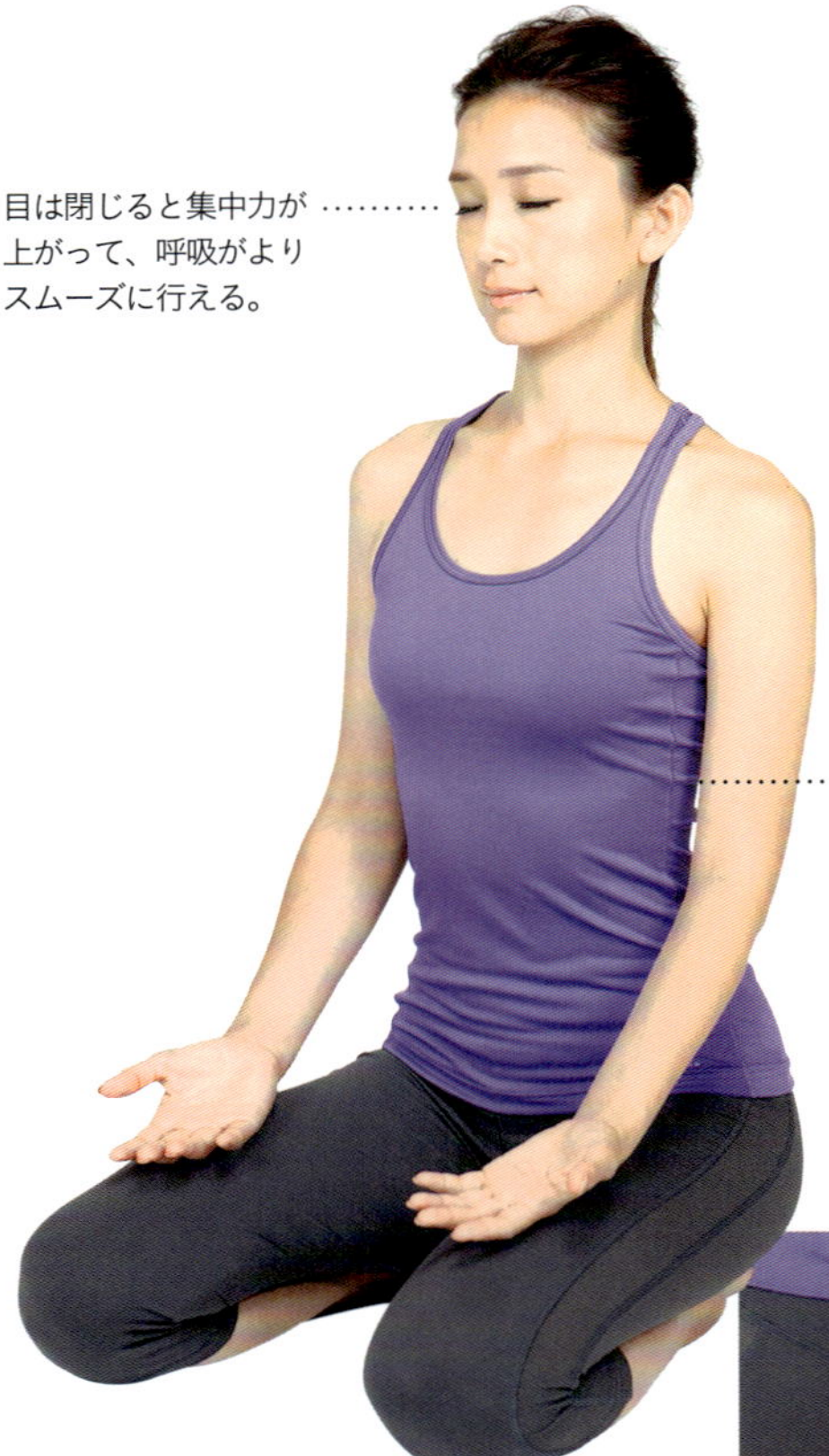

目は閉じると集中力が上がって、呼吸がよりスムーズに行える。

背すじを伸ばしたら肩や腕などから余分な力を抜く。

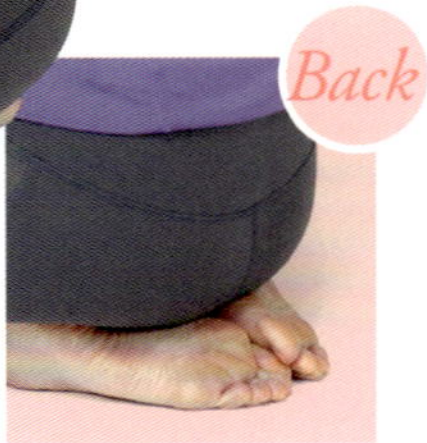

親指を軽くくっつけて正座する。

2 頭上から尾《び》骨《こつ》まで酸素が通過するイメージで息を吸う

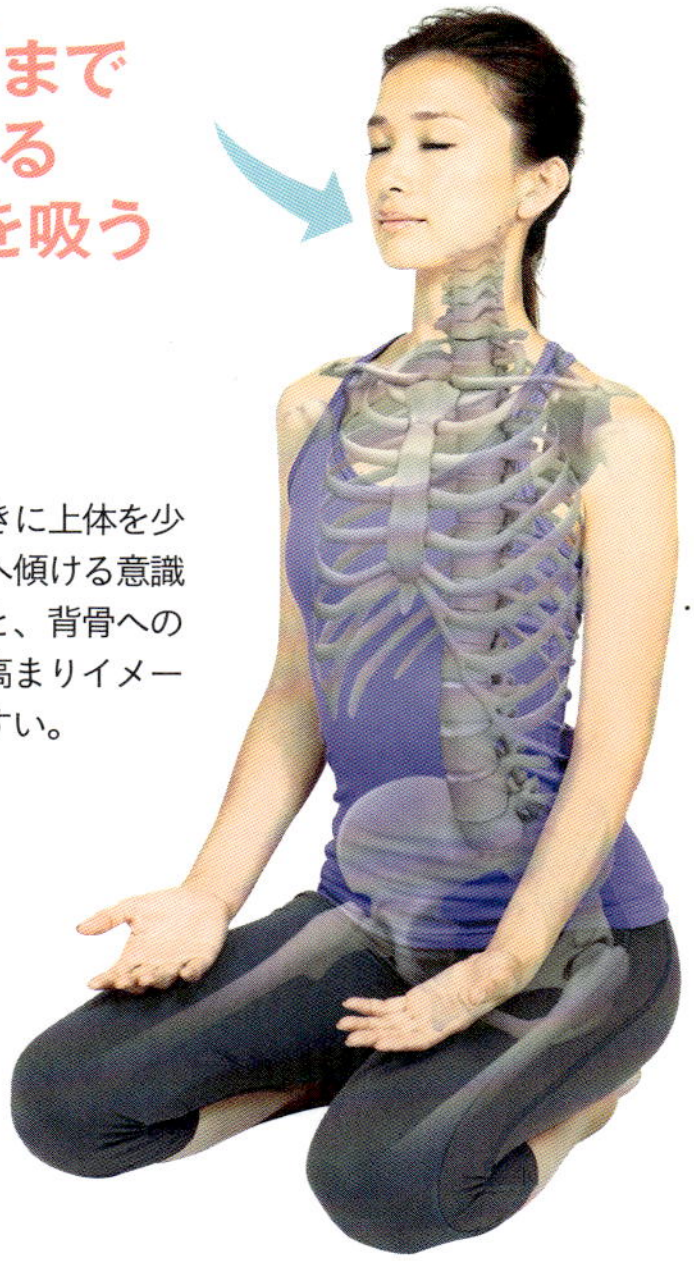

Side

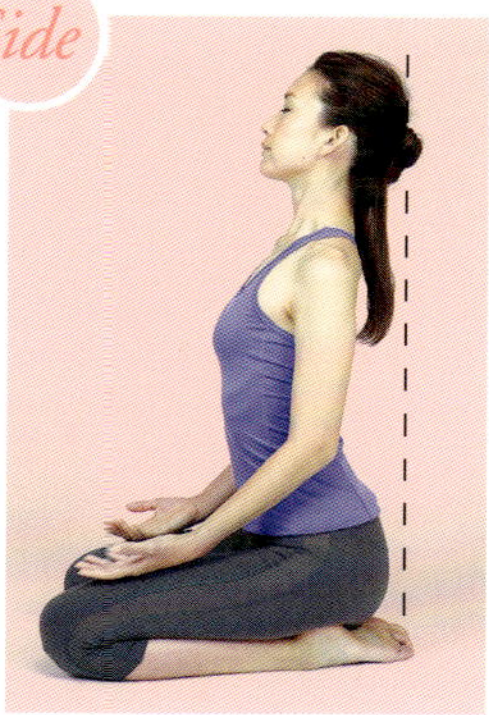

吸うときに上体を少し後ろへ傾ける意識で行うと、背骨への意識が高まりイメージしやすい。

Point 呼吸を通すのはココ！

背骨の中には重要な神経の束が走っている。そこを強く意識することで、気持ちが落ち着き、さらに不調の部分が回復するように調整されていく。

3 尾骨から背骨を通って頭上まで届くイメージでゆっくりと吐く

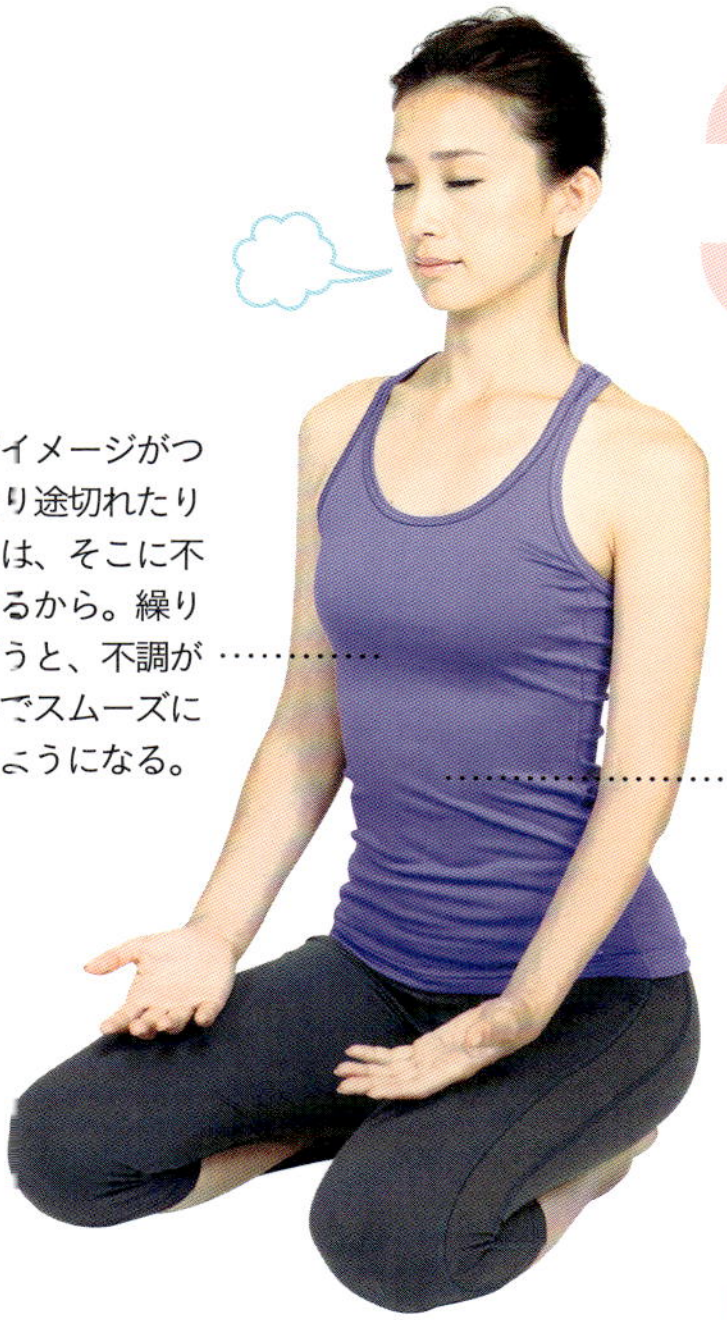

途中でイメージがつかえたり途切れたりするのは、そこに不調があるから。繰り返し行うと、不調が和らいでスムーズにできるようになる。

吐くときは上体を少し前傾にすると、背骨への意識が高まってイメージしやすい。

4 2と3を数回繰り返して終了

手足の冷え
の根本原因を探る

手足の冷えは心臓や肺、体温調節、ホルモンバランスなど、さまざまな要因が重なって生じる。早めに根本原因を見極めることが大切。

1 患部をあたためても再発は防げない！血液を届ける心臓の機能をチェックすべき

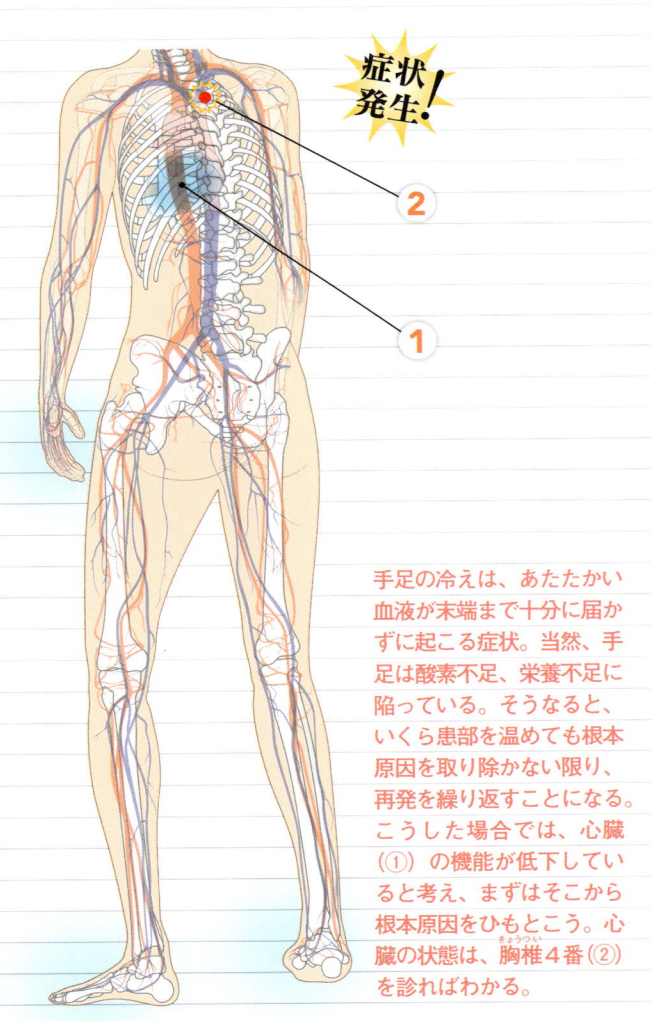

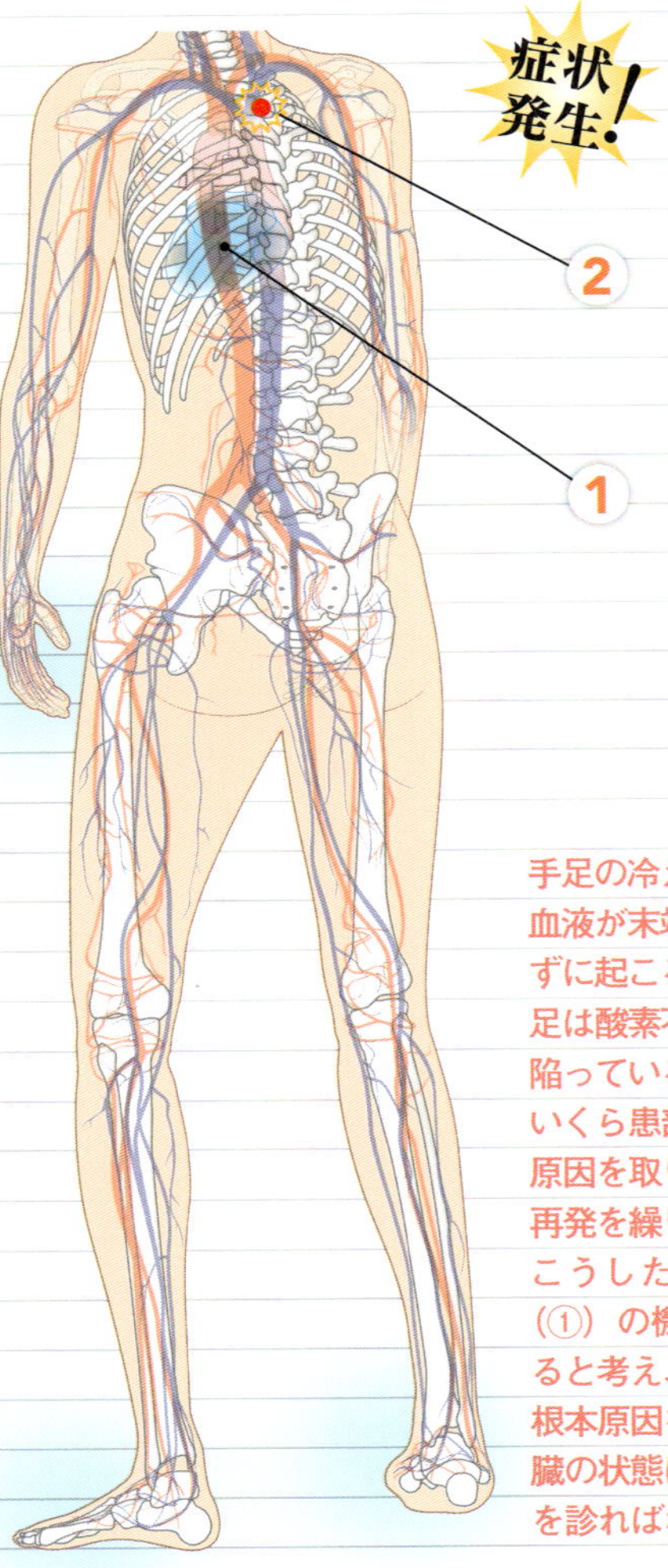

手足の冷えは、あたたかい血液が末端まで十分に届かずに起こる症状。当然、手足は酸素不足、栄養不足に陥っている。そうなると、いくら患部を温めても根本原因を取り除かない限り、再発を繰り返すことになる。こうした場合では、心臓（①）の機能が低下していると考え、まずはそこから根本原因をひもとこう。心臓の状態は、胸椎《きょうつい》４番（②）を診ればわかる。

2

肺の機能低下の可能性も。
汗が出なくなって
体温調整もできなくなる

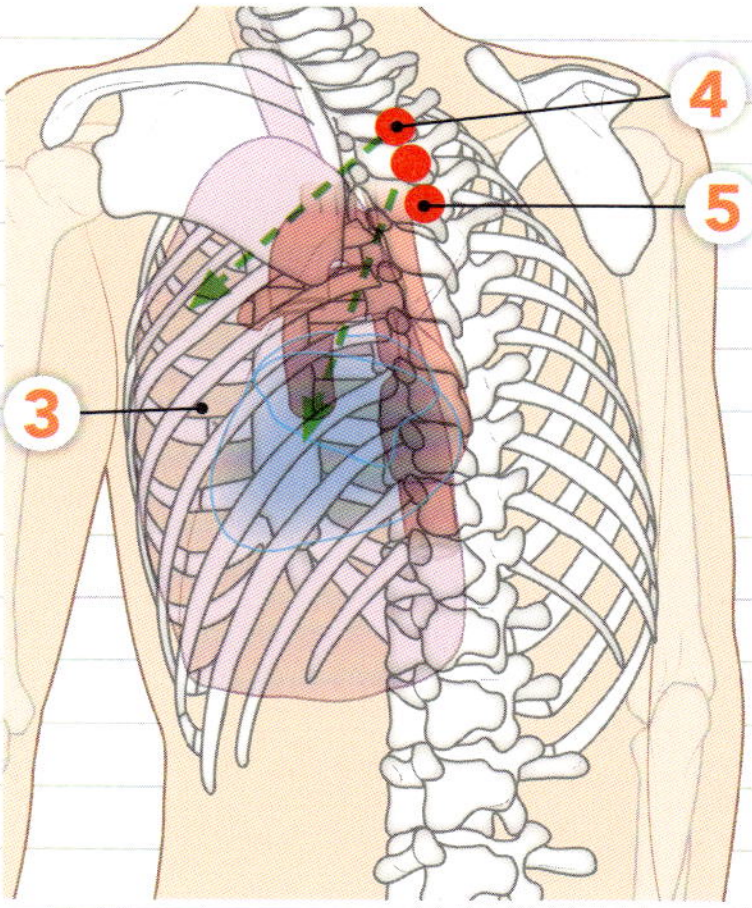

その胸椎４番は硬直しており、４番は心臓と関連が深いため、その硬直で末端まで血液が流れていかないのだ。４番が硬直している人は、肺（③）に関連する胸椎３番（④）と汗に関連する胸椎５番（⑤）も硬直していることが多い。肺の機能低下は、二酸化炭素と酸素とのガス交換を滞らせ、新鮮な血液を心臓に供給できなくする。また、５番の硬直から発汗機能が悪くなって、体温調節の働きが鈍り、冷えへとつながっている。

3

腕の疲れ、呼吸器の不調などで
前屈姿勢に陥り
心臓のパワーを徐々になくす

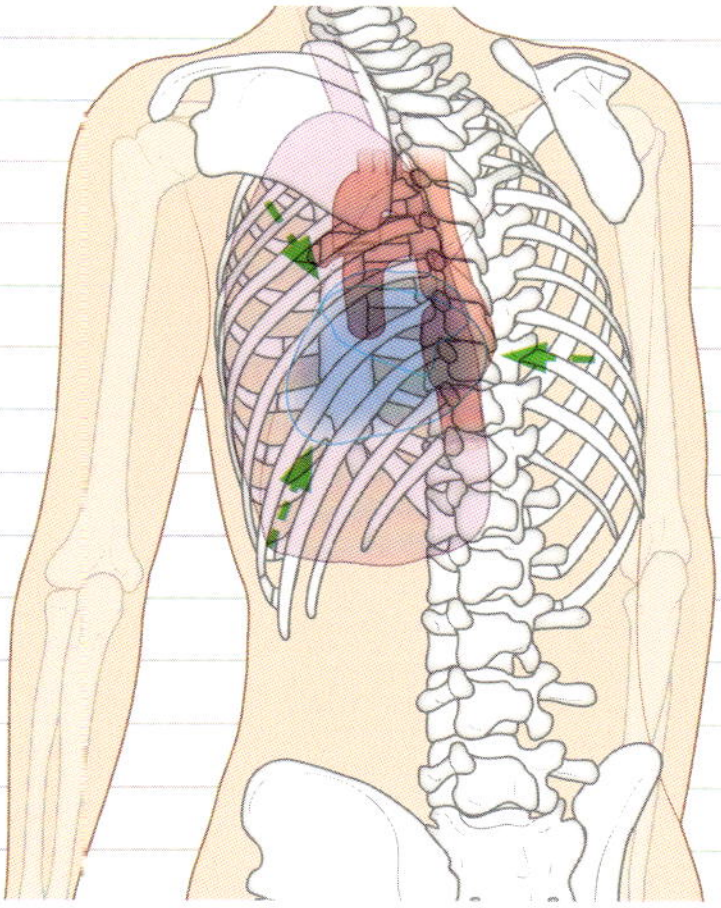

それでは、背骨を硬直させた理由はどこにあるのか。仕事や育児、家事などでの腕の疲れ、精神的なストレス、呼吸器の不調など、さまざまな理由で肩が落ちて背中が丸まったのが発端だろう。そして、その姿勢が長期間続き、クセとなり、固定されてしまう。前屈姿勢により胸部に負担が。少しずつ心臓や肺、体温調節などの機能が低下し、血液をあたためる力も末端へ送り届けるパワーもなくなってしまう。

「仙骨呼吸法」で心臓などの括約筋の動きをよくしよう！ 88ページ

手足の冷え を和らげる

仙《せん》骨《こつ》呼吸法

骨盤の一部である仙骨を強くイメージして行う呼吸法。

骨盤の働きをよくして隅々まで酸素を届ける

1 うつ伏せに寝て両足を軽く開く。両ひざを曲げ、足の裏をくっつける

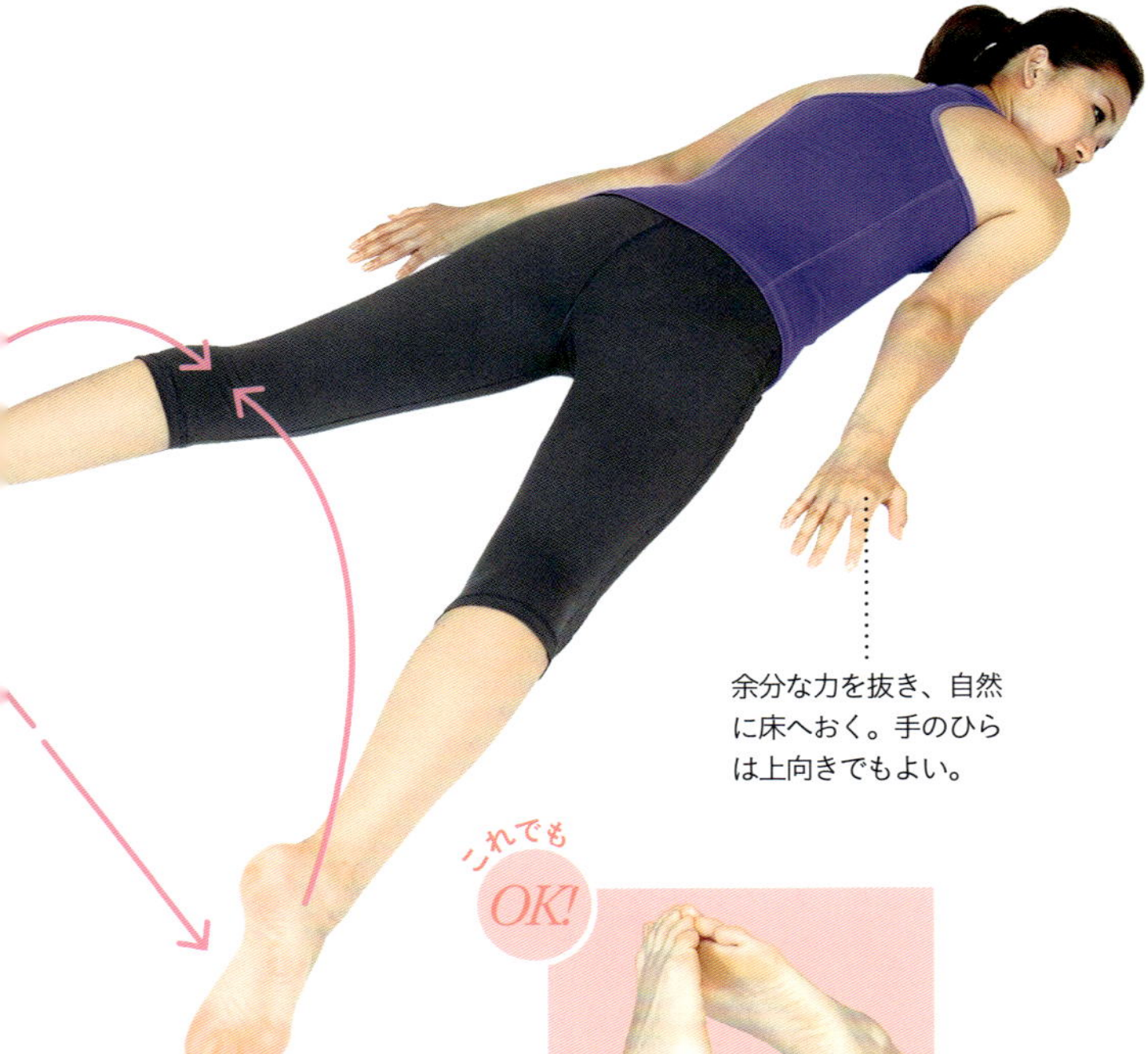

余分な力を抜き、自然に床へおく。手のひらは上向きでもよい。

これでも OK!

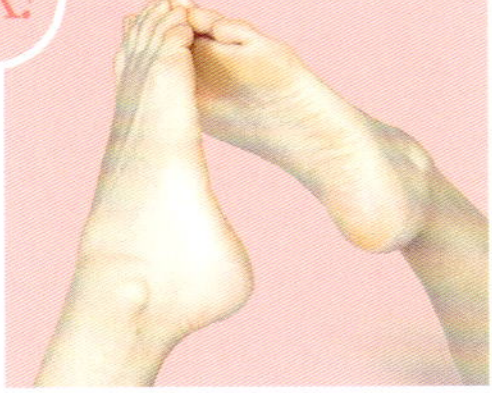

足の裏がくっつかないなら、足先だけつけてもよい。

2 ゆっくりと息を吸いながら かかとを尻のほうへ動かす

仙骨を持ち上げるイメージで行う。

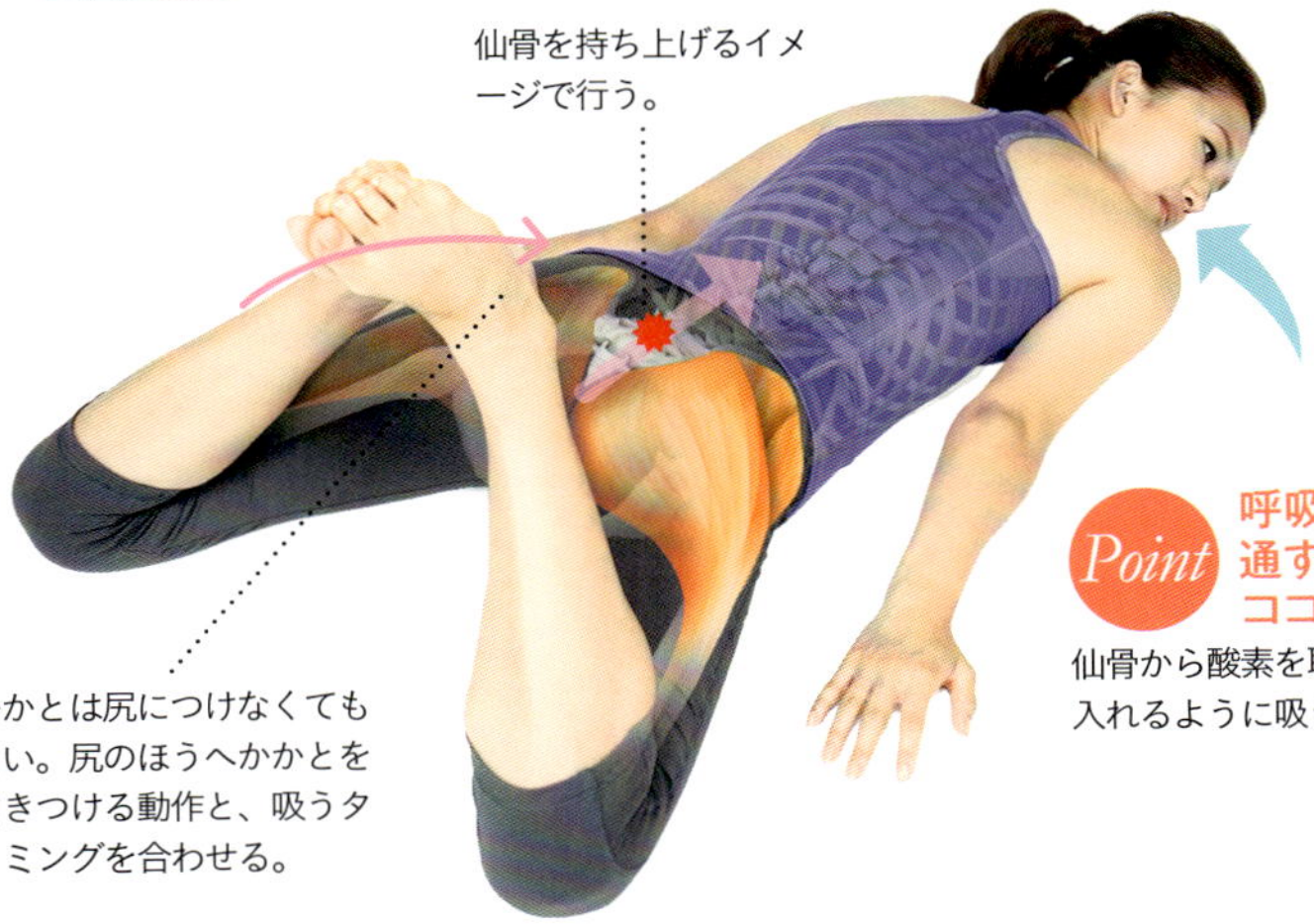

かかとは尻につけなくてもよい。尻のほうへかかとを引きつける動作と、吸うタイミングを合わせる。

Point 呼吸を通すのはココ!

仙骨から酸素を取り入れるように吸う。

3 息を吐きながら 尻からかかとを 軽く戻す

慣れてくると、徐々に仙骨があたたまっていくのを感じられる。

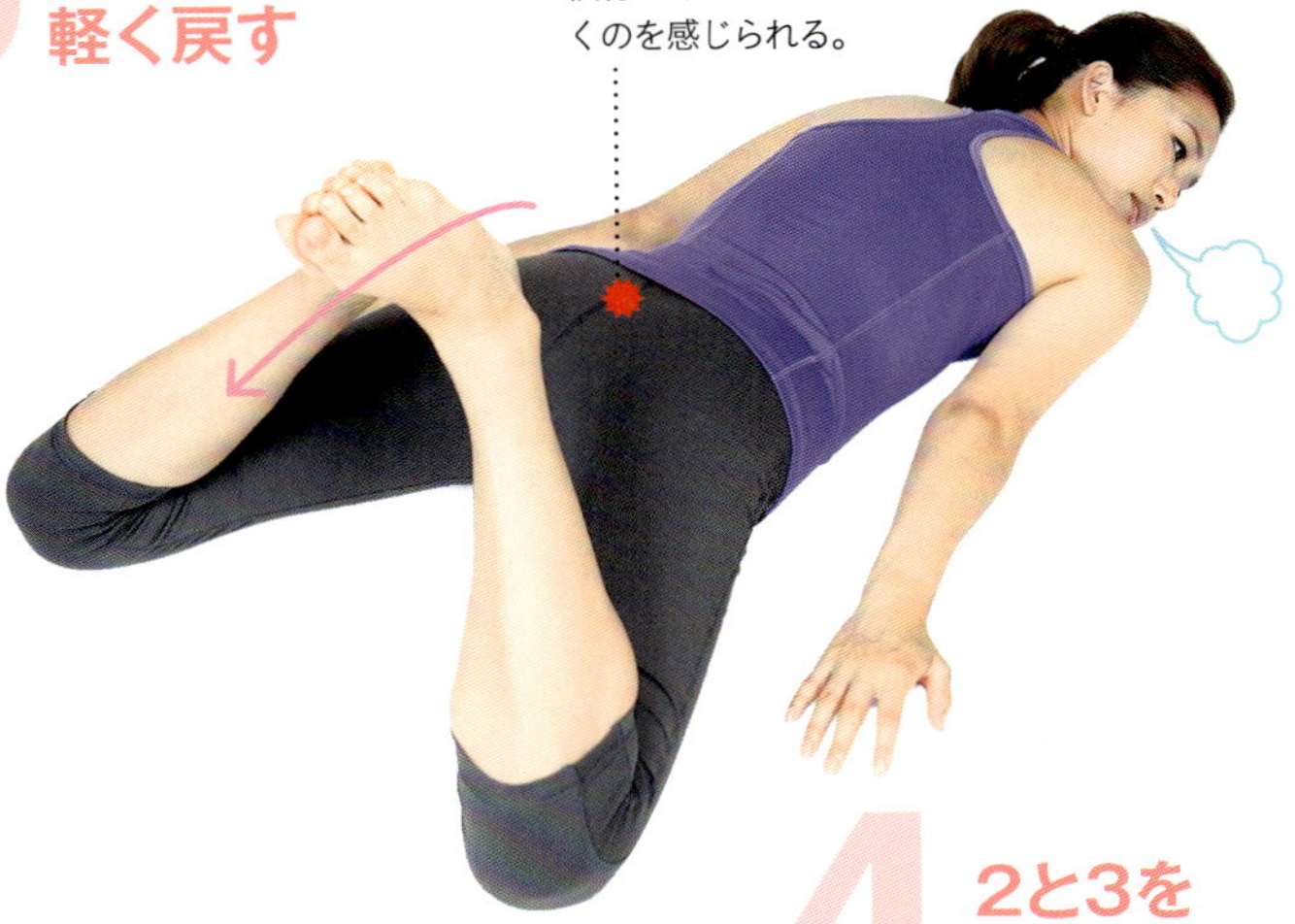

4 2と3を 数回繰り返して終了

イライラの根本原因を探る

キレる、落ち着きがない、集中力が続かない…。
心理的な問題も体には如実に表れる。
そのポイントは丹田にある。

1

下丹田《しもたんでん》が固く 柔軟性がない人は 落ち着きがない！

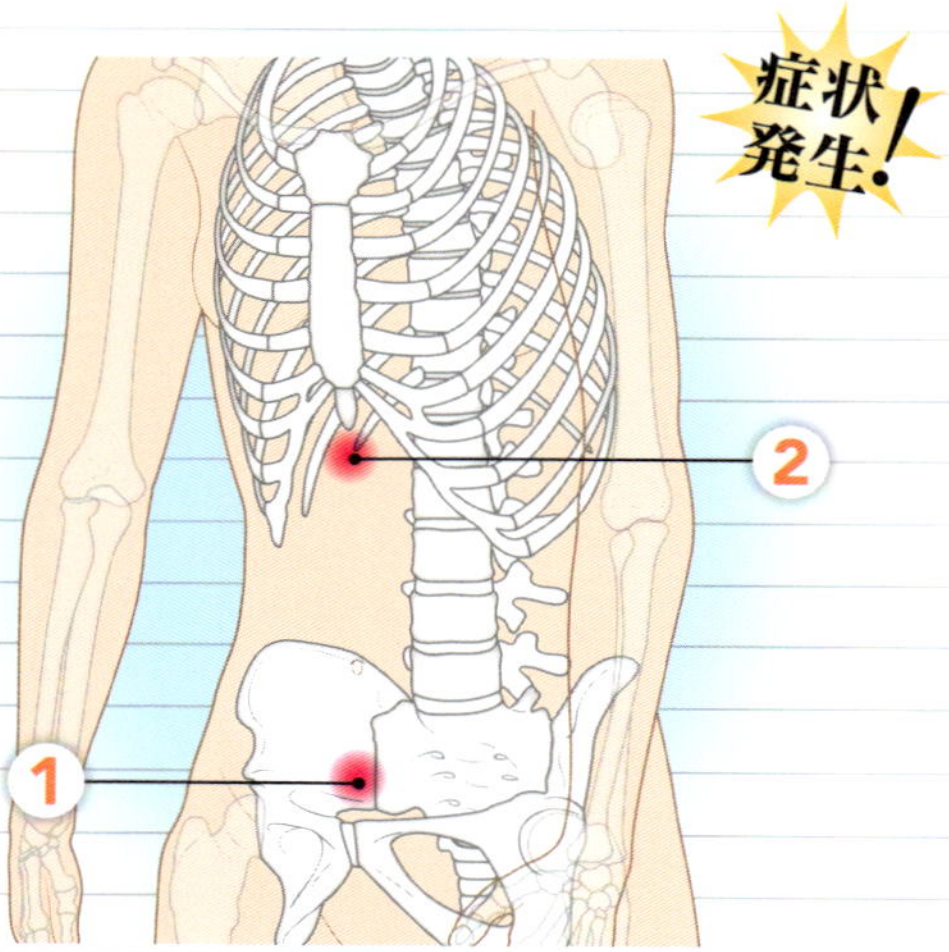

下丹田（①）を診てみよう。下丹田は気力充実のバロメーター。どんなときにも落ち着き、悠然と対応できる人は、ここがあたたかく、弾力に満ちている。しかし、イライラしやすい人は、力がなくズブズブとゆるんでいる。あわせて骨盤を診ると、硬直して少し後傾《こうけい》気味になり、心理状態を表す上丹田《かみたんでん》（②）も硬直して体の安定性が悪くて当然の状態。常に座り心地の悪いイスへと腰かけているようなものだ。

2

骨盤の硬直、周辺の筋肉の硬直が不眠を招きリラックスできない状態に

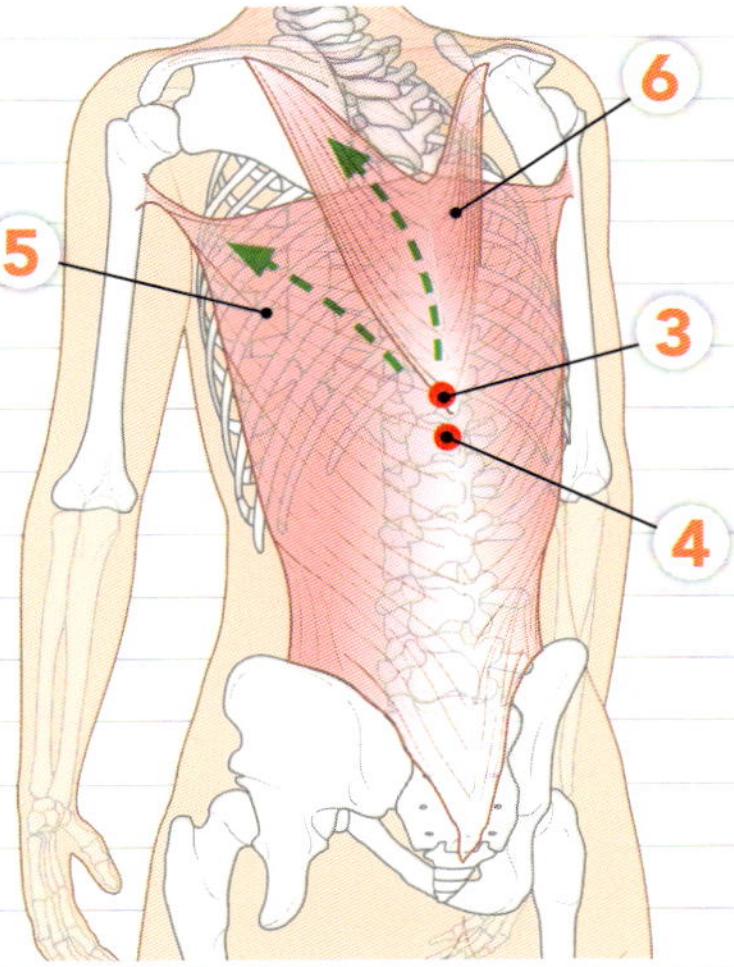

そこで、骨盤の硬直のもとを探る。まず、腰から上へ背骨を探ると、胸椎《きょうつい》12番（③）と腰椎《ようつい》1番（④）が硬直していることが多い。1番が硬直すると、良質な睡眠がとれず、体がリラックスできない状態に。また、周辺の筋肉は、わきの下付近へ伸びる広背筋《こうはいきん》（⑤）や肩口付近から始まる僧帽筋《そうぼうきん》（⑥）下部が強く引っぱられて緊張している。この緊張が骨盤や胸椎、腰椎へと影響を与え、座りの悪さを生み出している。さらに僧帽筋の下部以外も緊張している。

3

腕の疲れやストレスで胸椎２番～４番が硬直！

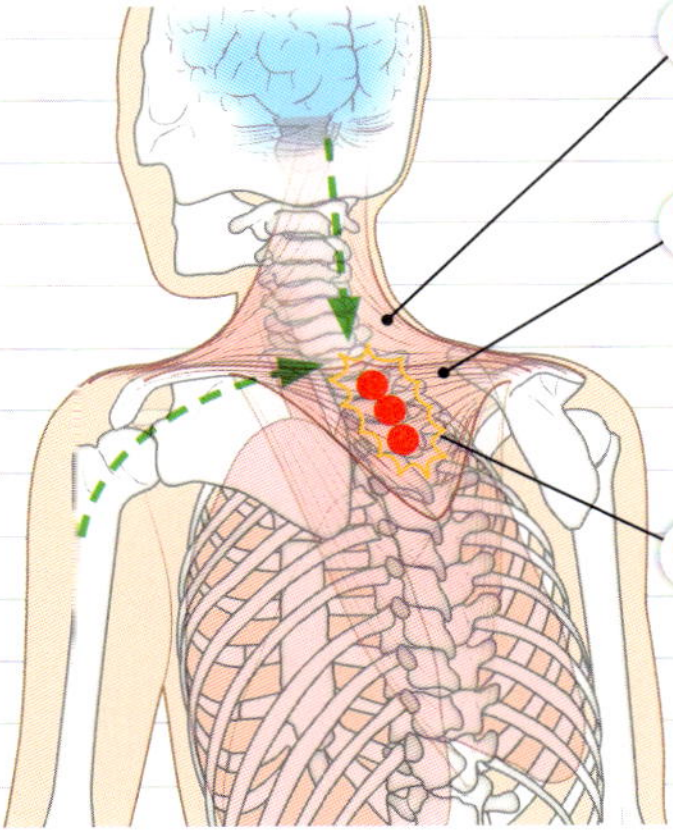

僧帽筋は、中部（⑦）や上部（⑧）も緊張していることが多い。上部は後頭部付近までつながっており、強いストレスで脳が緊張した場合に影響を受けやすい。中部は肩口へとつながっているため、腕の使いすぎなどの影響を受ける。こうした緊張や疲労が僧帽筋を硬直させ、胸椎２番～４番（⑨）が硬直したのだ。また、呼吸器が弱くなっても同様に前屈するため、胸椎３番が硬直した影響で上下にある２番４番が硬直するケースも。このあたりに根本原因があると考えてよい。

「脱力の呼吸法からの合掌行気法」で丹田のバランスを取り戻そう！ 92ページ

イライラを和らげる

脱力の呼吸法からの合《がっ》掌《しょう》行《ぎょう》気《き》法《ほう》

緊張を緩和させる実用性の高い呼吸法。

まず精神的ダメージで硬直した上体をほぐす

1 正座をして背すじを伸ばす

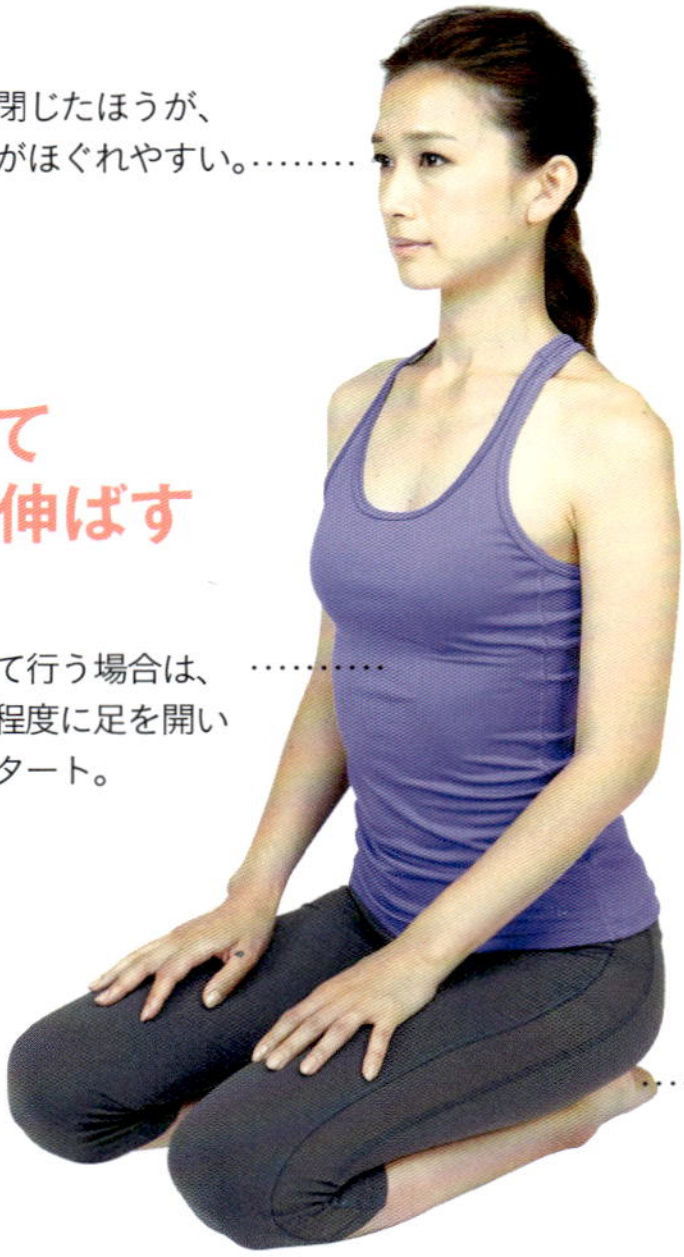

目を閉じたほうが、緊張がほぐれやすい。

立って行う場合は、肩幅程度に足を開いてスタート。

両足の親指は重ねずに、くっつけるだけでもOK。

2 息を吐きながら胸を斜め上へ出すイメージで上体を持ち上げる

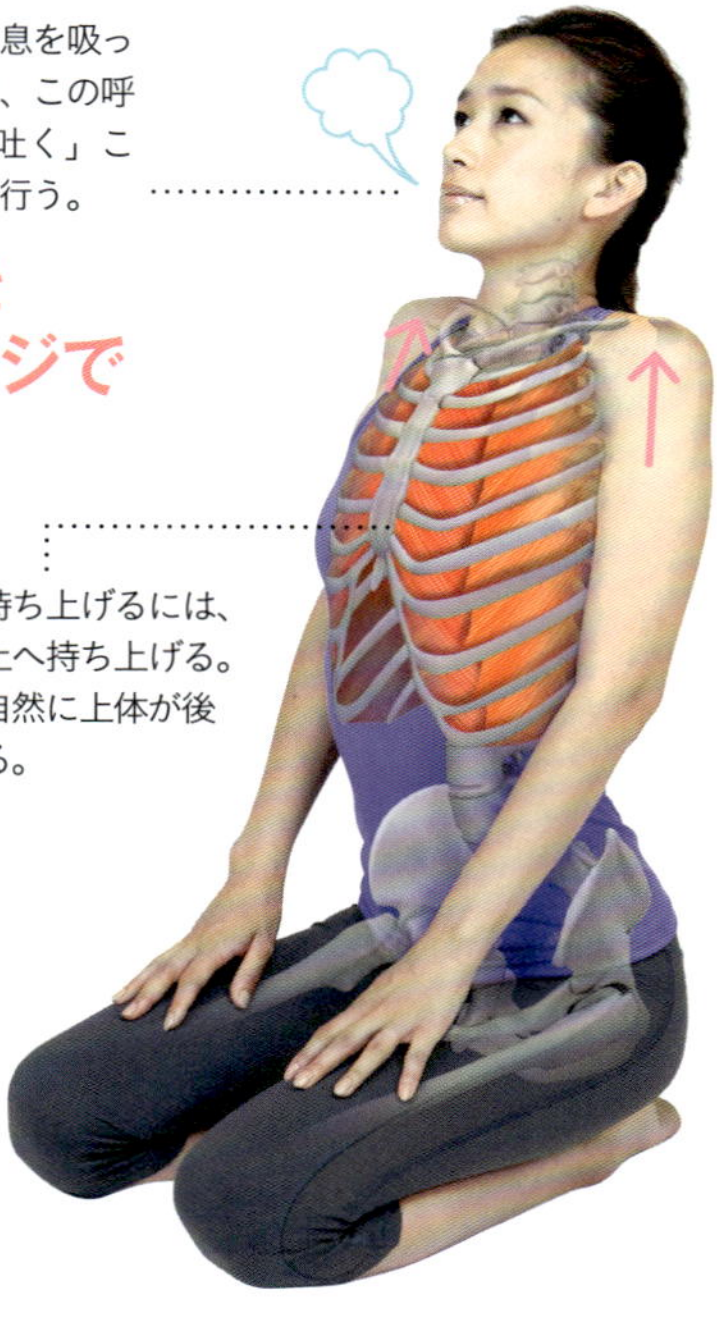

胸を持ち上げると息を吸ってしまいがちだが、この呼吸法はその逆。「吐く」ことを常に意識して行う。

胸郭を持ち上げるには、肋骨を上へ持ち上げる。すると自然に上体が後ろへ反る。

Side

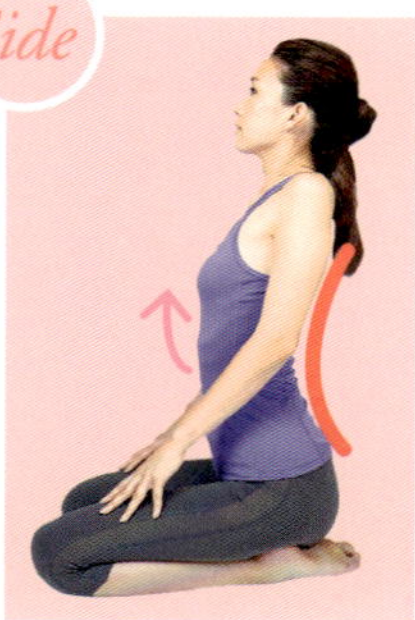

3 息を吐ききったら勢いよく吸いながら一気に肩だけストンと落とす

姿勢はそのままで、肩だけ腰の上にのせるような感じで一気に力を抜く。

このとき胸がグッと持ち上がる。

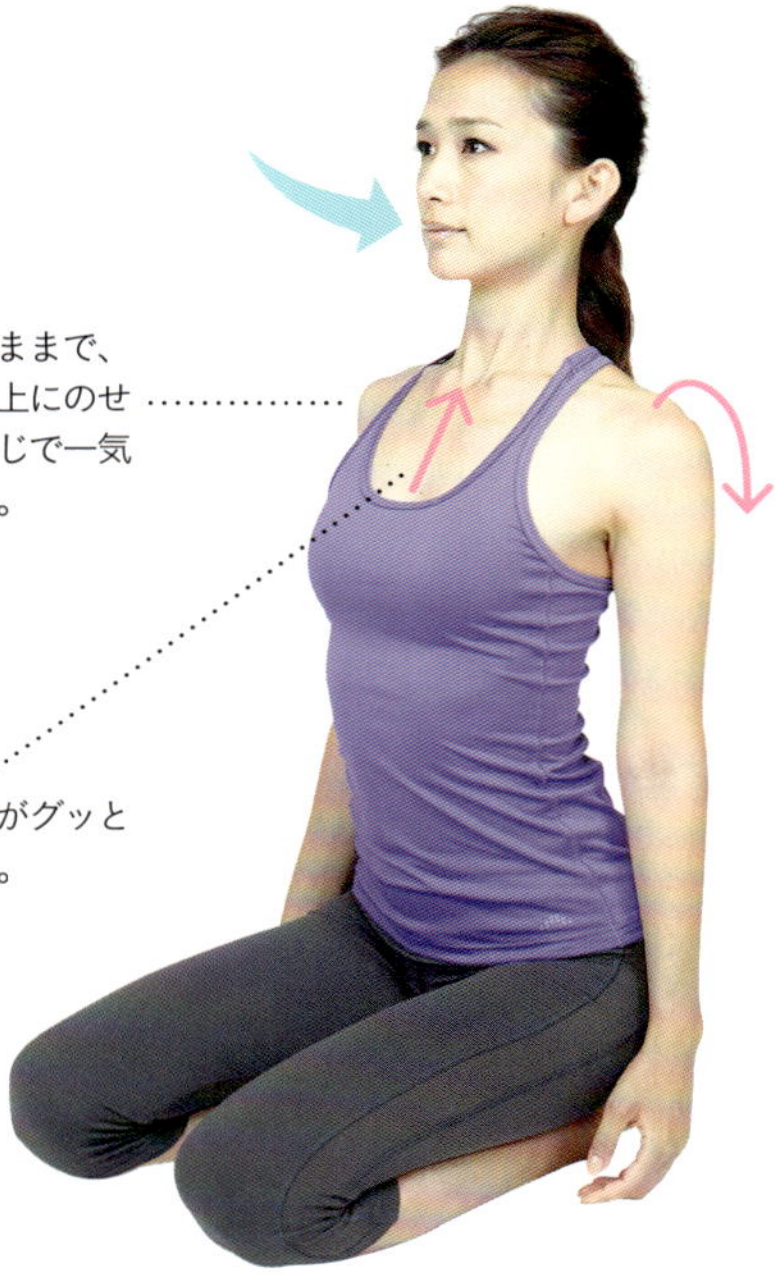

4 2と3を数回繰り返し肩の力が抜けたら5へ

5 へその前で手のひらを合わせて合掌行気法へ

Point 呼吸を通すのはココ！

指先から手のひらに向かって酸素を吸って、あたたかい空気が指先から出ていくイメージで吐く。これを繰り返して、手のひらの中心にあたたかさを感じるようになればOK。

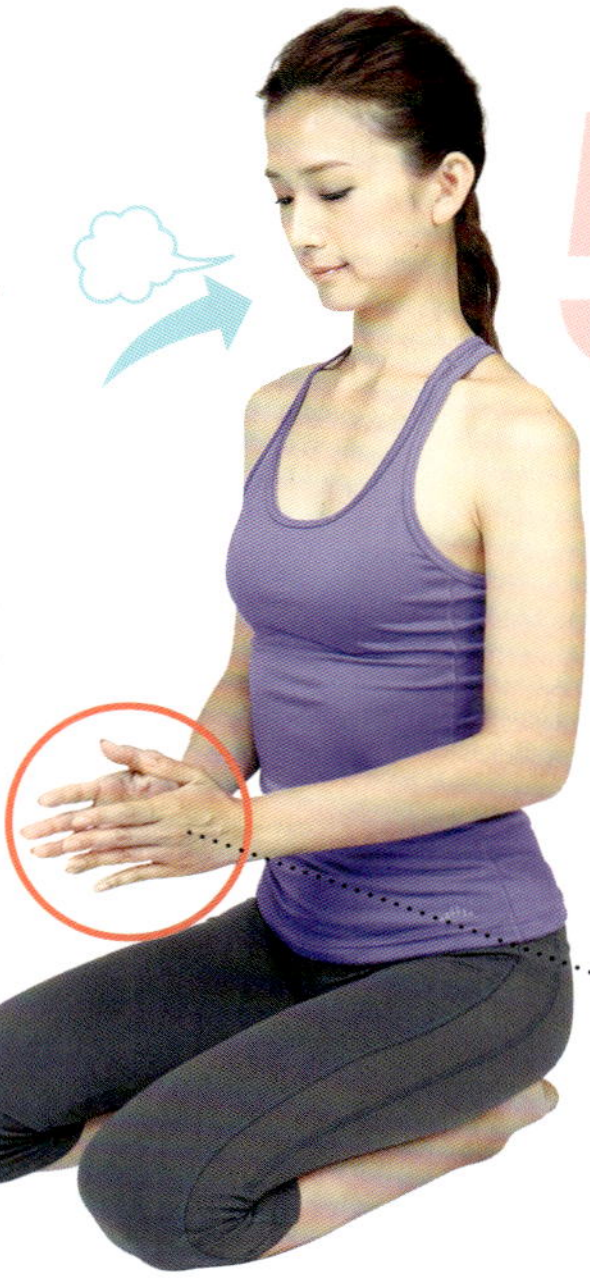

両手のひらのあいだをこぶし1個分あける。手首から先には力を入れない。

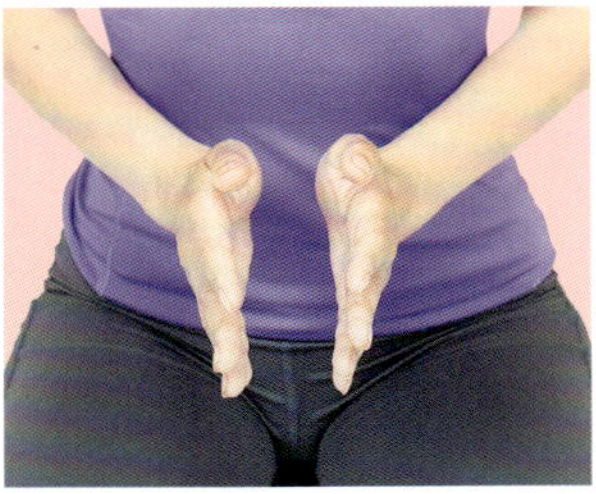

動悸《どうき》 の根本原因を探る

緊張時やストレスを受けた際に起こる動悸。
年配者特有の症状と思いがちだが、若い人でも起こる。
その根本原因は意外なところにある。

1

拍動《はくどう》を細かく制御できず ストレスや緊張に 過敏に反応してしまう

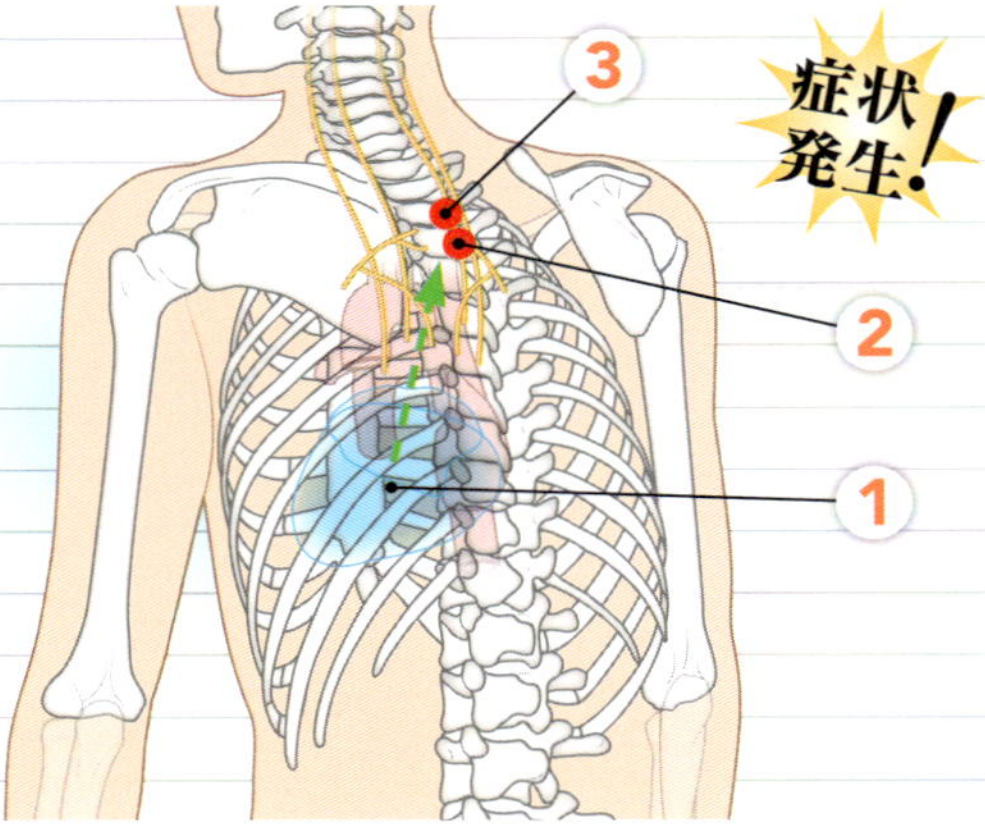

動悸が激しい場合は、心臓（①）と関連の深い胸椎《きょうつい》４番（②）と呼吸器系の胸椎３番（③）を診るとよい。両方とも硬直していると、神経伝達がうまくできず、拍動を細かく制御できなくなっていると考えられる。そのため、ストレスや緊張などに対して、過敏に反応してしまうのだ。次に、胸椎３番４番の硬直の原因を探るため、その周辺を調べてみよう。

2

肩《けん》甲《こう》骨《こつ》のズレが胸椎3番4番の硬直を招く

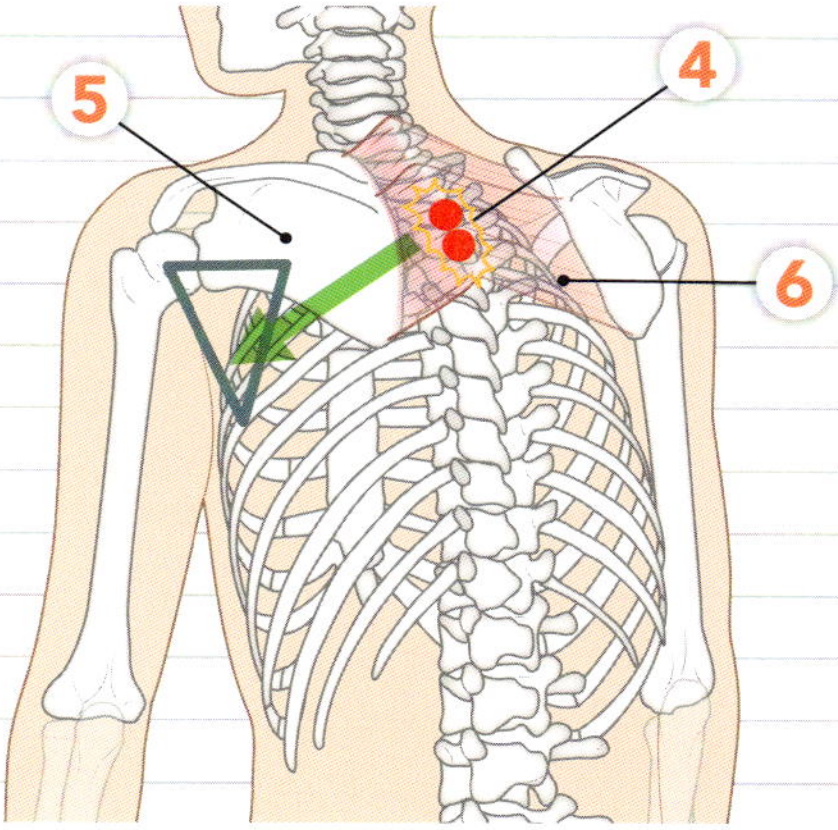

胸椎3番4番（④）から硬直をたどると、肩甲骨（⑤）の位置が変わっているのがわかる。肩甲骨は他の骨と異なり、肩の骨と1か所接するだけで、宙に浮いている状態である。そのため、体の動きに応じて上下左右、内・外へと動きやすい。それだけに体の状態を反映しやすい。動悸の場合では、たとえば左肩甲骨の下角が浮いたり左右へ振れたりする。それゆえ、この肩甲骨のズレが胸椎を結ぶ菱形筋《りょうけいきん》（⑥）へ負担をかけ、３番４番の硬直を誘発したのであろう。

3

胃への負担が動悸の原因になることも！

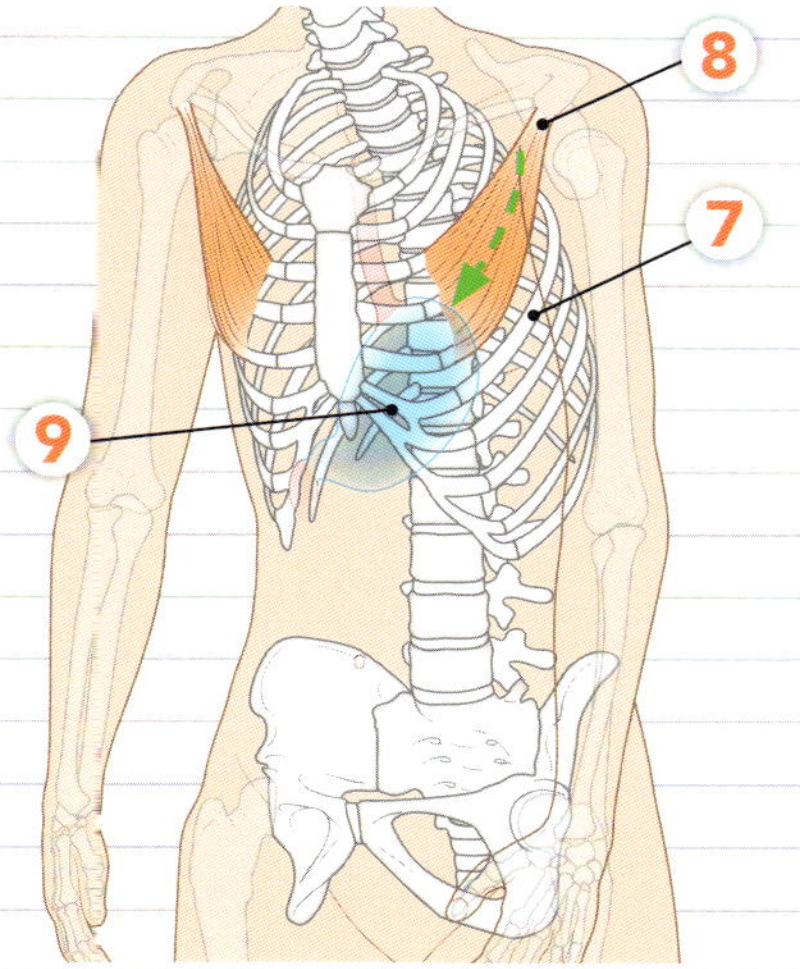

左肩甲骨がズレたのは、斜に構えたように左肩が前に出ているから。これは左肩甲骨が、肋骨《ろっこつ》（⑦）と小胸筋《しょうきょうきん》（⑧）でつながっているため、肋骨が下がり小胸筋が引っぱられるからだ。では、左肩甲骨をズレさせた肋骨の下がりは、どこからきたのか。その原因のひとつが異常な食べすぎだ。つまり胃（⑨）が関係している。日常的な食べすぎなどで胃が休めず、疲労しきって、周囲の組織を引っぱった。これが根本原因のひとつと考えられる。

「胸椎８番の呼吸法」で心臓に新鮮な酸素を取り込もう！ 96ページ

動悸《どうき》を和らげる

胸椎《きょうつい》８番の呼吸法

背中の中央付近にある胸椎８番へ酸素を送り込む呼吸法。

心肺機能を調整して安定へと導く

1

正座して背すじを伸ばし軽く目を閉じる

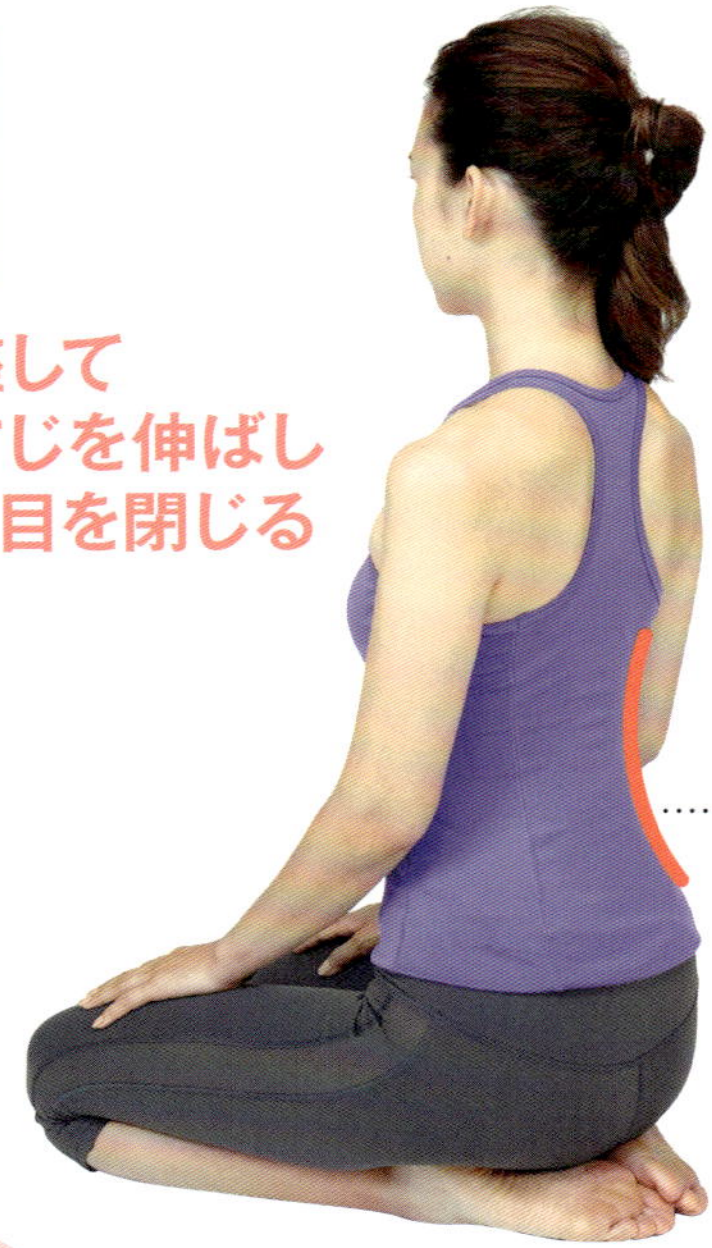

腰の反りを作る。

2

体を少し前へ傾けて胸椎８番に意識を集中させる

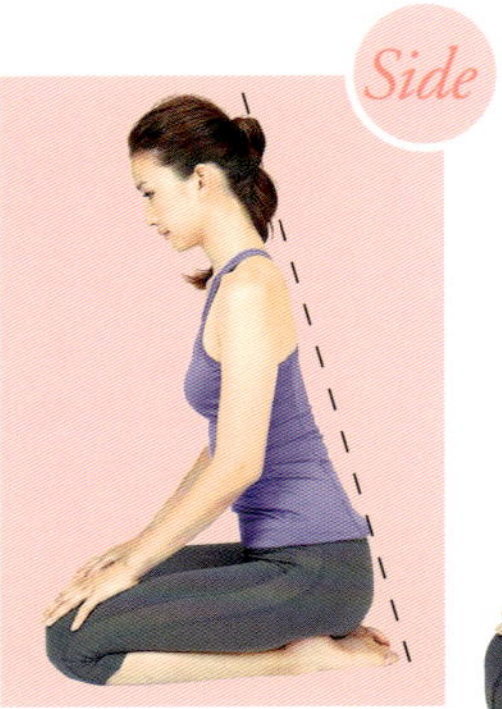

尻が足の裏から離れない程度の軽い前傾姿勢に。

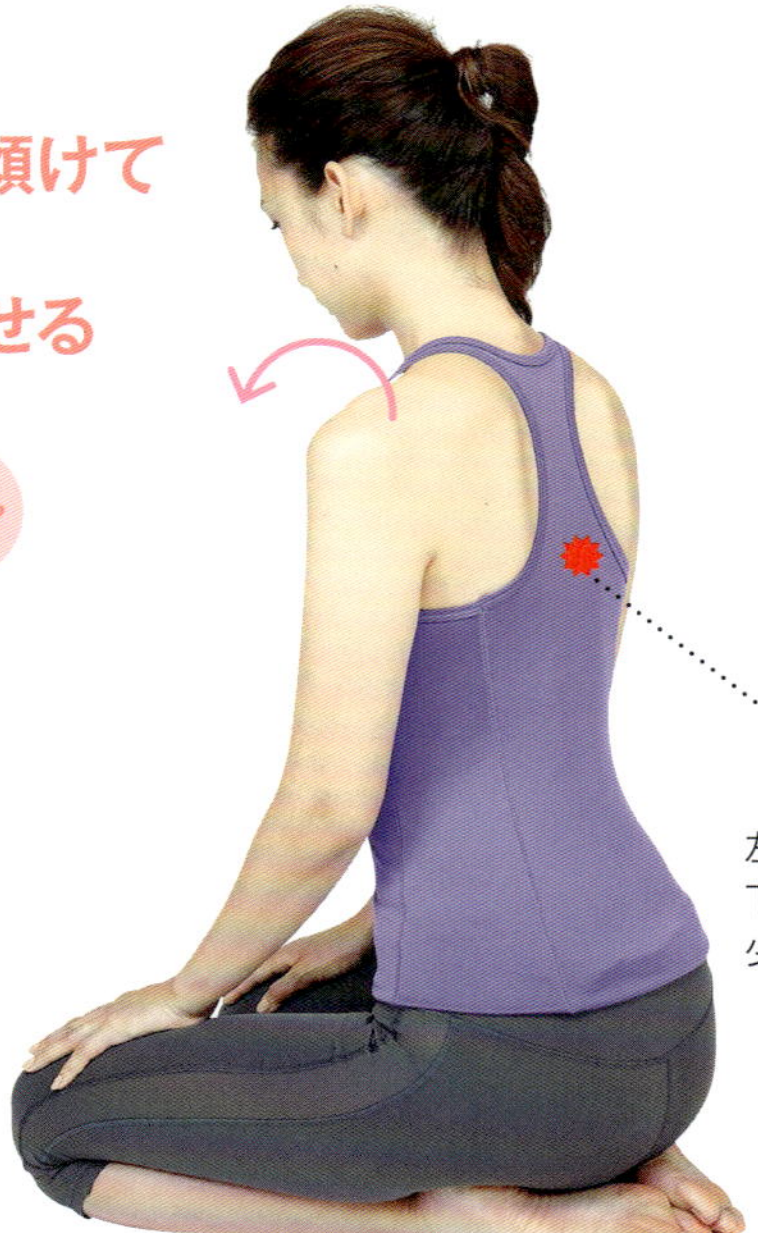

左右の肩甲骨の一番下を結んだラインの少し下が胸椎８番。

3 息を吸いながら肩を持ち上げつつ上体を起こす

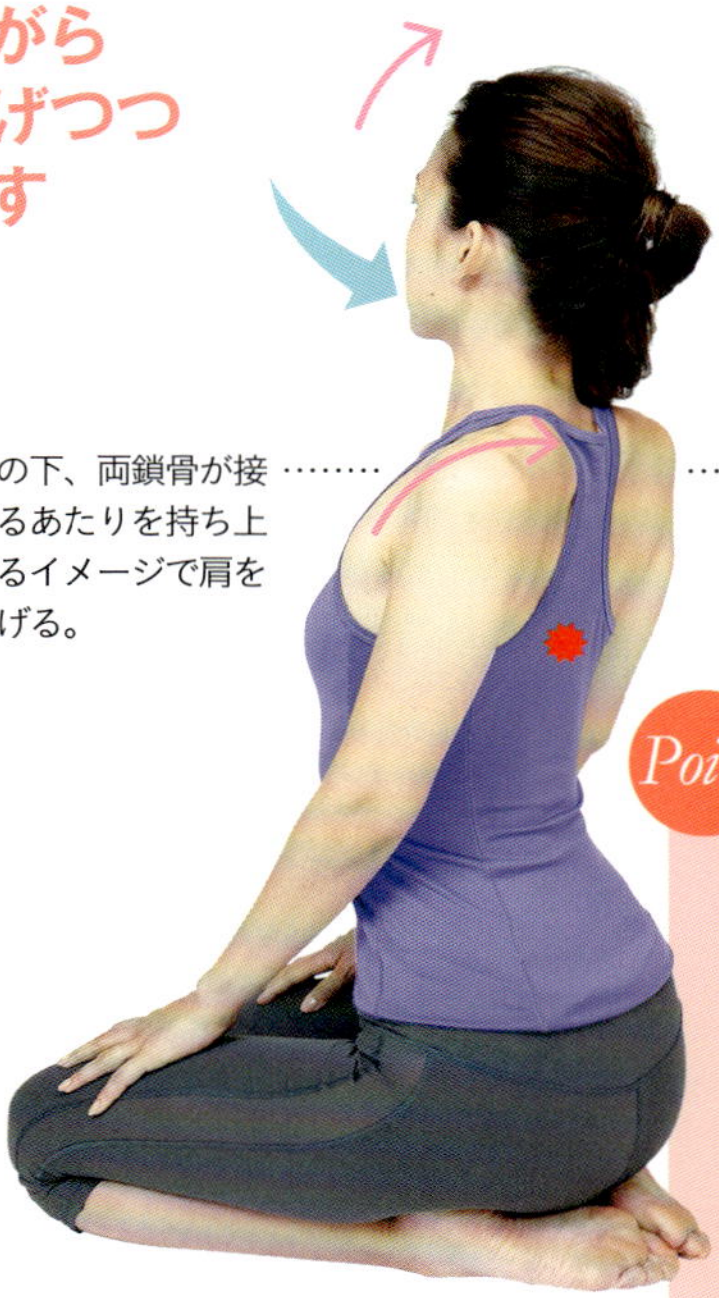

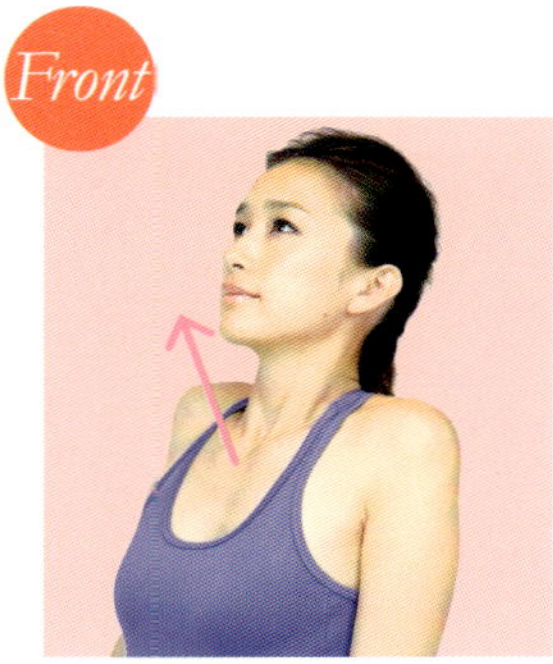

首の下、両鎖骨が接するあたりを持ち上げるイメージで肩を上げる。

肩は軽く上げる程度。必要以上に上げると、肩が緊張して効果が上がらない。

Point 常に胸椎８番を意識しながら呼吸！

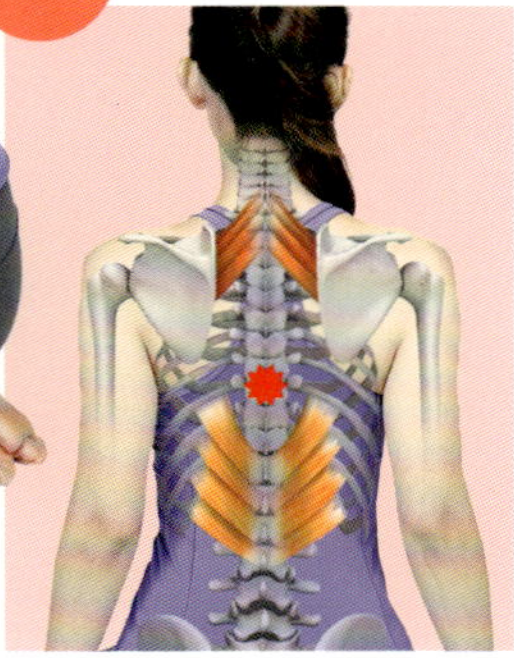

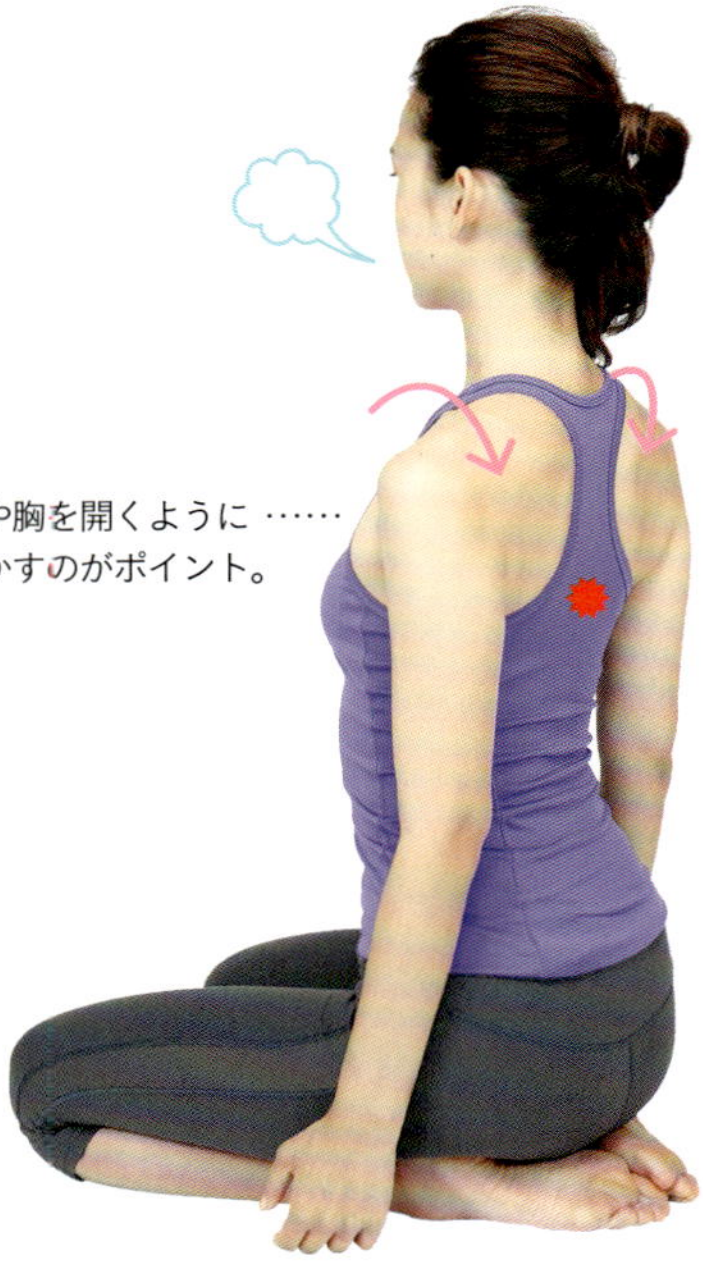

やや胸を開くように動かすのがポイント。

4 数秒、息を止める。息を吐きながら両肩を胸椎８番にのせるようにゆっくりと下ろす

5 3と4を数回繰り返して終了

平常時と発作時で体の状態が異なるが、共通するのは、前屈姿勢と胸椎３番の硬直。

1

強い刺激で肺が急激に緊張状態になり下《か》後《こう》鋸《きょ》筋《きん》が硬直

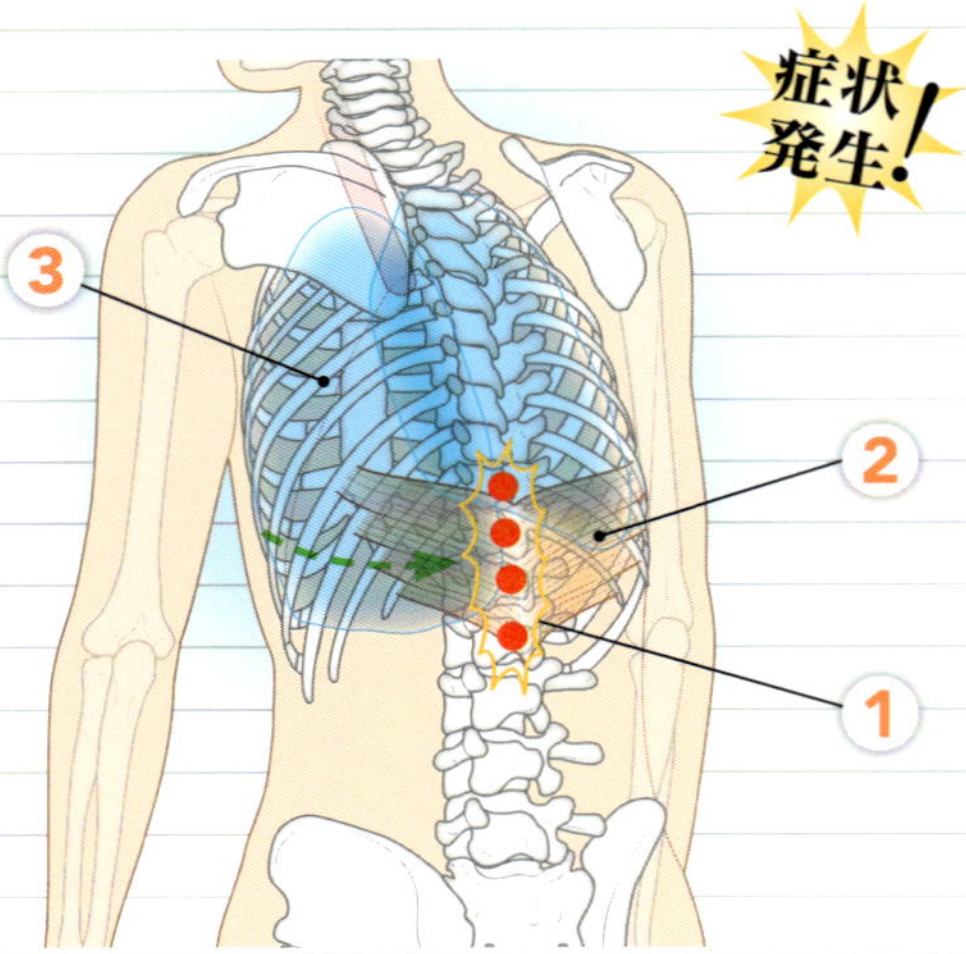

ゼイゼイと呼吸がつらくなる喘息の発作時は、胸椎11番12番・腰椎１番２番（①）が硬直していることが多い。これは呼吸の呼気に関連する下後鋸筋（②）の硬直が原因。つまり息を吐くことも吸うこともできなくなり発作になるのだ。強いストレスやアレルゲン物質などによって肺（③）に刺激を受けると、肺が急激に極度の緊張状態になり、下後鋸筋が硬直して、胸椎11番から腰椎２番までを硬直させてしまう。

2

上体が前屈したことで肋骨が下がり下後鋸筋の動きを制限

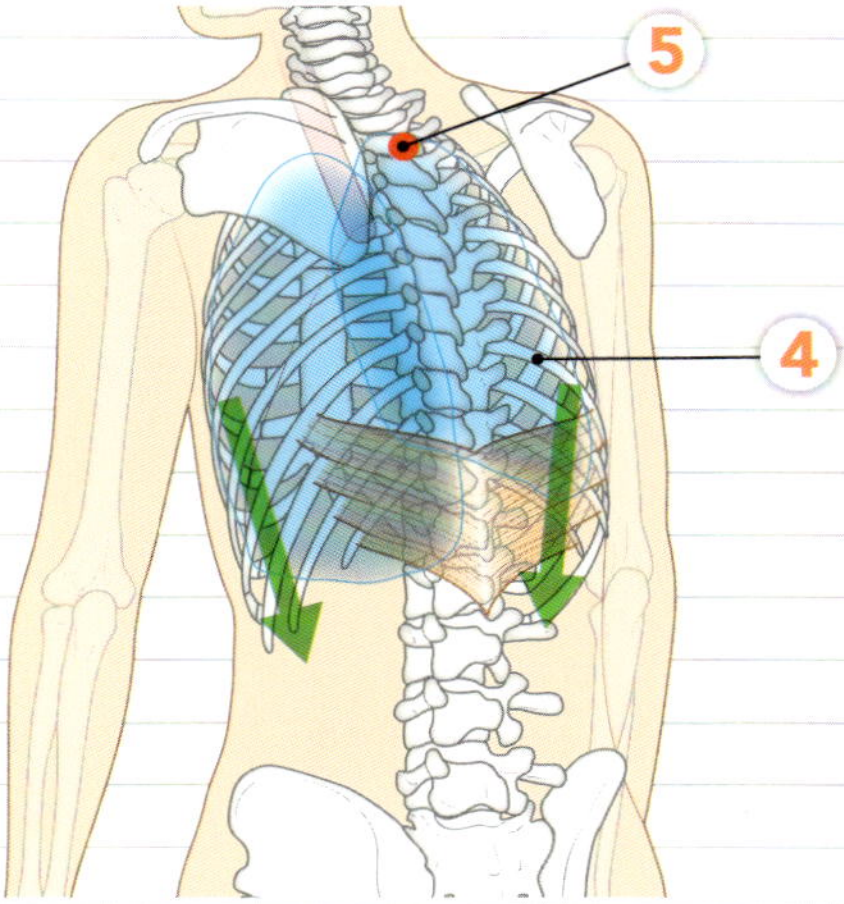

下後鋸筋が硬直しやすいのは、体が前屈傾向にあるからだ。前屈によって肋骨（④）が下がり、常に背中側が引っぱられた状態となる。そのため、下後鋸筋の動きに制限がかかって日常的に張りつめ、ちょっとした刺激でまたたく間に硬直してしまう。ここから根本原因を探るには、前屈の理由を探らなければならない。そのためには肺への神経が通る胸椎３番（⑤）を診てみる。ここは喘息患者にとって、非常に特徴的な部位である。

3

胸椎３番４番をゆるめることが喘息の発作を抑える

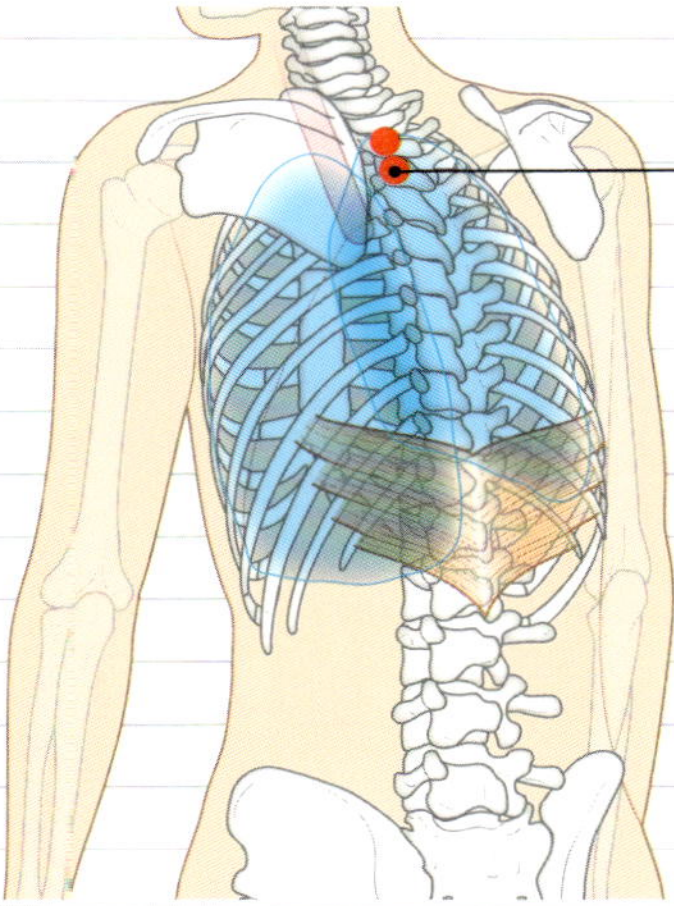

胸椎３番を診ると、まったく力を感じられない。弾力がなく、硬直した状態である。その影響ですぐ下にある胸椎４番（⑥）も固まっている。両者の硬直により、常時前屈姿勢になって肺が硬直し、呼吸の制限から下後鋸筋の硬直につながる。つまり、喘息の人はもともと３番４番が硬直傾向にあり、前屈気味なのだ。普段から３番４番の動きをよくすることが、発作を起こさない体作りとなるだろう。

「胸椎５番の呼吸法」で胸椎５番を使って３番４番に酸素を取り込もう！ 100ページ

喘《ぜん》息《そく》を和らげる

胸椎《きょうつい》5番の呼吸法

胸椎５番と胸骨を軸とする呼吸法。
軽度の発作時にも効果がある。

汗や体温、呼吸器と関わりの深い骨を刺激する

1 体の正面を通って左右交互に手を上げる

手は真上ではなく、左右へ少し開いた状態に上げる。

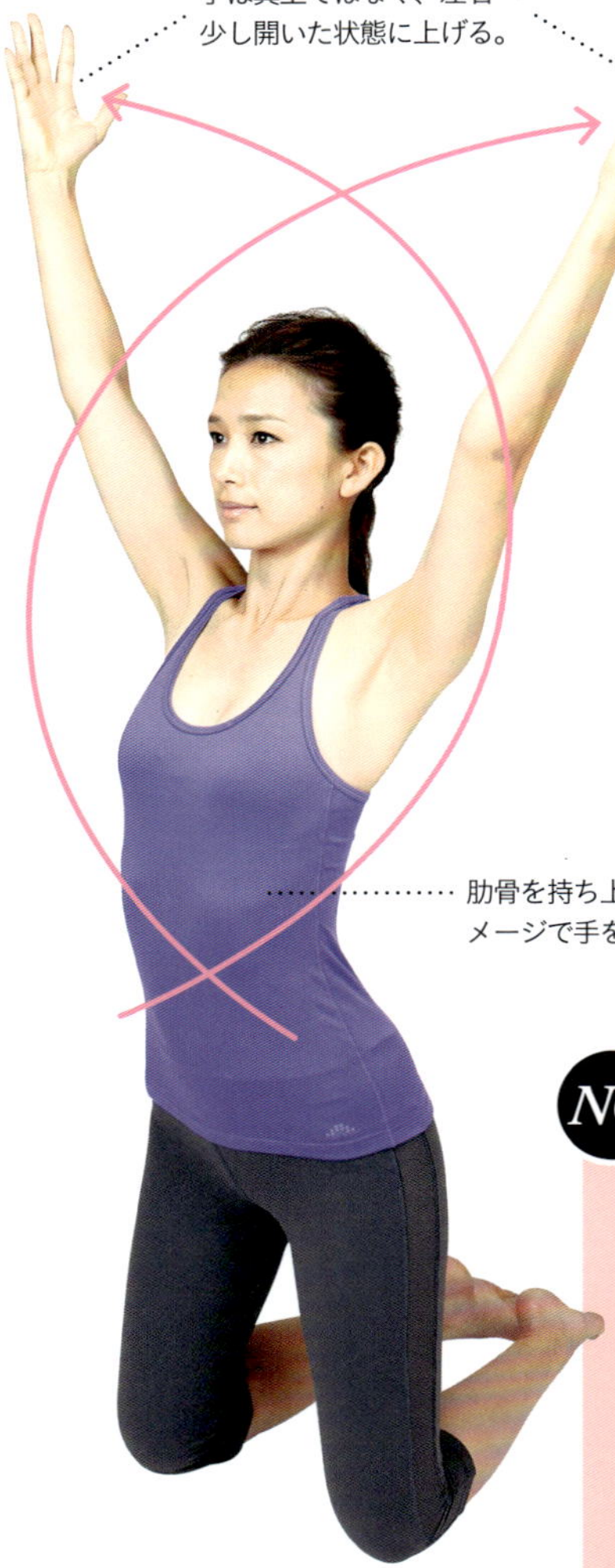

肋骨を持ち上げるイメージで手を上げる。

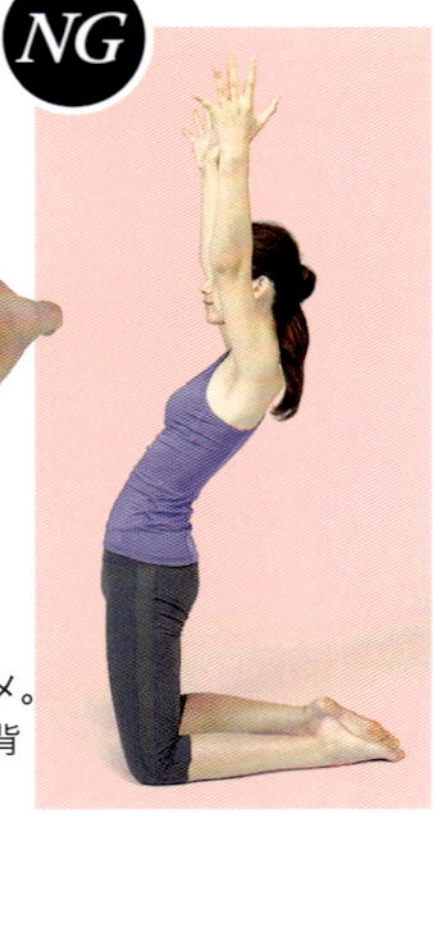

骨盤が前へ出てはダメ。尻を後ろに残して、背すじを伸ばす。

2 息を小刻みに吐きながら両手を内から外へゆっくりと数回まわす

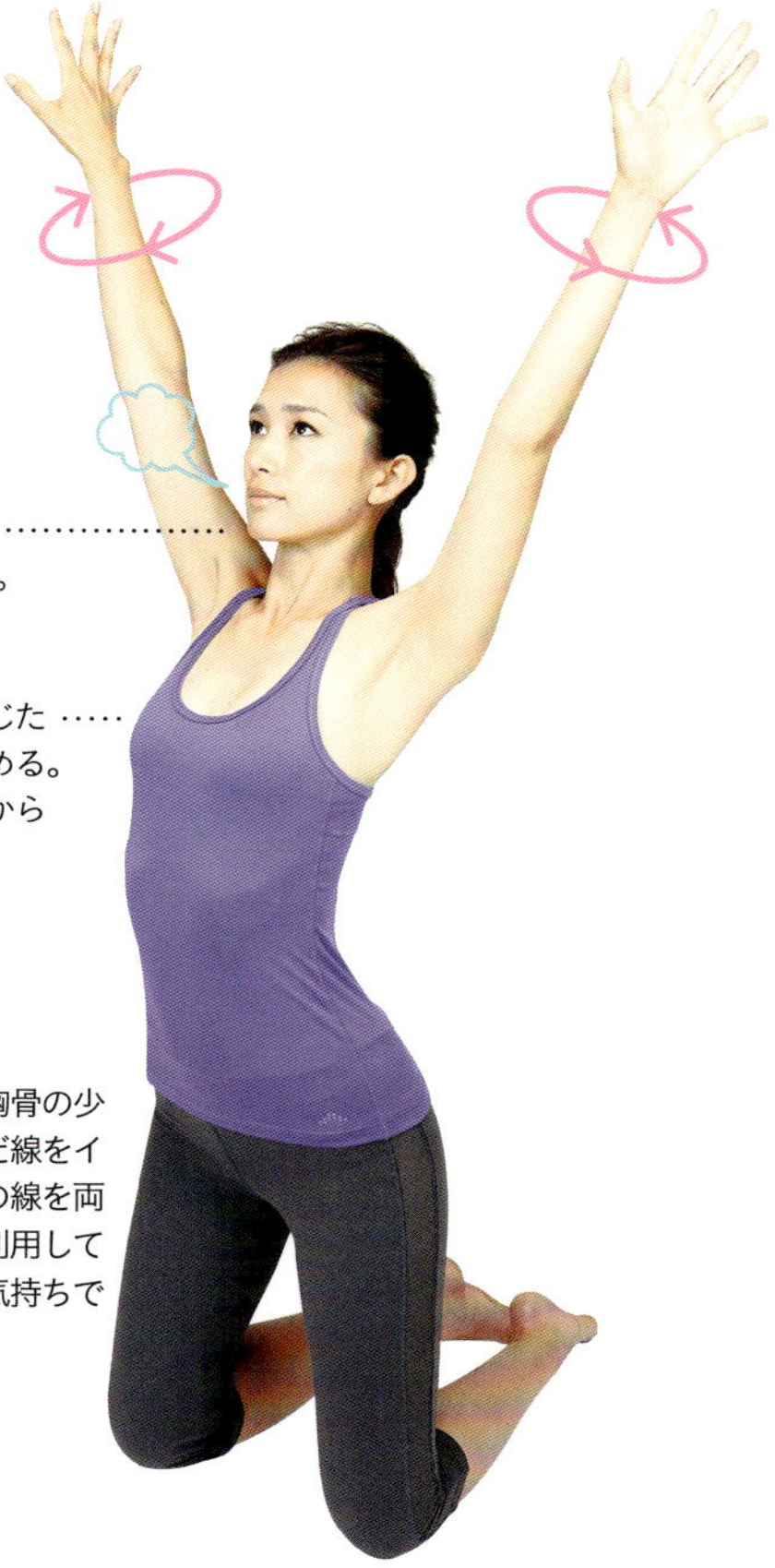

あごを斜め上へ突き出すと、息が吐きやすい。

胸が苦しいと感じたら、いったんやめる。少し間をおいてから再度行う。

Point

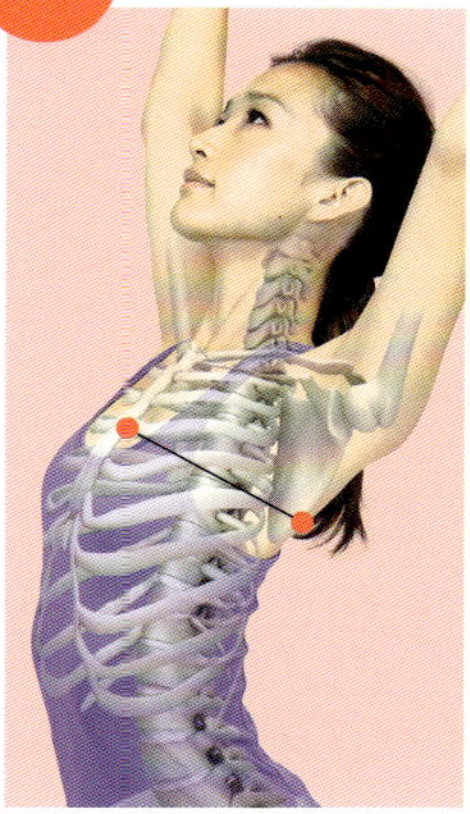

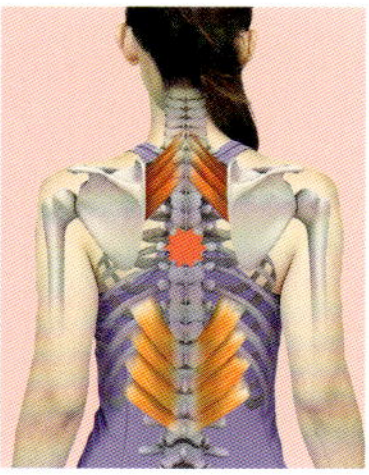

胸椎５番と胸骨の少し上を結んだ線をイメージ。その線を両手の回転を利用して押し上げる気持ちで動かす。

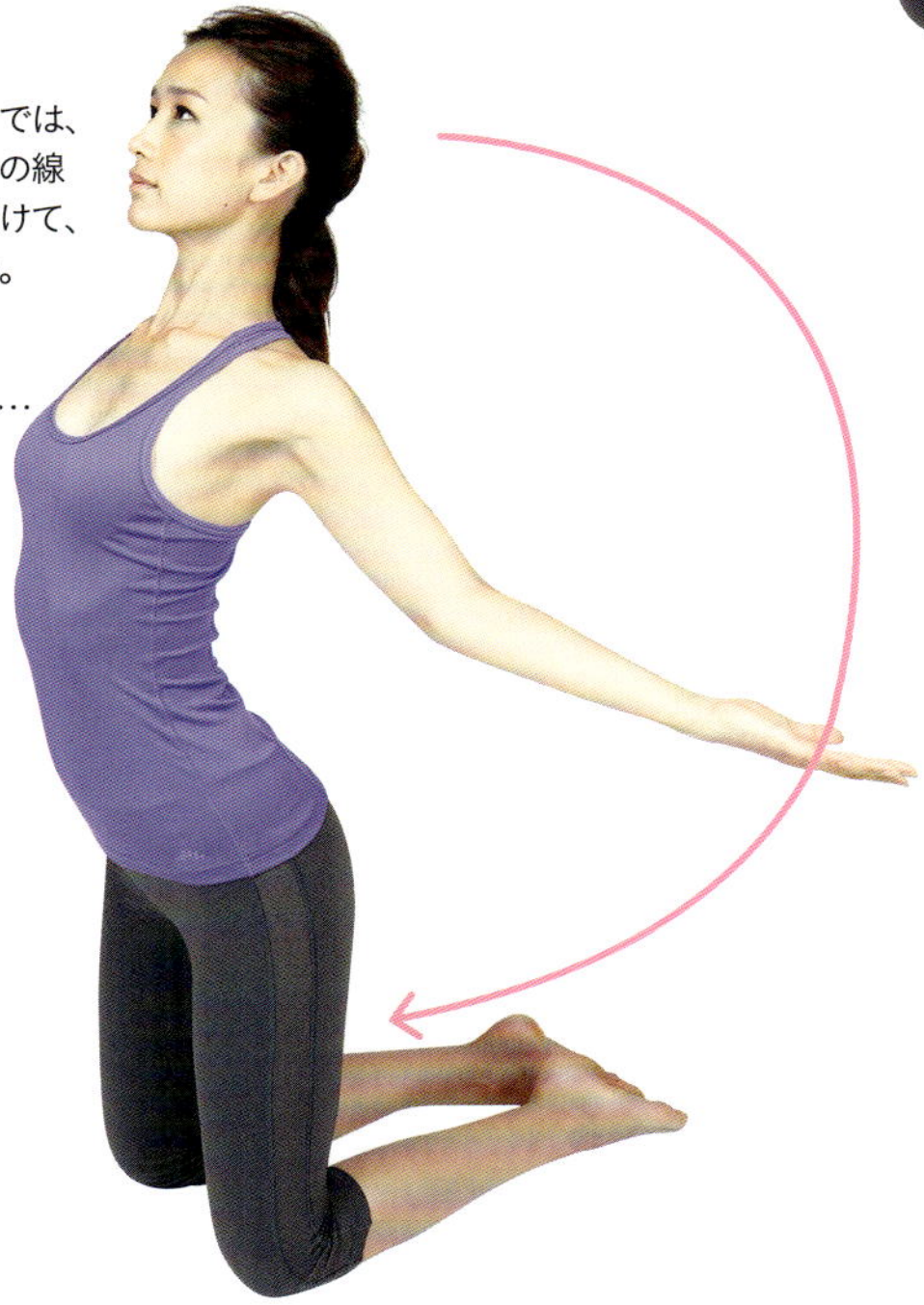

動作が終わるまでは、胸椎５番と胸骨の線はイメージし続けて、体勢を崩さない。

3 息を止めて背中側からゆっくりと両手を下ろして終了

眠れないか、眠りが浅いのかで原因となるポイントが異なる。精神的・心理的な影響が大きく、腕の疲労が根本にあるケースも多い。

: *fundamental factor*

1

眠れない場合

頸《けい》椎《つい》の硬直から自律神経のバランスが崩れる

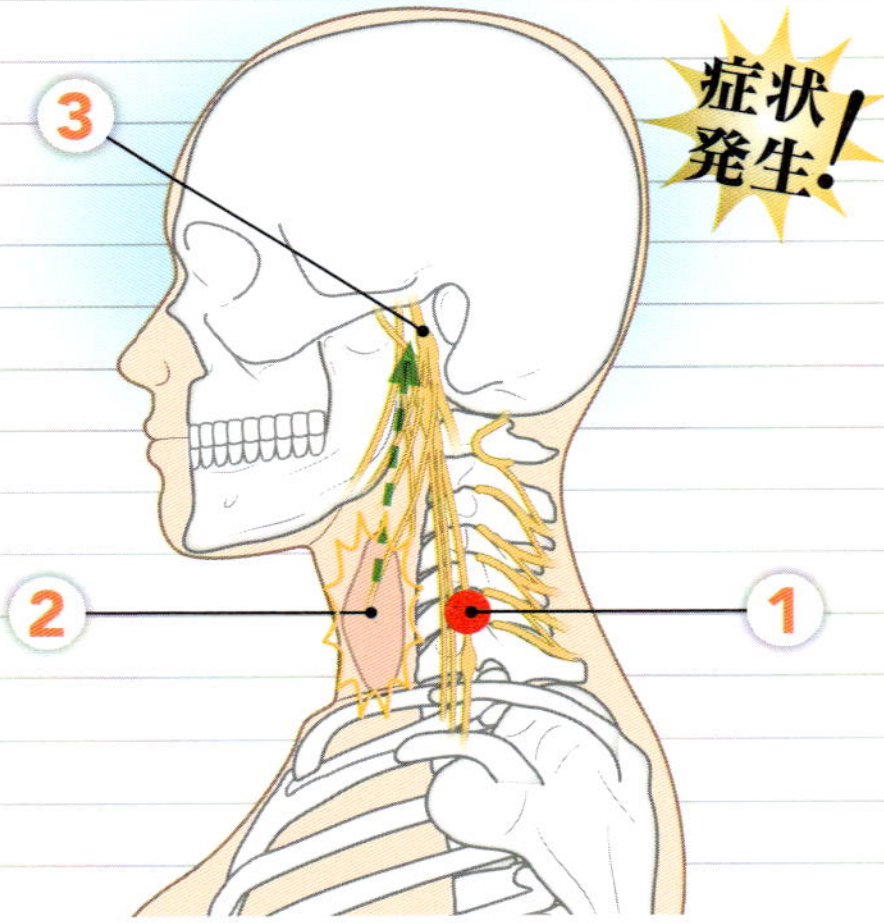

眠れない、眠ろうとすると目が冴えてくる場合は、頸椎を診る。すると、頸椎６番（①）の硬直が見られる。この硬直で、頸椎６番と密接な関連のある甲状腺《こうじょうせん》（②）に影響が。エネルギーの代謝や体温調節の働きが悪くなって、自律神経（③）のバランスが崩れてしまうため、眠れなくなる。また、頸椎６番からの影響は、その上下の５番７番にも及ぶ。５番７番は心拍にも関係しており、硬直すると緊張が解消されずに眠りにくくなる。

2

睡眠不足の人の体には いくつか特徴がある

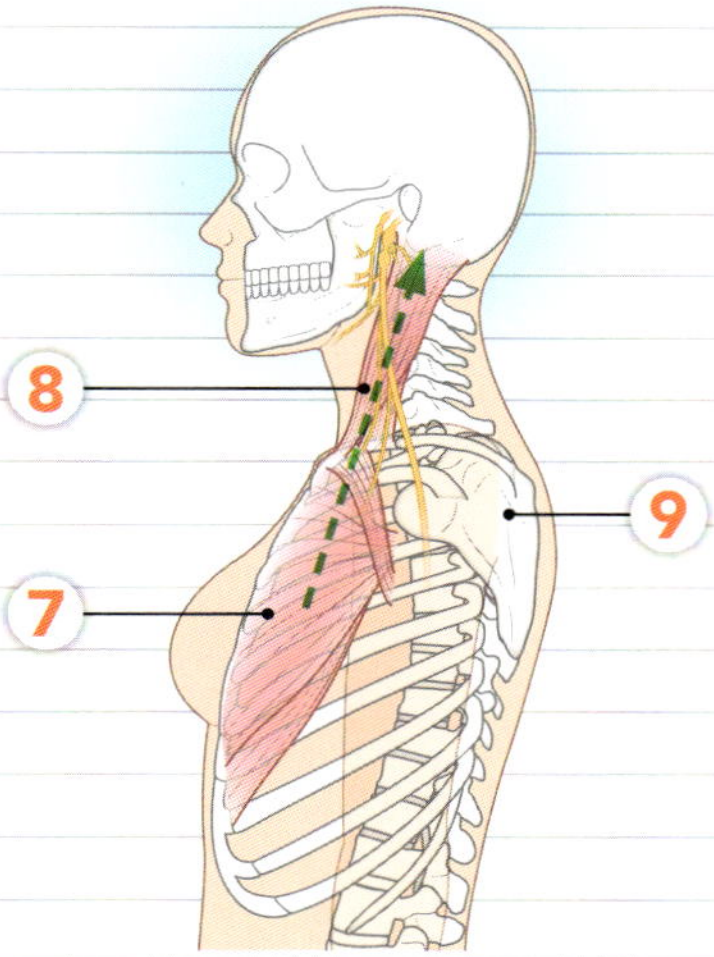

パソコン、家事などの腕の使いすぎで大胸筋《だいきょうきん》（⑦）が硬直。この硬直が鎖骨《さこつ》から胸鎖乳突筋《きょうさにゅうとつきん》（⑧）などを経由して頸椎へ向かうケース。肺への負担も大きく、呼吸が浅くなって眠れない。また、肩甲骨《けんこうこつ》（⑨）が外へ流れて前屈姿勢になるケースもある。どちらの場合も、肩を経て腕へと緊張をたどれるため、腕の疲労が根本原因のひとつと考えられる。

眠りが浅い場合

胸椎《きょうつい》までの硬直が 副交感《ふくこうかん》神経に 影響を与える

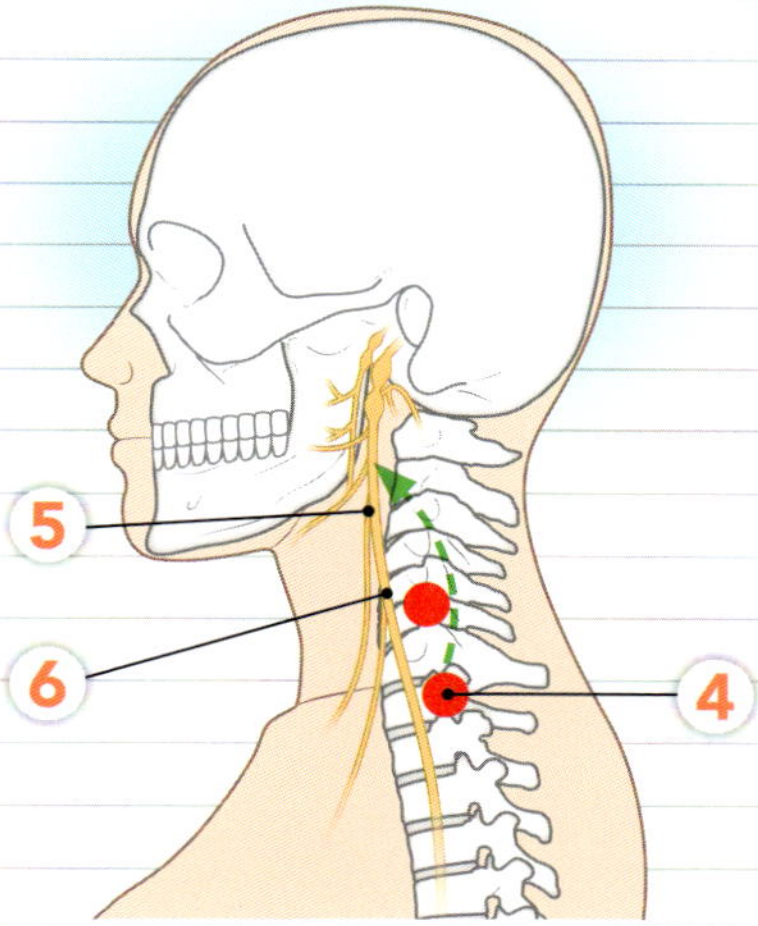

眠りが浅い場合、頸椎６番を診るとやはり硬直している。硬直はさらに、その下の７番と胸椎１番（④）に及んでいる。頸椎７番、胸椎１番は迷走《めいそう》神経（⑤）や血行などに関係しているため、眠りへの影響は大きい。特に迷走神経は、副交感神経（⑥）との関連が強く、副交感神経は、体の緊張を解きほぐし、眠りへ導く働きがある。つまり、頸椎７番と胸椎1番の硬直から迷走神経、副交感神経に影響を与えて、深い眠りを得られないのである。

「胸鎖関節をゆるめる呼吸法・リバース」で大胸筋を使って脳の緊張を和らげよう！ 104ページ

不眠
を和らげる

胸《きょう》鎖《さ》関節をゆるめる呼吸法・リバース

「胸鎖関節をゆるめる呼吸法」（52ページ）の呼吸を逆にしたバージョン。

呼吸を強く意識して心の緊張を解く

1 息を軽く吐きながら体の正面を通して両手を上げる

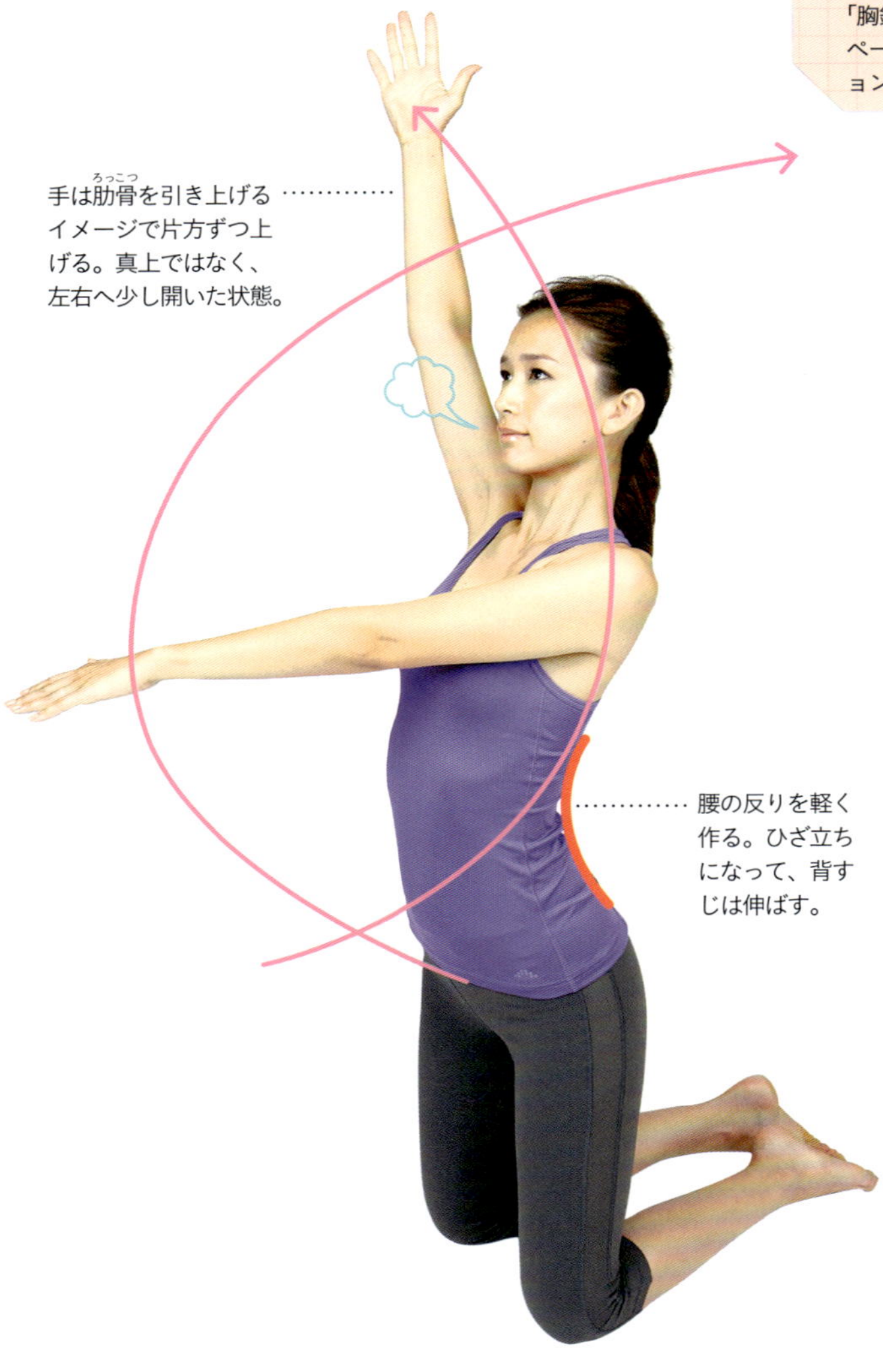

手は肋骨《ろっこつ》を引き上げるイメージで片方ずつ上げる。真上ではなく、左右へ少し開いた状態。

腰の反りを軽く作る。ひざ立ちになって、背すじは伸ばす。

2

数回
繰り返す

息を小刻みに吐きながら
指先で胸鎖関節を
引っぱるように
左右の手を
交互に伸ばす

Point 呼吸を通すのはココ！

両鎖骨の少し下にある
胸鎖関節に意識を集中
して息を吐く。

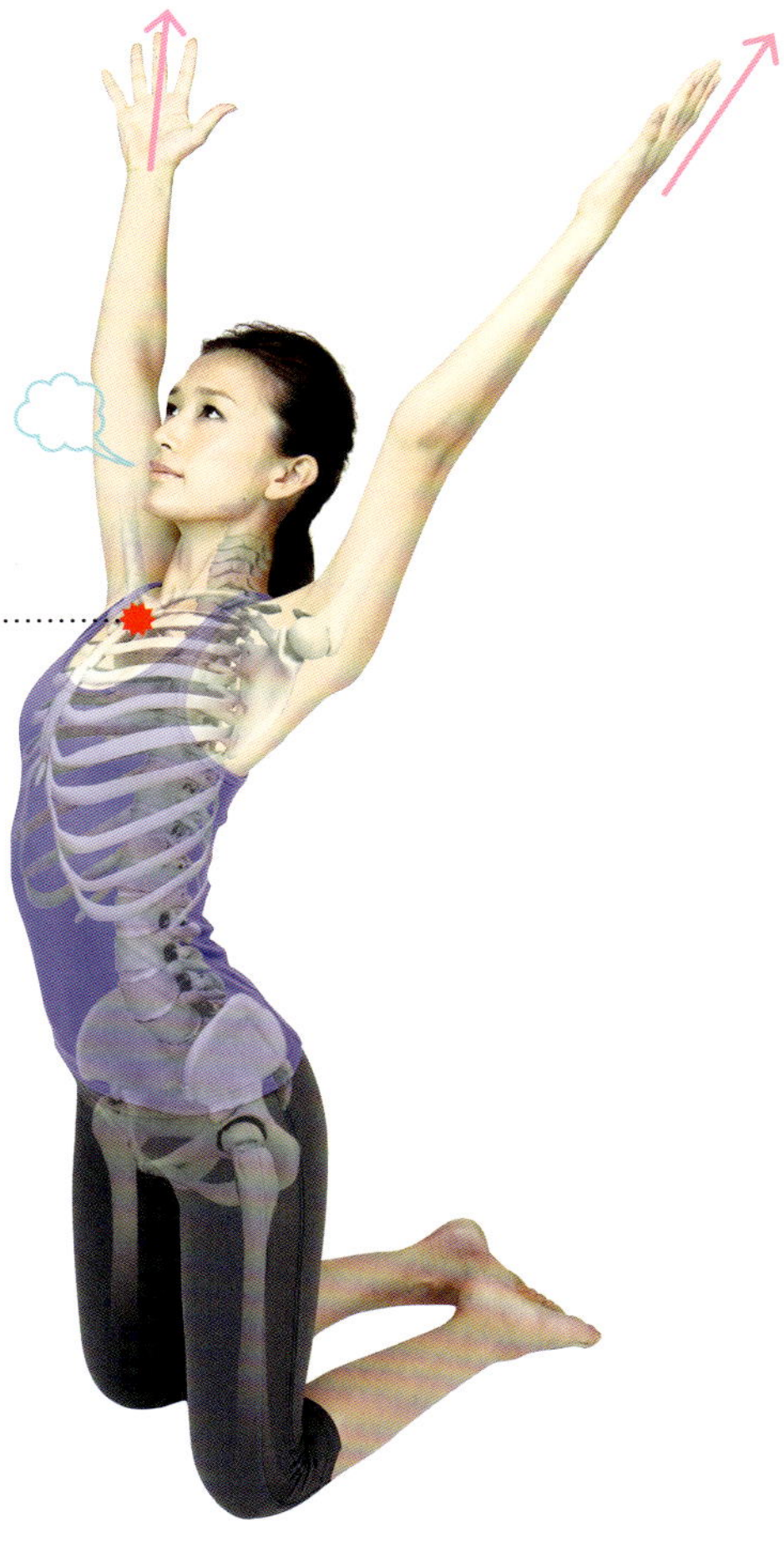

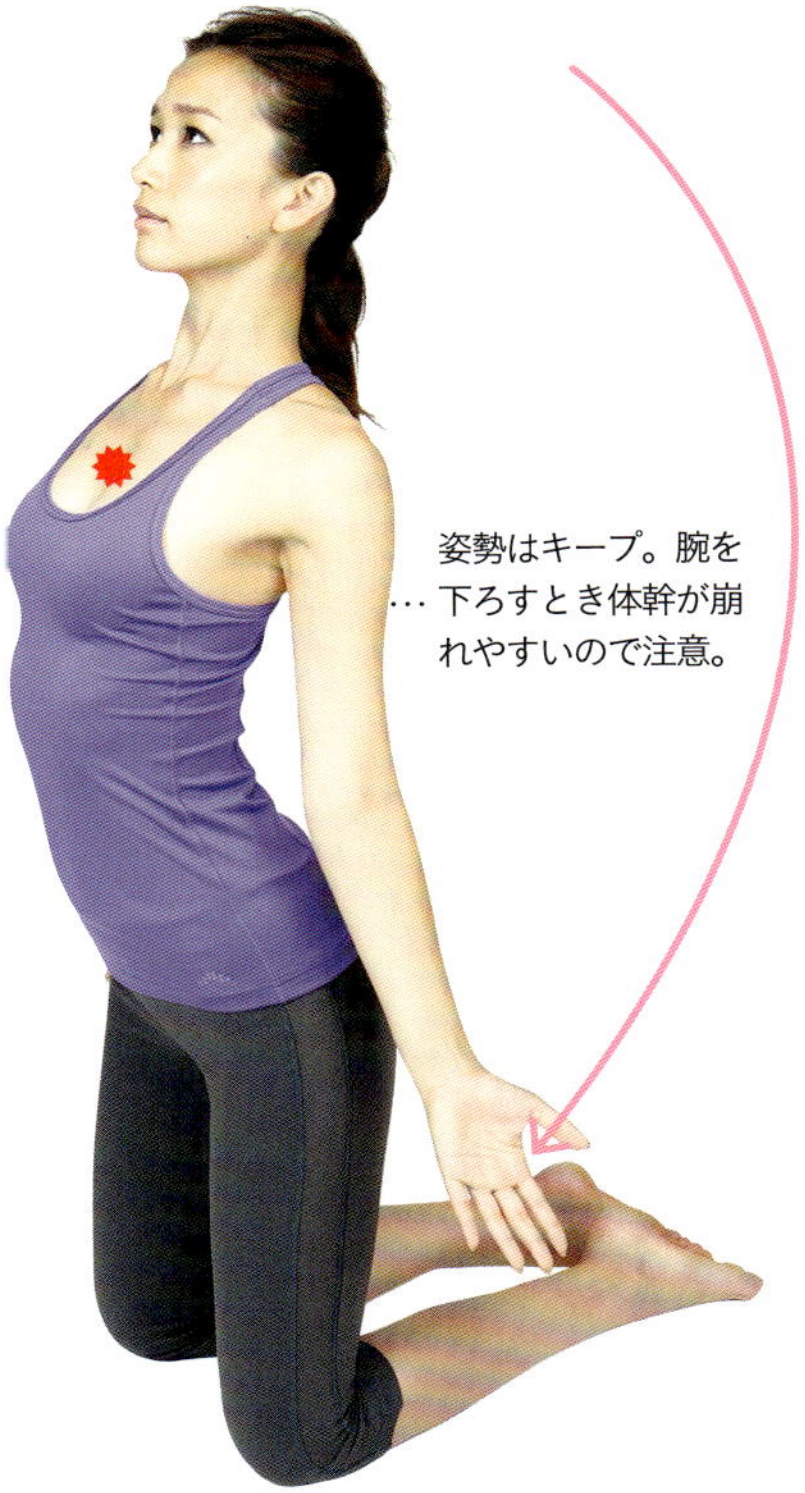

姿勢はキープ。腕を
下ろすとき体幹が崩
れやすいので注意。

3

息を止めたまま
腕の重みだけで
ゆっくりと両手を
下ろして終了

高血圧
の根本原因を探る

High blood pressure

動脈瘤や脳卒中などの危険性をはらむ高血圧。
心臓はもちろんだが、
元を正すとすい臓への負担が大きいようだ。

1

ポイントは
胸《きょう》椎《つい》８番の
硬直をチェックすること

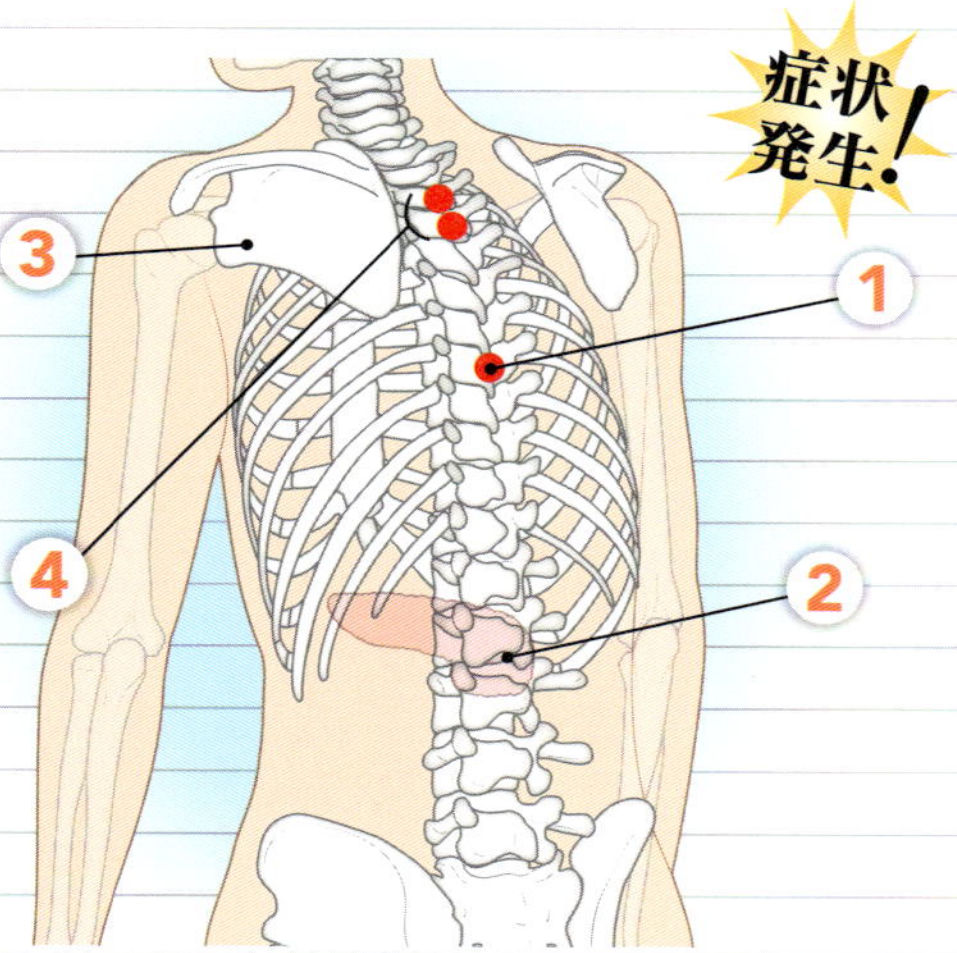

高血圧の場合、胸椎８番（①）に硬直が見られる。胸椎８番はすい臓（②）と密接に関わる場所で、ここを軸に前屈姿勢になっている人が多い。力まずに自然な状態で立つとわかるが、肩首が前のめりになる姿勢ではなく、肩甲《けんこう》骨《こつ》（③）あたりから上が全体的に傾くような姿勢になる。なお、心臓や呼吸器が弱い人は、さらに胸椎３番４番（④）も硬直しているので、胸椎８番とあわせて探ってみるとよい。

2

8番の硬直がすい臓に影響を与える！

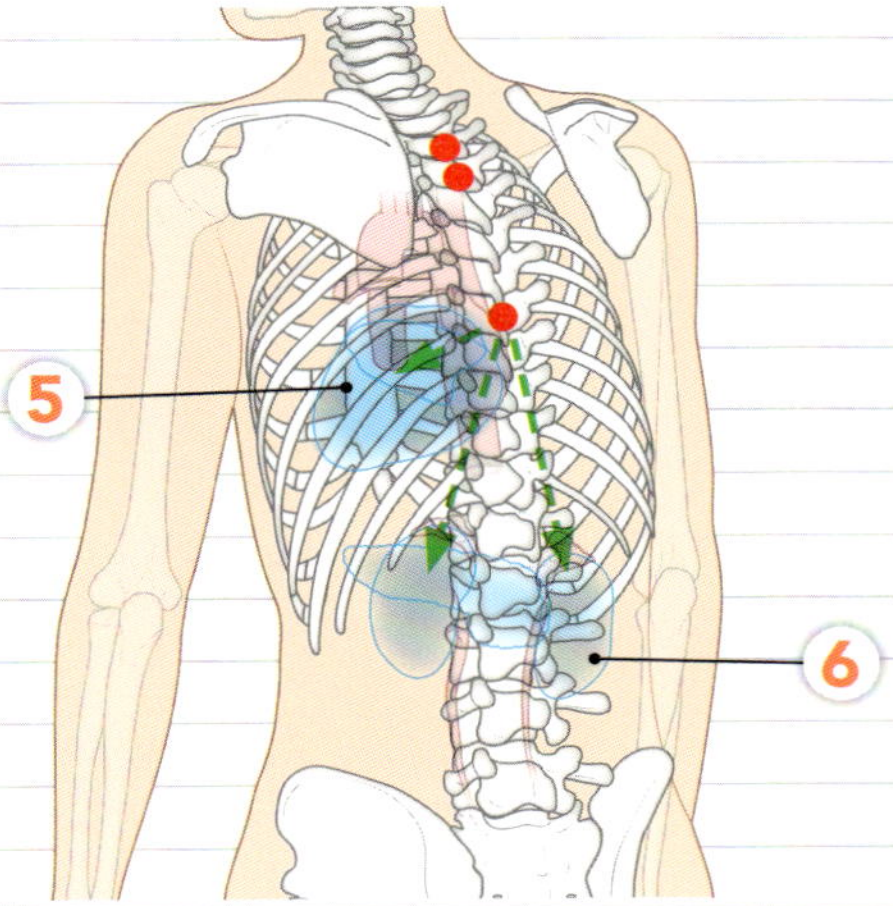

胸椎８番の硬直は神経系を伝わり、膵臓の働きを鈍らせ、機能を低下させる。すると、血中の糖代謝がうまくできず高血糖に。のどの渇きや頻尿《ひんにょう》などの症状が出る場合も。これが長期間継続すれば糖尿だ。高血糖による血管の硬化と前屈による胸部の圧迫は、心臓（⑤）にも影響大。やがて体内と血液の水分バランスが崩れ、腎臓（⑥）にも負担がかかる。腎臓は機能が低下しつつ、濾過《ろか》を続けるため、血液の圧力が高まって高血圧の可能性が生じる。

3

呼吸器の機能低下やストレス、腕の疲労などが根本原因になることが多い

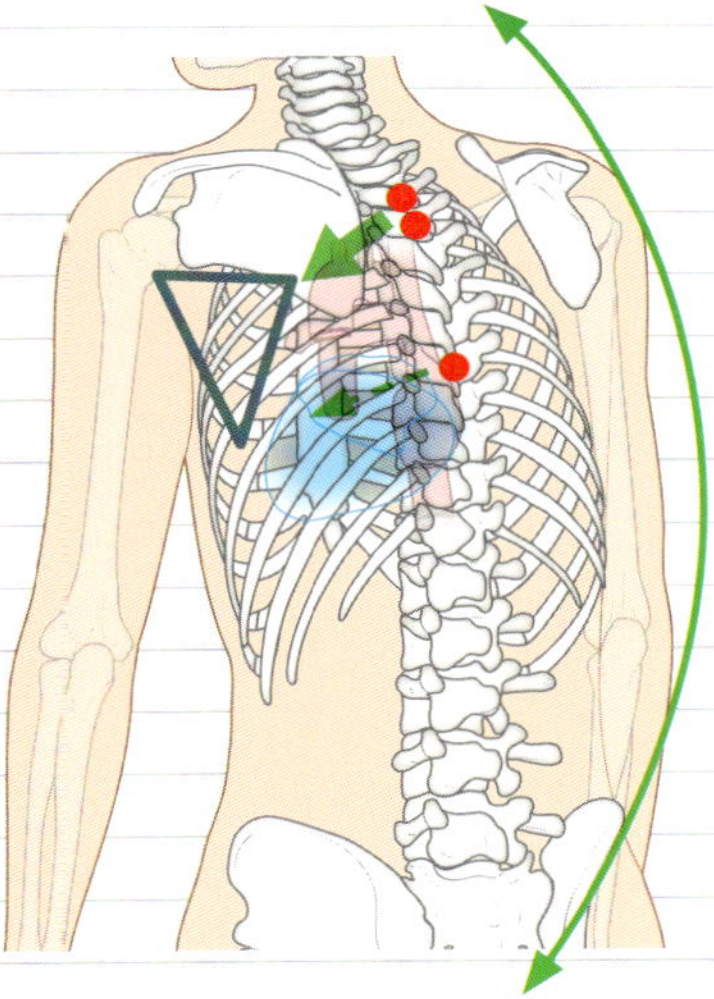

こうした点から胸椎８番の硬直の原因を探ることが、根本原因への糸口になる。まず、姿勢や肩甲骨の位置を診る。姿勢は前屈しているケースが多い。これは呼吸器の機能低下やストレス、腕の疲労などからくる場合が多く、その人の状況によって肩甲骨にもズレが生じる。胸椎３番４番が硬直していれば、他の症状と同じく、肺の機能低下やストレスなどによる前屈が根本原因であることが多い。

「胸椎８番の開閉呼吸法」で胸椎８番の働きを取り戻そう！ 110ページ

低血圧
の根本原因を探る

: fundamental factor

内臓疾患などに由来しない低血圧の場合、胸椎とともに胸や背中など広範囲が強く硬直している。泌《ひ》尿《にょう》器《き》系のトラブルが併発することも。

1

胸《きょう》椎《つい》３番から５番が硬直して心肺機能が低下！

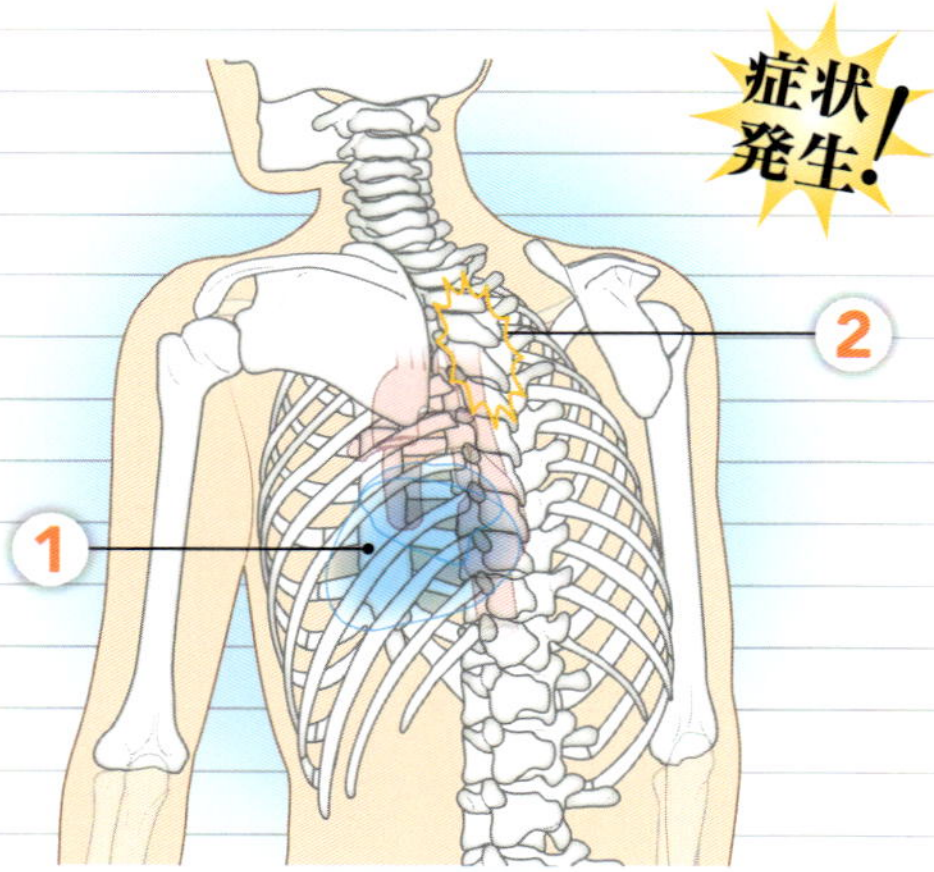

胃腸疾患などによる二次的な低血圧と、そうした疾患がないのに起こるケースとがある。前者なら、病院での診療をおすすめする。後者なら、心臓（①）の機能低下が直接的な要因。では、その原因は何か。循環器系の場合は、胸椎４番を診ると硬直している。さらに、その上下にある胸椎３番と５番も硬直していることが多い。胸椎３番～５番（②）は心肺への神経が通っているため、硬直は心肺機能の低下を示している。

2

前屈による胸部への負担、さらに広背筋《こうはいきん》が緊張

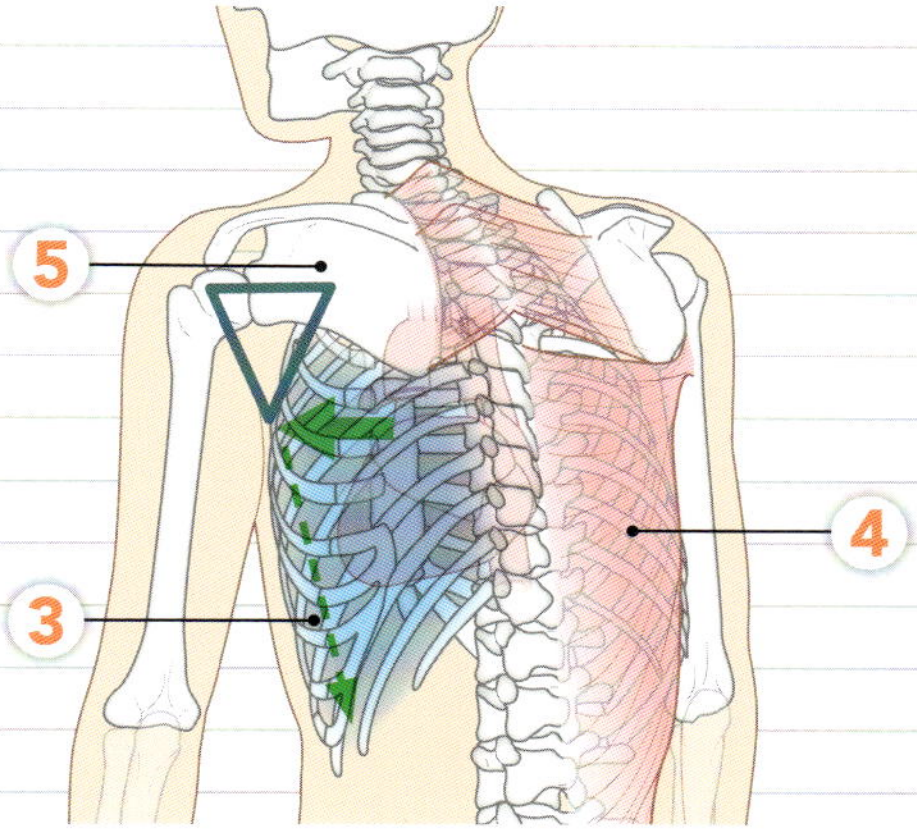

体の状況を確認すると、肋間《ろっかん》（③）が詰まっている。これは胸椎３番～５番が硬直、前屈したことによって胸部へ負担を与えている。心臓への負担のひとつである。背中を診ると、広背筋（④）が広く緊張し、肩甲骨《けんこうこつ》（⑤）がズレている。前屈姿勢でいた期間が長いほど硬くなっており、心臓への影響が大きい状態。こうなると、ちょっとしたストレスでも緊張度が増し、心臓への負担はさらに増す。

3

広背筋の負担は仕事や育児の過労から

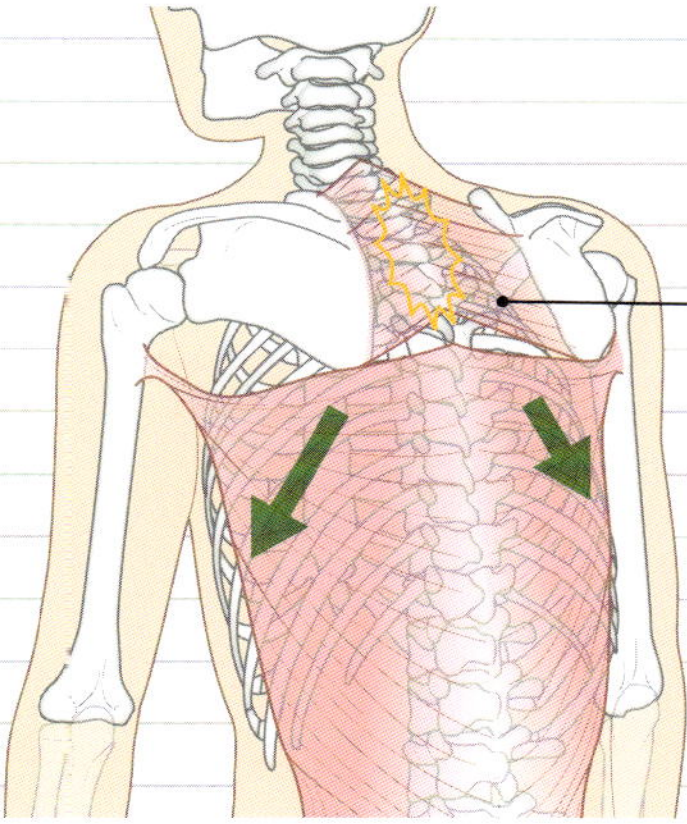

では広背筋の緊張が胸椎３番４番を硬直させたのはなぜか。広背筋は物を持ち上げたり引きつけたりする筋肉で、仕事や育児などによる疲労がたまりやすい。すると、広背筋をフォローするために菱形筋《りょうけいきん》（⑥）へ負担がかかる。この筋肉は、肩甲骨から胸椎１番～４番へとつながっており、緊張が伝わって胸椎３番４番が硬直した。つまり、背中の疲労が根本原因のひとつなのだ。

「胸椎８番の開閉呼吸法」で胸椎８番の働きを高めよう！ 110ページ

高血圧・低血圧 を和らげる

Blood Pressure

胸椎《きょうつい》８番の開閉呼吸法

両手の動きで焦点となる胸椎８番を刺激。呼吸を意識するのは、手の動きが終わってから。

両手で力を一点に集め 血圧を整える

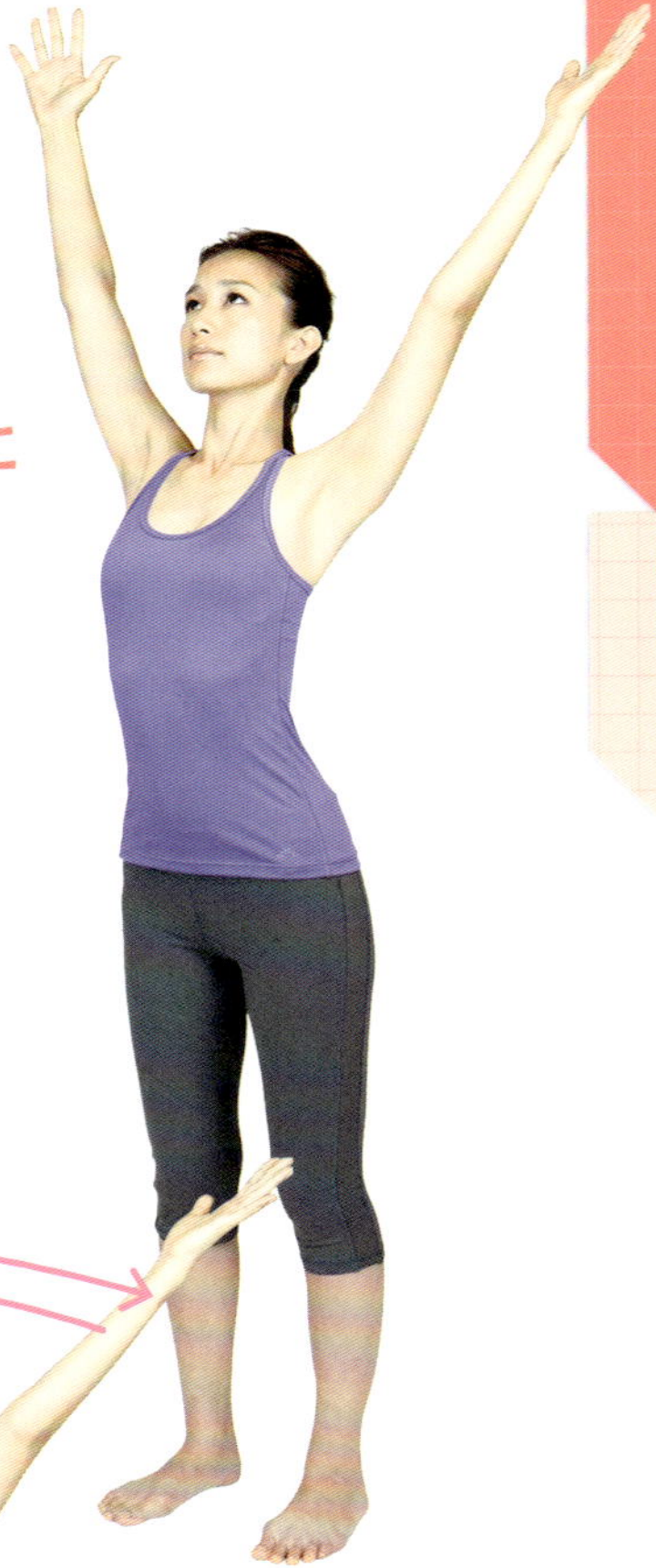

1 両足を肩幅に開いて立つ。両手はやや広げて上げる

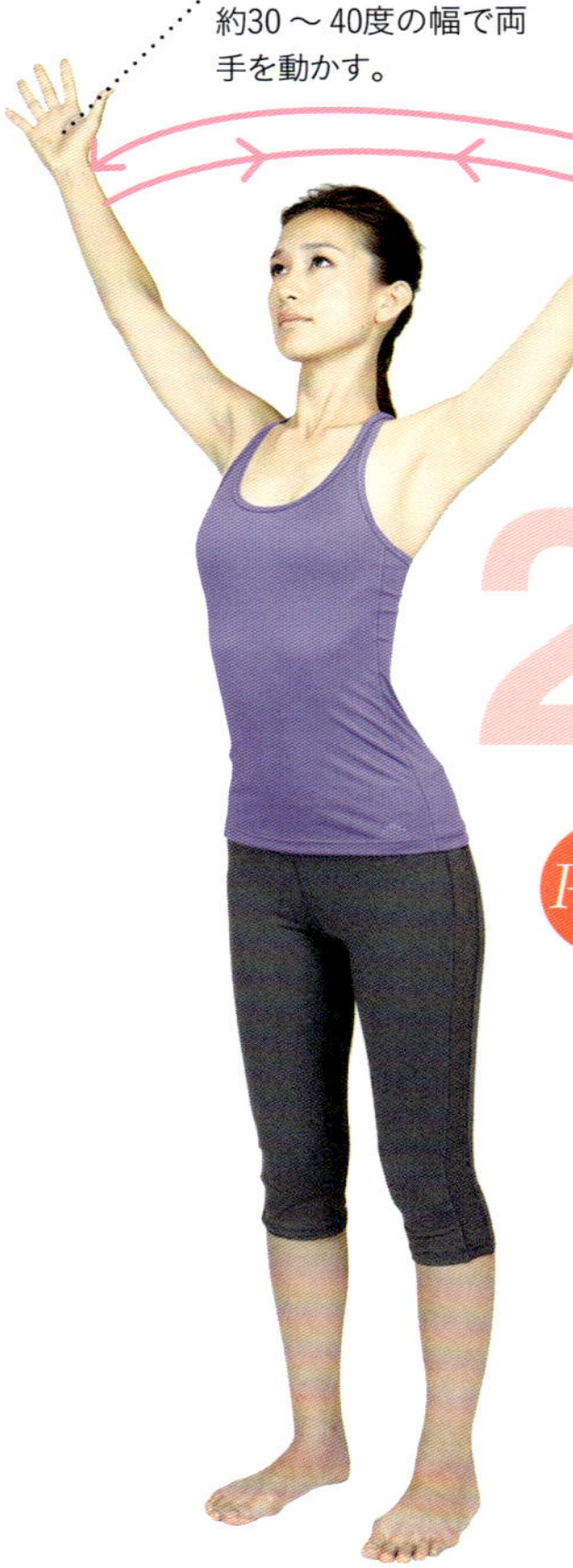

手を開きすぎると胸椎８番を意識しづらい。約30～40度の幅で両手を動かす。

2 胸椎８番を意識しつつ両手をゆっくり閉じたり開いたりを数回行う

Point 胸椎８番周辺に力を集める

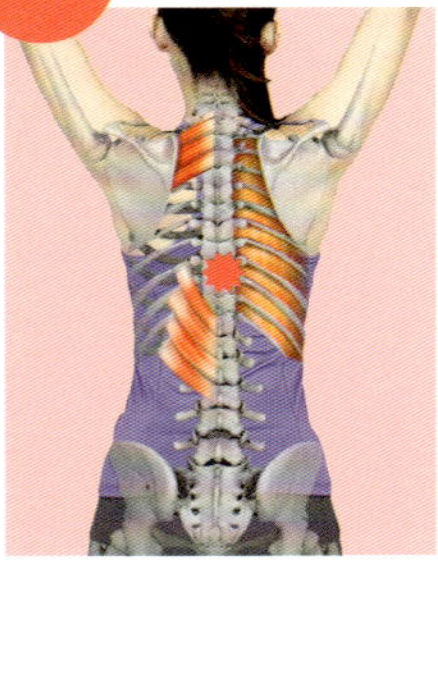

手を動かす幅は20cm前後くらい。大きく動かすと、力が集まりにくい。

3 胸椎8番を意識したままゆっくりと両手を前後へ動かす

焦点が合うと力が集まり、胸椎8番を刺激する。

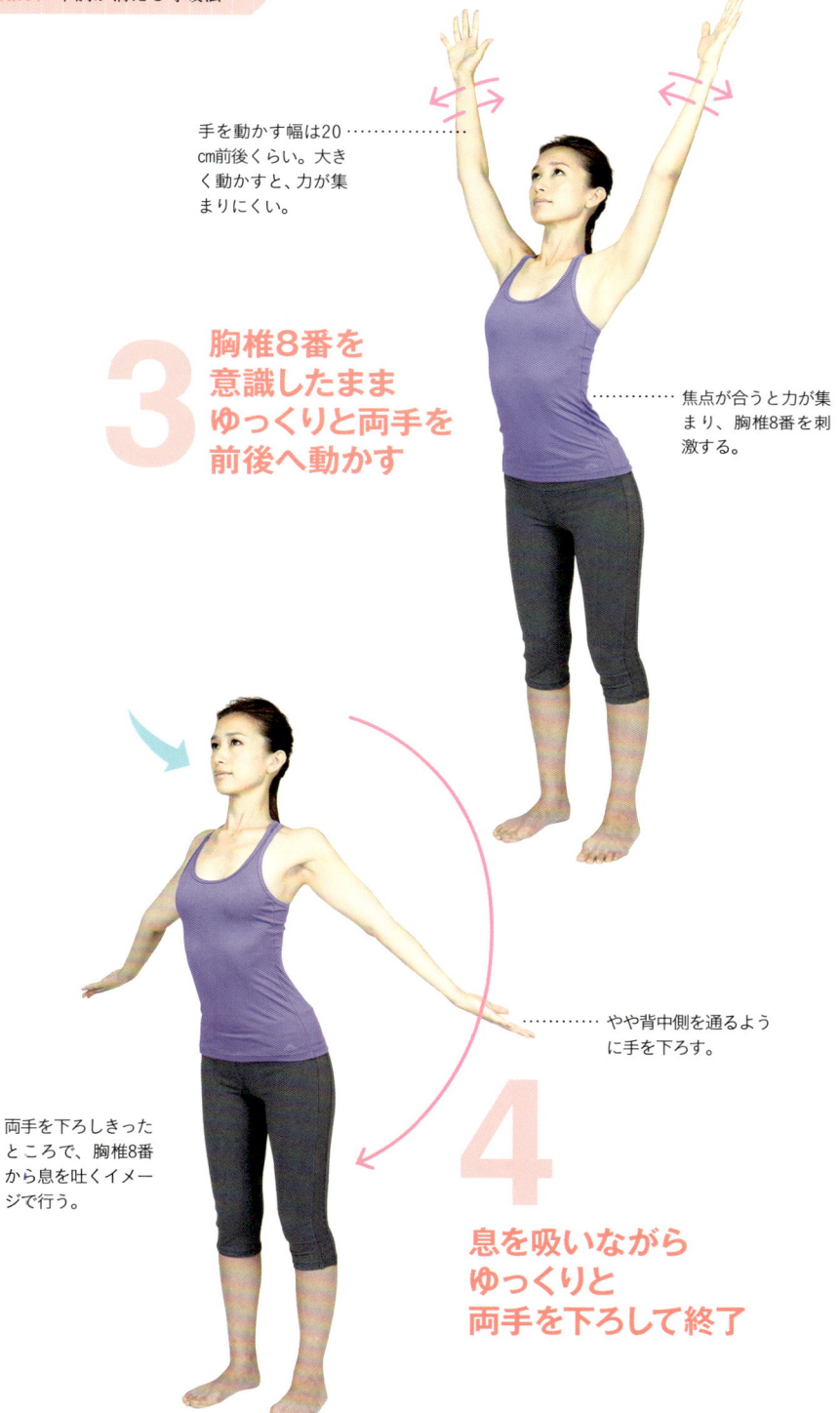

ややや背中側を通るように手を下ろす。

両手を下ろしきったところで、胸椎8番から息を吐くイメージで行う。

4 息を吸いながらゆっくりと両手を下ろして終了

全身の骨格図

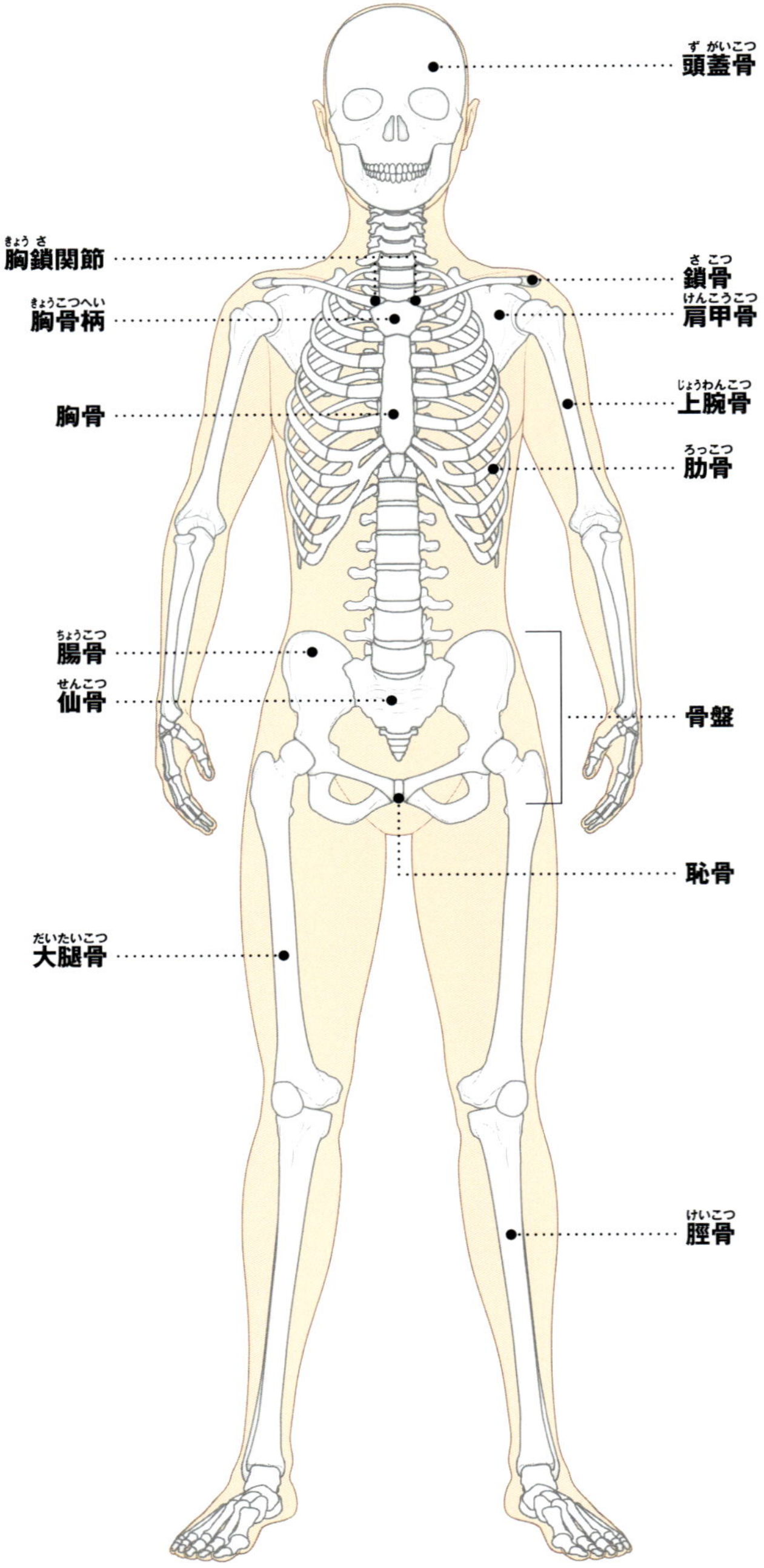
頭蓋骨《ずがいこつ》
胸《きょう》鎖《さ》関節
鎖骨《さこつ》
胸骨柄《きょうこつへい》
肩甲骨《けんこうこつ》
上腕骨《じょうわんこつ》
胸骨
肋骨《ろっこつ》
腸骨《ちょうこつ》
仙骨《せんこつ》
骨盤
恥骨
大腿骨《だいたいこつ》
脛骨《けいこつ》

背骨

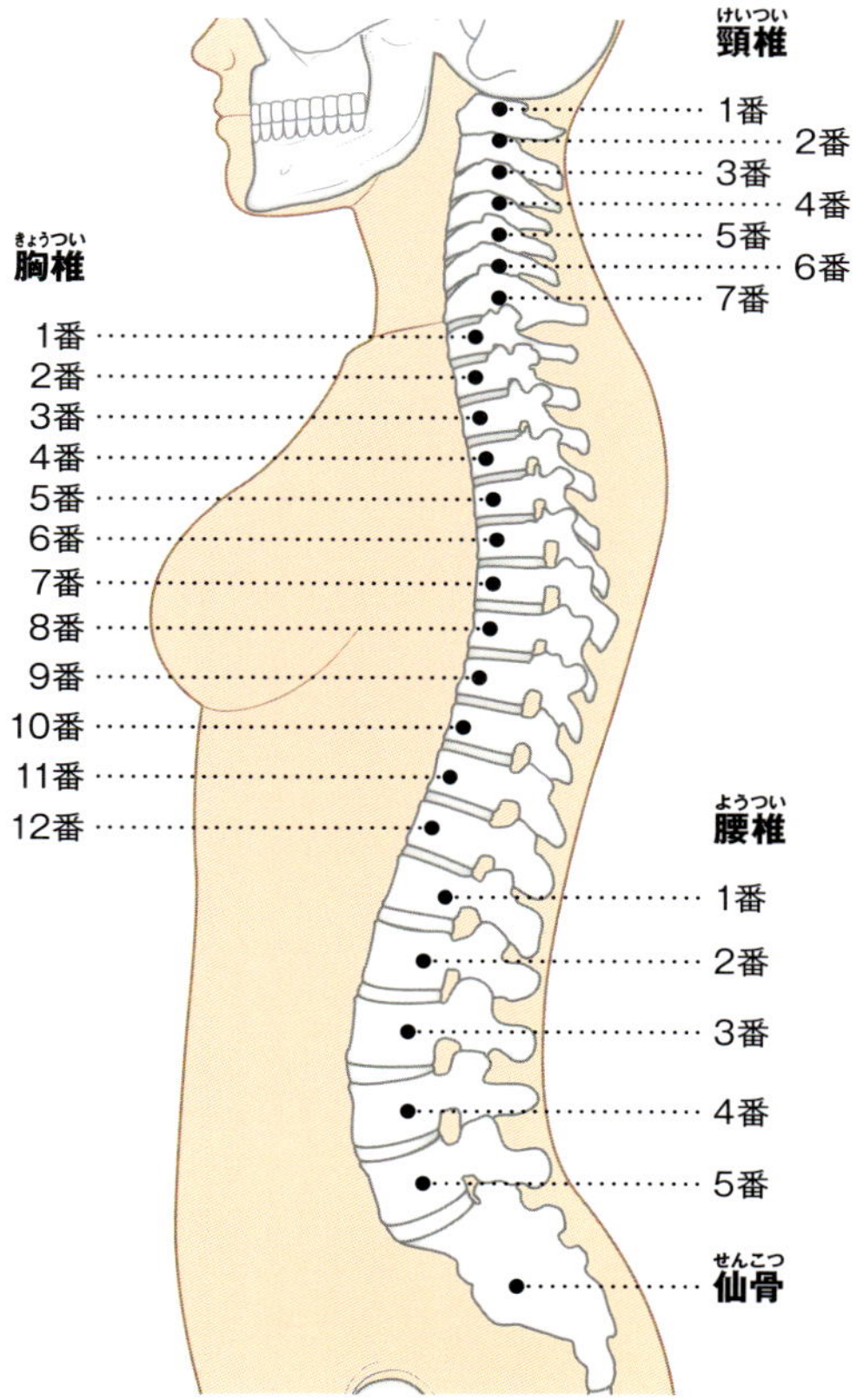

頸椎《けいつい》
1番
2番
3番
4番
5番
6番
7番
胸椎《きょうつい》
1番
2番
3番
4番
5番
6番
7番
8番
9番
10番
11番
12番
腰椎《ようつい》
1番
2番
3番
4番
5番
仙骨《せんこつ》

前面

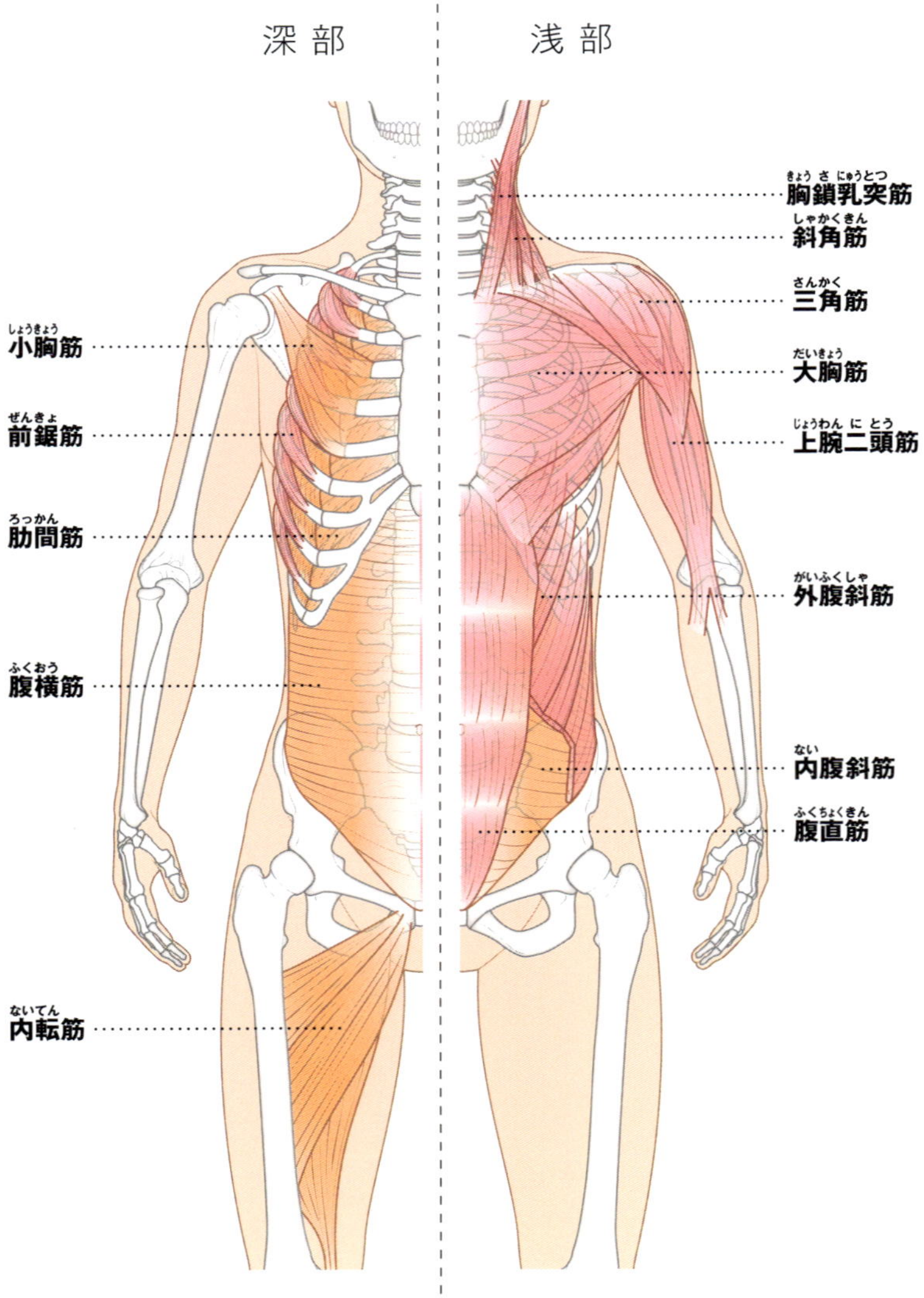
深部
浅部
胸《きょう》鎖《さ》乳突《にゅうとつ》筋
斜角筋《しゃかくきん》
三角《さんかく》筋
大胸《だいきょう》筋
上腕《じょうわん》二《に》頭《とう》筋
外腹斜《がいふくしゃ》筋
内《ない》腹斜筋
腹直筋《ふくちょくきん》
小胸《しょうきょう》筋
前鋸《ぜんきょ》筋
肋間《ろっかん》筋
腹横《ふくおう》筋
内転《ないてん》筋

背面

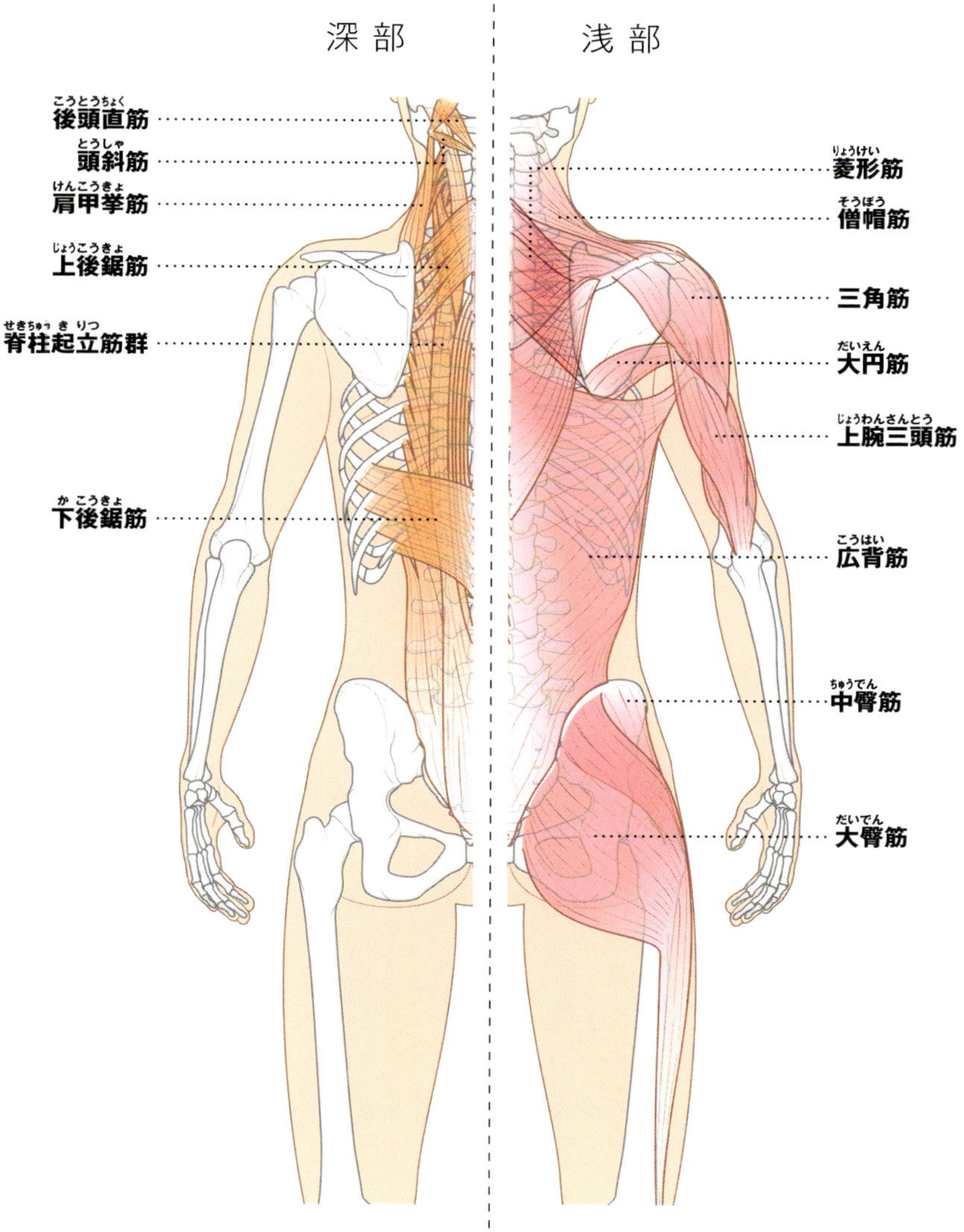

深部
浅部
後頭直《こうとうちょく》筋
頭斜《とうしゃ》筋
肩甲挙《けんこうきょ》筋
上後鋸《じょうこうきょ》筋
脊柱《せきちゅう》起立《きりつ》筋群
下《か》後鋸《こうきょ》筋
菱形《りょうけい》筋
僧帽《そうぼう》筋
三角筋
大円《だいえん》筋
上腕三頭《じょうわんさんとう》筋
広背《こうはい》筋
中臀《ちゅうでん》筋
大臀《だいでん》筋

症状→呼吸法インデックス（五十音順）

痛み

不調

井本整体について

井本整体主宰の井本邦昭は、井本整体を創始した父に５歳から整体法の手ほどきを受け、その後、鍼灸《しんきゅう》をヨーロッパで指導しながら、ヘルベルト・シュミット教室（ドイツ）、ヘルマン・マッテル教室（スイス）で西洋医学を学びました。父の没後、井本整体を継承、発展させ、日本のみならず海外においても整体法の普及に努めています。山口県周南市から技術指導のために上京し、多くの専門指導員を世に送り出しています。

東京・千駄ヶ谷の東京本部、および大阪、札幌、福岡などで、以下の講座を開いています。講座案内をご希望の方は、下記のお問い合わせ先まで資料をご請求ください。パンフレットと井本整体機関紙『原点』を１部ずつ無料でお送りいたします。

井本整体の講座

- 初等講座　（東京：4月・10月開校、半年間／地方：4月開校、1年間）
- 中等講座　（東京：半年／地方：1年間）
- 高等講座　（東京：半年／地方：1年間）
- プロ基礎講座　（東京：1年間／地方：2年間）
- プロ養成講座　（期間不定）
- 大阪初等講座
札幌初等講座
福岡初等講座　（4月開校、1年間）
- 女性講座　（東京のみ）
- お正月講座・GW講座・お盆講座
- その他、季節セミナー、カルチャースクール、ワークショップなど

本書掲載の呼吸法などは、各人に応じたセッティングをするとより効果的です。
井本整体で認める専門指導員の指導を受けることをおすすめします。
各種講座および指導員に関するお問い合わせは、下記までご連絡ください。

お問い合わせ先
井本整体東京本部
〒150-0051　東京都渋谷区千駄ヶ谷1-25-4
TEL:03-3403-0185　FAX:03-3403-1965
ホームページ：http://www.imoto-seitai.com/
Eメール：genten@imoto-seitai.com

井本整体徳山室
〒745-0032　山口県周南市御幸通り2-6
タンブラウンビル４階
TEL:0834-31-1538　FAX:0834-21-1239

※連絡先などは都合により変更する場合があります。
※本書中の呼吸法・体操を営利目的で使用する場合は、井本整体の許可が必要です。

おわりに

自分の呼吸と向き合ってほしい

『弱った体がよみがえる人体力学』（高橋書店）が出版されて以来、井本整体が主催する初等講座やワークショップでも、人体力学の問い合わせがとても多くなってきました。しかし、あの本ではどうしても表現できなかったものがありました。それが「呼吸」です。

本文中にも書いたので詳しくは省きますが、呼吸はさまざまな役割を担っています。構造的にも複雑で、非常に奥が深いテーマです。しかし、呼吸の本当の大切さを自覚している人はごく少数です。患者さんはもちろん、講座生の中にも詳細に追求している人はそう多くないでしょう。逆にいえば、それだけ当たり前の事。当たり前だから気づかない。当たり前ではない痛みやつらさに、意識が集中してしまうのです。それだけに私の意図するところを本書の形まで整えるのは、大変なことでした。それでもあえてまとめようと思ったのは、一度自分の呼吸と向き合ってほしいからです。その結果として肯定しても否定してもそれはみなさんの考え方ひとつですが、呼吸と向き合うことで、気づくことが何かあるはずです。若いときより息を深く吸い込めない、一気に吐き出せない、息切れしやすくなる…気づくことは千差万別ですが、それによって自分の呼吸を自覚することが大切です。それが真の健康への第一歩となるでしょう。

本書『呼吸力学』と『人体力学』とは別個に独立した柱ではなく、互いに補い合う関係です。私たちが患者さんに対して操法する際には、その人に合わせたオーダーメイドの指導のための選択肢のひとつです。この広大な宇宙も呼吸をしており、その中の一惑星である地球も呼吸をしている。そしてそこから見たら一分子に過ぎない人間も呼吸をしている。そのすべてのものがひとつになって行っている呼吸を、この本を通して感じていただければ幸いです。

井本整体主宰　井本邦昭

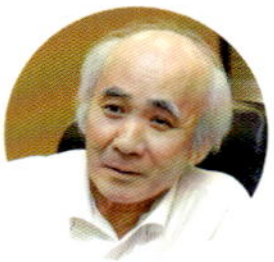

著者

井本邦昭

いもとくにあき／1944年山口県生まれ。井本整体主宰。医学博士。朝日カルチャーセンター講師。5歳から、整体指導者だった父・良夫氏の手ほどきを受ける。その後、ヨーロッパで鍼灸を指導しながら、スイス、ドイツで西洋医学を学ぶ。帰国後、東京と山口で整体指導を続け2004年8月、後進育成のため原宿教室、音羽教室を統合し井本整体東京本部（東京・千駄ヶ谷）を設立、現在に至る。

体の痛み・不調が消える！

「呼吸」力学

著者　井本邦昭
編集・執筆　加藤達也
デザイン　ohmae-d（高津康二郎・大前悠輔）
イラスト　トキア企画（野村憲司・今牧良治）・坂木浩子
校閲　滄流社
編集担当　大平雄一郎

編集人　栃丸秀俊
発行人　西園寺 薫
発行所　株式会社 主婦と生活社
〒104-8357
東京都中央区京橋3-5-7
編集代表　☎03-3563-5199
販売代表　☎03-3563-5121
生産代表　☎03-3563-5125
DTP　東京カラーフォト・プロセス株式会社
印刷所　大日本印刷株式会社
製本所　株式会社若林製本工場

ISBN978-4-391-14378-2